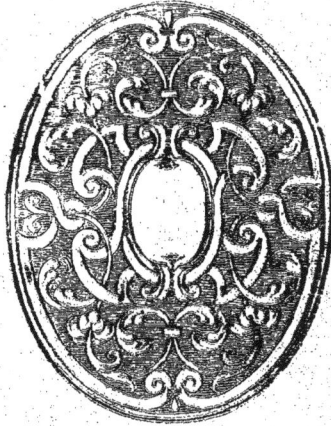

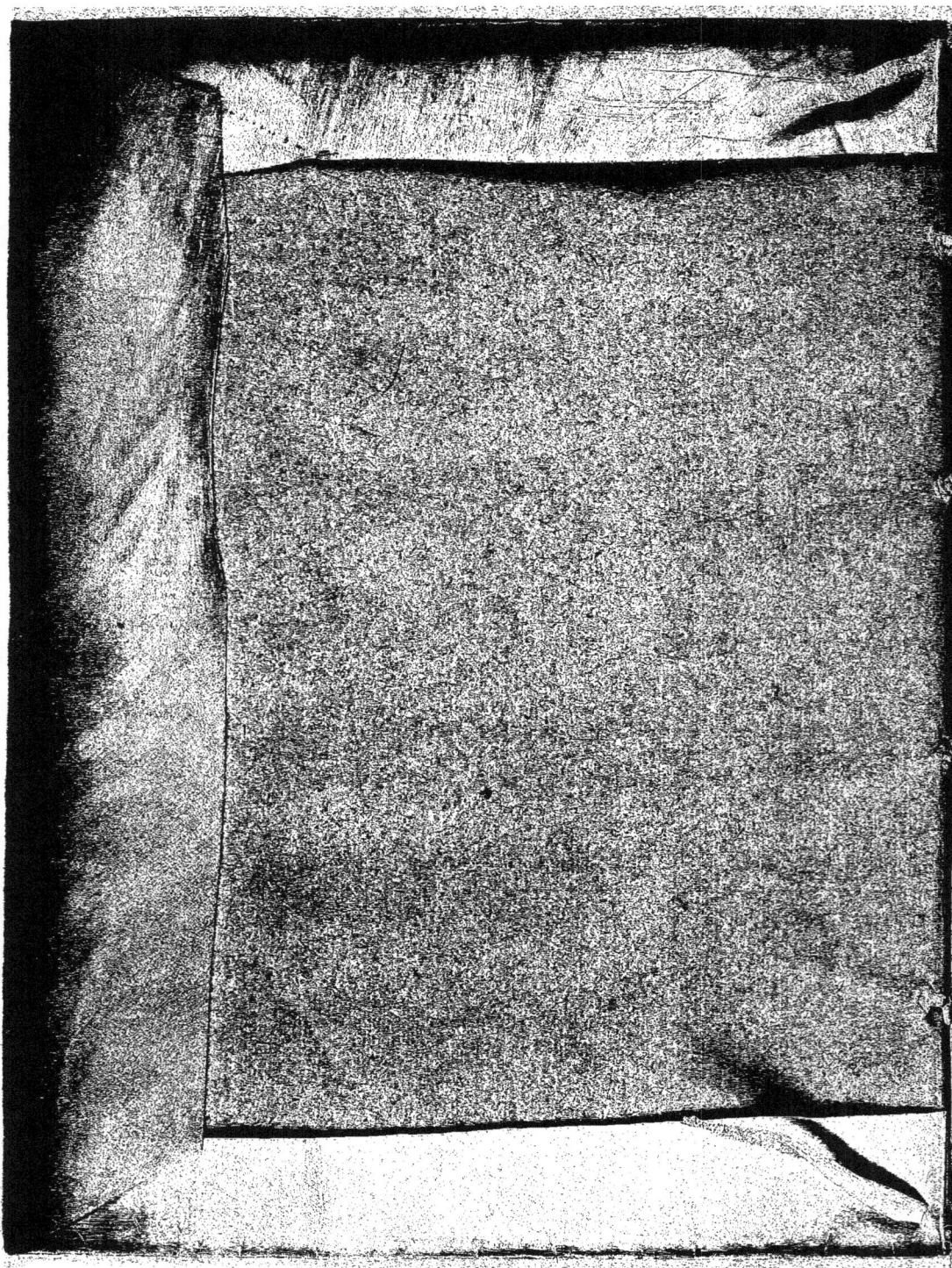

IF 18/21

王 1718.

DEVX
LIVRES DES
VENINS,

Ausquels il est amplement discouru des bestes venimeuses,
theriaques, poisons & contrepoisons:

PAR

IAQVES GREVIN de Clermont en Beauuaisis,
Medecin à Paris.

ENSEMBLE,

Les œuures de Nicandre, Medecin & Poëte Grec,
traduictes en vers François.

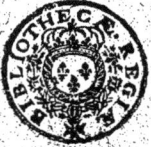

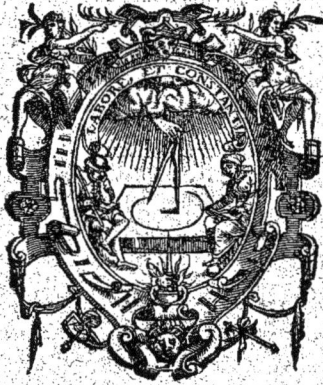

A ANVERS,
De l'Imprimerie de Christofle Plantin.
M. D. LXVIII.
AVEC PRIVILEGE DV ROY.

LE CONTENV DES PRIVILEGES.

La Maiesté Royalle a permis & donné Priuilege à Christofle Plantin, Imprimeur iuré au pais de Brabant, de pouuoir luy seul imprimer, ou faire imprimer, vendre, & distribuer par tous ses pais, terres & Seigneuries, vn Liure intitulé : Deux liures des Venins *&c. Par Iacques Grēuin &c. Et deffend à toutes personnes, de quelque qualité ou condition qu'ils puissent estre, d'imprimer le semblable, ny ailleurs imprimé le vendre ou distribuer deuant six ans accompli, sur peine de confiscation des liures qui seroyent trouuez d'autre Impression, que du consentement dudit Plantin, & d'amende arbitraire : ainsi comme plus amplement il appert és originaux, donnés à Bruxelles : le premier, au conseil priué du Roy nostre Sire, le 7. de Iuin.* 1 5 6 5.

Signé

Bourgeois.

Et l'autre, au conseil de Brabant le 23. *dudict.*

Signé

I. de VVitte.

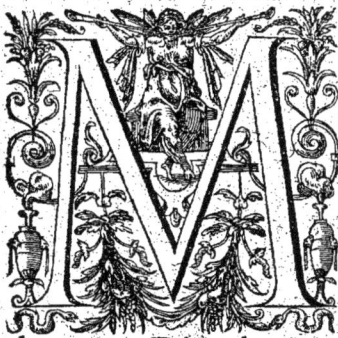

MADAME, la precieuse renommee de voſtre nom, a tellement publié voz perfections en toute l'Europe, qu'il n'y a auiourd'huy celuy, lequel n'eſtime l'Angleterre heureuſe, de ce que Dieu luy a donné vne royne, que non ſeulement la legitime ſucceſſion debuoit faire regner: mais auſſi les eſmerueillables & rares vertus de laquelle eſtoyent ſuffiſantes de la rendre digne de ce haut degré d'honneur. C'eſt pourquoy il n'y a nation auiourdhuy, qui ne vous reconnoiſſe pour telle : & n'y a homme ſtudieux de la vertu & amy des ſciences, qui ne ſe mette en debuoir de publier voz louanges. Ce qui a eſté cauſe que i'ay pris la hardieſſe de vous adreſſer ce mien petit œuure, d'autant que i'euſſe penſé faire tort à

* 2   ma pat-

ma patrie, fi ayant defia reconnu la grandeur
de noz Princes, par femblables prefens ; ie ne
me fuffe mis en debuoir de tefmoigner à la pofterité l'excellence de voz perfections. Ayant
donques efté naturellement perfuadé par l'in-
ftinct de ma premiere ieuneffe, qu'il n'y auoit
chofe plus fouhetable en ce môde que la pourfuitte des Sciences ; i'ay penfé qu'il n'y auoit
perfonne plus digne de louange , que celle qui
les a tellement aymees & pourchaffees, qu'à
bon droit on la peut dire auoir la parfaicte cô-
noiffance & vraye iouiffance d'icelles: telle que
chafqu'vn vous reconnoift, Madame: car puif-
que ceux font dignes de louange, lefquels font
chofes louables ; qui eft celuy qui ne dira que
vous meritez receuoir des hommes ce qu'ils
eftiment la plus grande chofe du monde: a fçauoir la louange & l'eternité ? Ce font celles,
lefquelles ioinctes à vn bon naturel nous excitent ordinairement à bien faire, & à fouheter
d'eftre poffeffeurs de ceft heritage tant defiré
que lon nomme Sçauoir . Ce fouhet & defir
toutefois n'eft vne mefme chofe en tous: Car
ainfi comme principalement il y a deux fortes
d'hommes viuans en ce monde, ainfi y a il

deux

deux moyens de faire ceste pourfuitte. Les vns
fe contentent d'eftre eftimez fçauans, foit à tort
ou adroict, & font comme le couart gendar-
me, lequel n'ofe f'attaquer aux Capitaines
& foldarts, qui ont reputation d'eftre genereux & pleins d'adreffe : ains f'effaye feulement de faire le mauuais entre ceux, qui ont
accouftumé de trembler au fimple cliquetis
des armes. Car ils f'efforcent d'acquerir le
point qui faict admirer les hommes par le vulgaire & ne tiennent compte de gaigner dauantage. Les autres mieux aduifez ne fe
veullent arrefter à chofe de fi petite eftoffe,
mais ils paffent plus outre ; & mefprifants
ces guerriers mal exercitez, ils fe mettent en
debuoir d'acquerir le point qui faict bien
eftimer les hommes vertueux, plus toft que
de monftrer vne niaife couardife & deffaut
d'adreffe en la trop lâche pourfuitte des vaincus. Les premiers f'arment d'vne fauffe per-
fuafion, & fe prefentêt effrontement en toutes
compaignies, la ou f'affeurants de la frayeur
qu'ils font aux moins habiles, ils brauent
pour quelque temps, contraincts en la parfin

de fe

de se desroutter, si d'auanture on les poursuit de pres. Mais les seconds ont tellement
suyui leurs premieres erres, qu'en la fin ils ont
esté estimez estre les vrays poursuyuants &
dignes possesseurs de Sçauoir: du rãg desquels
chasqu'vn vous reconnoist, comme celle qui
ne vous estes arrestee aux pauures paisans in-
coulpables, & qui moins vous estes cachee
soubs vne apparance exterieure ; ains poursuyuant vostre premiere entreprise, ou plus
tost mesprisant toutes telles tromperies, vous
auez tant gaigné sur vostre propre courage,
que vous vous estes adressee aux chefs & Capitaines mesmes. Ces Capitaines auiourdhuy tant menacés & si peu assaillis, sont les
bons autheurs anciens, tant Grecs que Latins,
entre lesquels Hippocrate, Platon, Aristote,
& Ciceron doiuent tenir le premier lieu: com
me fideles gardiens & deffenseurs de la Philosophie, Medecine & Eloquence.

O r Madame, sçachant combien ceste
persuasion est profitable & estant naturellement induict à cercher plustost la source, que
de m'amuser aux ruisseaux : i'ay tousiours
mieux aymé, quand i'ay eu enuie de sçauoir
la veri-

la verité de quelque chofe, me retirer vers les
chefs & principaux, qui font riches & opu-
lents en ce dont ils font profeffion, que m'a-
refter à mendier à la porte de quelques mauuais mefnagers. Parquoy eftant forty de mes
premieres eftudes, il me fembla qu'il m'eftoit
plus toft permis de monter en mer, pour aller cercher les richeffes des riues eftrangeres,
que d'auoir gaigné vn haure fouhetable, apres
auoir enduré tant & tant de tempeftes. Ainfi dés l'heure ie pris complot de rafraichir &
armer mon vaiffeau, pour courrir la fpatieu-
fe mer, qui me fembloit eftre offerte : là ou
non obftant vne infinité de vens contraires,
i'ay tellement finglé, que i'ay decouuert des
belles & abondantes ifles : dont i'ay rapporté
ce que maintenant foubs voftre faueur ie pre-
fente à la pofterité. Ce font deux liures, aufquels felon la doctrine des anciens, ie traicte
la nature des venins, leurs effects & leurs gue-
rifons : matieres autant neceffaires en ce temps
que les malices des hommes font augmentees,
& f'augmentent tellement de iour à autre,
que nous fommes côtraincts par tous moyens
d'y employer noz forces, chafqu'vn felon fa

vaca-

vacation, à celle fin que ces monstres soyent
chassez loing de l'Europe, ou pour le moins
tellement descouuerts que les inconueniens
qu'ils apportent soyent plus aisement surmon-
tés. La cause principale qui m'a faict entreprendre cest œuure, a esté qu'en recerchant les
liures des anciens, il y a enuiron six ou sept ans,
il me tomba en main vn autheur nommé Nicandre, Poëte & Medecin; l'vn des plus dili-
gens disciples d'Hippocrate qui aye point esté
de son temps : lequel entre plusieurs œuures
qu'il composa, nous a laissé deux esmerueil-
lables traictez, l'vn des Theriaques, & l'autre des Contrepoisons. Dioscoride, Theophraste & Galen, & tous ceux qui ont escript
des plantes & de la nature d'icelles, se sont ay-
dez iusques au bout du trauail de ce premier
escriuain. Les ayant leus & releus assez diligemment, il me prist enuie de les tourner
en François. Ce que ie feis au moins mal qu'il
me fut possible, non sans vne grande peine &
trauail : tant à cause de la difficulté du poëme,
que pour les mots, desquels il vse, & lesquels
se rencontrent peu souuent és autres poëtes.
Or la matiere traictee par ce diuin autheur

me

me pleuſt tellement, qu'ayant eſté contrainct,
pour l'intelligence d'iceluy , de refeuilleter
les liures des philoſophes & medecins, tant
anciens que modernes, leſquels ont parlé de la
nature des beſtes venimeuſes , des Theriaques, des Poiſons & Contrepoiſons, ie m'e-
ſtudiay dauantage en ceſte partie de medecine, & proiectay ces deux liures, leſquels i'ay
depuis mis au net, pour en faire part à ceux
qui deſirent la connoiſſance des choſes belles
& profitables.

V O Y L A, Madame, la pourſuitte que i'ay
faicte iuſques icy, pour euiter le nom de pareſſeux & de couard : & pour m'acquerir la grace de la vraye Philoſophie & Medecine, ſelon
qu'elles ſont enſeignees és eſcripts des anciens,
leſquels i'ay touſiours aduouez pour legitimes
gardiens d'icelles : côme ie vous recônois eſtre
des premieres en l'Europe, qui pour la naturelle bien-veuillâce que vous portez au lettres
& aux hommes qui en font profeſſion, leur
voulez donner vn appuy & ſauuegarde telle
que l'iniure du temps ne les pourra deſtourner d'entreprendre, à voſtre imitation, les choſes honeſtes & vertueuſes.

A   M A D A-

MADAME, ie prie Dieu qu'il luy plaise
vous maintenir tellement en sa grace, que l'e-
sperance qu'vn chascun a conceüe de vous,
se voye cy apres paruenüe au but que la grandeur de voz perfections luy promet.

Vostre treshumble & tres-
obeissant seruiteur

Iaques Grevin, medecin.

MADA-

A

LE PREMIER LIVRE DES
VENINS, AVQVEL IL EST DISCOVRV
DE LA NATVRE DES BESTES VENIMEVSES,

& des Theriaques, qui sont les remedes contre leurs morsures : par
Iaques Gréuin de Clermont en Beauuaisis, medecin à Paris.

DES VENINS EN GENERAL
CHAPITRE I.

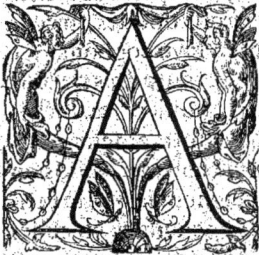

VANT que d'entrer sur le discours de la nature des bestes venimeuses & venins, il me semble qu'il est necessaire d'entendre premierement q̃ c'est que venin : à fin que deduisans ceste matiere, nous ne soyós arrestez en vn plain propos ; ce qui sera aussi commun pour l'intelligence de nostre second liure, auquel nous traicterons des poisons & côtrepoisons. Car encores que ce mot soit assez commun entre le vulgaire, si est ce que souuentefois il en abuse, l'attribuant indifferément aux choses bonnes & mauuaises, & ne pensant estre venin ce qui luy est aggreable au goust, ainsi que nous remarquerons en son endroict. Il est aussi necessaire de donner vn moyen facile & asseuré, que les Grecs ont nómé Methode, pour entendre la nature & difference des venins, à celle fin que nous ne soyós contraincts de recommencer plusieurs fois vne mesme chose, faute d'auoir dés le commencement rengé vne chacune espece de venins en son ordre. ainsi faisans nous pourrons facilement entrer en dispute, & serons instruicts suffisamment des principaux poincts de ce discours. Or tout le traicté des venins se peut rapporter à deux poinctz : à sçauoir à l'explication sommaire de l'essence & nature du venin, laquelle est appuyee en la raison philosophique, & en la contemplation des choses naturelles, que nous nommons en general, toutes

A 2   celles

celles, lesquelles sont contenues entre l'embrassemét du ciel
& le milieu de la terre. Ie n'entéds toutesfois non seulemét
l'explicatió du simple mot: mais aussi la deductió d'aucunes
generáles actions, lesquélles sont appuyées en raisons philo-
sophiques, & desquelles nous discourons en ce premier chapitre. L'autre poinct s'arreste en la connoissance historialle,
des diuerses especes & differences des choses venimeuses. Ie
dis cognoissance historialle, celle-là, laquelle est submise au
iugement des sens, cóme sont les Aspics, les Viperes & toutes
les autres bestes venimeuses. Nous ne ferons dóques en cecy
cóme ceux lesquels se vantent d'auoir la vraye cognoissance
des methodes pour enseigner les arts : & toutesfois ne sont
rien moins q̃ bons methodiques, lors q̃ brouillāts les doctri-
nes infallibles ils veulet, comme on dict cómunement, écorcher les anguilles par la queuë: mais nous nous arresterós en
ceste seule & principale maniere d'enseigner, laquelle s'en-
tremet du tout en la diuision des choses generales en celles
qui sont moins generales, & d'icelles nous viendrons iusques
aux especes, & en la fin iusques aux particulieres natures, q̃ les
Dialecticiēs nommet indiuidus. Or les medecins partissent
communemét en trois mēbres, les choses qui appartiennét à
la medecine c'est à sçauoir en naturelles, en non-naturelles,
& en celles, lesquelles ils nóment côtre nature. Par les choses
naturelles ils entendent celles, desquelles les corps humains
sont cóposez (car seulemét ont ils le corps humain pour subiect) comme les quatre elemés, les cóplexions, les mēbres &
parties du corps, les humeurs, & autres. Par les non-naturelles ils entēdēt celles, lesquelles ne sont necessaires en la cópo
sitió & establissemét du corps: mais bié qui ont la vertu de les
cóseruer, ou de les blesser, seló q̃ l'on en vse ou bié ou mal, côme la nourriture, les medicamés, & les venins aussi, si nous les
considerós en leur seule naissance & nature. Et par celles qui
sont contre nature, ils veulēt entēdre les maladies, leurs causes & leurs accidēts du tout contraires à la nature humaine.
Mais pour venir à nostre poinct, il nous faut vn peu arrester

                                          sur

fur cefte feconde partie de medecine comprenant les chofes
non naturelles, qui de leur fimple effence & nature, c'eft à dire n'eftant rapportees & practiquees fur le corps, ne font ne
bonnes, ne mauuaifes, ains peuuent eftre ou l'vn ou l'autre :
comme le vin de foy-mefmes n'eft ny bõ ny mauuais, lequel
toutesfois eftant pris à fuffifance, nourrift : & eftant beu en
trop grande quantité, il engẽdre des maladies, & eft remis &
nombré entre les chofes, q̃ nous auons nõmees contre nature : le venin donques qui de foy-mefme n'eft ny bon ny mau-
uais, eftant rapporté au corps, eft faict cõtre nature. Parquoy *Definition de
nous dirons que le venin confideré en foy eft vne chofe venin.*
non naturelle, laquelle entree dans le corps humain eft
caufe ou d'vne entiere corruption, ou d'vne trefgrande of-
fence en iceluy : & ce ou par vne qualité exceffiue, ou par vne
proprieté naturelle & cachée, ou bien par vne totale coniuration & commun confentement de fa nature. Les Latins *Diuerfe figni-
d'vn mot Grec le nomment Deletere. Mais auant que paf- fication du
fer plus outre, nous noterons que ces mots Pharmaque en mot venin.*
Grec, & Venin en Latin, font pris quelquefois en bonne &
mauuaife part, comme lon void en Actie poëte tragicque, allegué par None Marcel : & en Caius iurifconfulte, lequel
efcrit que quand on dict Venin, il faut adioufter, ou bon, ou
mauuais, à fin que lon fçache duquel on veut entendre. Mar-
tian auffi iurifconfulte au liure quatorziefme des Inftitu-
tions, parlant des venins & medicamens, adioufte toufiours
mauuais, à la difference des bons. Dauantage Homere au
liure quatriefme de fon Odyffee nomme en vn mefme vers
le pharmaque bon, & pernicieux : & en quelque autre paffage, il le nomme tueur d'hommes : Toutesfois ces diuerfes
fignifications, ne font auiourdhuy en vfage entre les Frãçois.
Car le mot venin ne fe prend qu'en mauuaife part, encores
que quelquefois par iceluy les Latins ayent entendu les enchantemens, comme Ciceron en fon Orateur, ou il efcript,
difant que par enchantemens ou forcellerie on luy auoit arraché la memoire. Quelquefois encore ils ont prins ce mot

A 3

pour

pour tainture; pour autant (comme ie pense) que communement on croit les tainctures estre faictes d'herbes venimeuses : en ceste signification Virgile l'a pris au second des Georgiques. On ne teint poinct (dict il) la blache laine auec le venin Assyrien. Nous auons encore receu entre les Fraçois vn mot venu d'Italie, q̃ nous disons, Boucon (& Dieu veuille que nous n'en retenions que le mot despouillé de la chose signifiée) par lequel on entend particulieremét le venin presenté par l'empoisonneur, & est ce que nous nommons proprement en François Poison : car communement les François ont nommé le venin pris par la bouche, du nom de Poison; & celuy qui le donne, Empoisonneur : toutesfois en nostre diffinition, voire en tout ce chapitre, nous entendons comprendre le poison soubs le nom de venin, comme quelquefois nous y comprenons les choses, lesquelles ne sont de-elles mesmes mauuaises en qualitez, ou en particuliere meslange : & toutesfois estant entrées dans le corps, elles offensent la nature par inconuenient suruenu : ainsi ny le sang de Taureau, ny le laict, ny le vin ne sont aucunemét venimeux. Toutesfois les deux premiers estants caillés dans l'estomach, sont cause d'vn estouffemét, & l'autre est cause de grades maladies, estant pris à quantité, lors principalement que lon est eschauffé.

VOILA quant au mot. il nous faut maintenant disputer du faict, pour lequel mieux entédre, nous deuons noter que le naturel des venins est du tout contraire à la nouriture, de laquelle ordinairement nous vsons, voire en toute espece de contrarieté : entre lesquels les medecins ont mis le médicament. Car tout ainsi que les trois substances du corps : à sçauoir celle qui est ferme, & comme l'appuy des autres : celle qui est humide, & celle qui est spirituelle, sont augmentees & entretenues par la nouriture : ainsi par le venin elles sont combatues & en la parfin vaincues. Mais le medicament participant de la nature de l'vn & de l'autre, corrige les accidens ennemis de nature, lesquels suruiennét au corps. Ainsi

donques

donques le venin & la nourriture sont comprins à bon droict
soubs vn mesme genre, comme estant du tout contraires
l'vn à l'autre, non toutesfois également. Car les choses nó-
mees par les medecins non naturelles se peuuent diuiser en
deux, pour autant qu'il y en a quelques vnes necessaires à la
conseruation de la vie, lesquelles ne se peuuent euiter, comme l'air, le boire & le manger, l'exercice & le repos, le dormir
& le veiller, la retenue & le dechassement des superfluitez,
& les perturbations d'esprit: les autres ne sont necessaires, &
se peuuent euiter comme les glaiues & venins, les medicamens, les bestes furieuses, & venimeuses, & telles autres choses, la cognoissance desquelles appartient proprement & en
general aux philosophes, & particulierement à ceux lesquels
font profession de chacune d'icelles: comme la science des
venins à l'empoisonneur, ce qu'il apprend pour faire mourir
malhureusement & traistrement: non pas ainsi que le philo-
sophe, qui le faict pour cognoistre la grandeur & la puissance de nature. Mais le Medecin se mect entre deux ap-
prenant de cestuy-cy la cognoissance & contemplation des
bestes venimeuses & de tous venins, pour en cognoistre par
ce moyen la generalle nature. & de l'autre pour estre plus
certain des effects & particuliers accidents suruenans és
corps humains apres la prise d'iceux: non toutesfois pour En quoy la congnoissance des venins appartient au medecin.
en vser à mesme fin que faict l'empoisonneur; ains pour en
guarantir le corps, duquel il est ministre & conseruateur, &
à la tuition & deffence duquel il s'est du tout dedié, non
plus ny moins que l'empoisonneur s'est voué à la destruction
d'iceluy. Le Medecin donques est d'autát contraire à l'empoisonneur, qu'est la nouriture au venin: & d'autant aussi
doibt il estre aymé, maintenu, & gardé que l'empoisonneur
est hay, chassé, & poursuiuy à la mort ignominieuse.

VENONS maintenant aux differences des venins, qui est Diuerses espèces de venins.
le second poinct de nostre traicté: nous diuiserons les venins
en deux parties generalles, retirant par ce moyen noz differences de la propre essence & nature d'iceux. Le venin est vn

A 4 corps.

corps. Or tout corps eſt ſimple & naturel ; ou côpoſé & faiċt
artificielement, dont il aduient que les venins ſimples & naturels feront la premiere partie de noſtre diuiſion : & les artificiels feront la ſeconde. Il nomme venin naturel celuy lequel eſt ou vne partie des quatre elemens ; ou faiċte d'iceux
ſans aucun artifice. L'autre eſt celuy lequel eſt meſlé à l'appetit de l'empoiſonneur ou autre manouurier, côme eſt l'Arſenic, la Ceruſe, & autres telles compoſitions dangereuſes,
l'ignorâce deſquelles nous doit ſeruir au lieu de doċtrine. Le
premier membre ſe diuiſe en autant de differences que font
les corps naturels. Car entre les venins naturels les vns ſont
elementaires, corrompuz & enuenimez par quelques qualitez externes, comme l'air que nous reſpirons : lequel eſt enuenimé quelquefois par les mauuaiſes vapeurs, ou des eaux
pourries ou des corps morts ; ou des foſſes puantes, & quelquefois auſſi par les changemens des temps & des ſaiſons, &
quelquefois encore par l'influence des corps celeſtes. de la
toutes ſortes de maladies nommees communemêt peſtes, &
epidimies ſe reſpandent ſur les mortels ; dont Hippocrate &
Galen ont amplemêt diſcouru aux liures des Epidimies : de
meſine maniere auſſi quelquefois l'eau peut eſtre enuenimee
par quelques cauſes exterieures, & lors elle eſt rapportee à ceſte premiere difference. Les autres venins naturels ſont com-
poſés des quatre elemens, & ſont en grand nombre. Car aucuns d'iceux ſont ſans vie, & les autres ont vie : les premiers
ſont preſque tous méraux, comme le plaſtre, la chaux, le
plomb, l'argêt vif, & autres. Ceux qui ont vie, ſont, ou aucuns
des animaux, ou aucunes des plantes. Les animaux ſont venimeux, ou entiers, côme la Sanſue : ou par les ſuperfluitez,
& parties d'iceux, côme le ſang de Taureau : ou par leurs morſures comme aucuns des volatilles, aucuns des aquaticques,
& aucuns des terreſtres, rampants ou marchants. Aux plantes ſe doiuent rapporter les arbres, les herbes, les fruiċts, les
racines, les graines, les liqueurs, & gômes. De toutes leſquelles eſpeces nous parlerons amplement, tant en ce premier li-
                                                            ure

Venins natu-
rels.

ure que au second, excepté toutesfois des maladies pestilen-
tes, & des venins, lesquels se font par artifice, sinon entant
qu'ils seront mis en auant par Nicandre, comme est la Ceruse: car parler des autres, ce seroit plustost donner occasió d'en
abuser, que d'y remedier. Toutesfois la guerison d'iceux se
pourra facilement tirer de ces Commétaires. Ie ne parleray
aussi de la guerison de ceste autre sorte de venin que Platon
a nommé Sorcellerie en son trentequatriesme liure des loix.
Pour autant que tout ainsi comme il est faict par l'ouurage
des esprits malings, aussi ie croy que la guerison depend seulement de la plaine puissance de celuy qui leur est contraire
en tout & par tout, c'est à dire, de Dieu, duquel en tel inconuenient nous deuons demander & attendre le secours : nous
gardans bien toutesfois de nous laisser abuser en cecy car les
ignorans rapportent les maladies, dont ils ne sçauent les causes, aux demons, sorciers & sorcieres. Auant donques que
d'en iuger, il faudra s'enquerir diligemment aux bons & doctes medecins : toutesfois à fin de contenter le lecteur touchant les sorcelleries, nous en parlerons vn peu cy apres.

MAINTENANT il faut sçauoir que selon la diuersité
des venins il y a deux sortes de maladies venimeuses, l'vne
simplement venimeuse, & l'autre contagieuse : contagieuse
dis-ie, laquelle est faicte par l'attouchement des choses de
dehors, lesquelles sont venimeuses, & qui aussi se communicque facilemét à ceux qui conuersent auec les malades, comme est la peste. Les venimeuses simplement sont celles lesquelles encore qu'elles soient faictes par l'attouchement des
venins exterieurs, si est-ce qu'elles ne se communicquent
point à ceux qui approchent des empoisonnez, comme est
la maladie faicte par la boisson de Cicue.

CES choses ainsi briefuement discourues, nous reuiendrons à la generale consideration des venins, lesquels nous
auons dict estre de trois natures : dont la premiere a esté nó-
mée proprieté cachee, laquelle est appuyée en vne particuliere & oculte meslange des quatre eleméts. La seconde est

A 5   celle

Venins arti-
ficiels.

Quelles ma-
ladies sont
faictes par
les venins.

Trois sortes
de venins, &
lesquels sont
les plus dan-
gereux.

celle qui befongne par qualitez exceffiues. La tierce eft celle
laquelle nous contrarie en l'vne & l'autre forte, & eft la plus
dangereufe: pour autant qu'encores que fa quantité foit bien
petite, fi eft-ce q̃ incontinét, qu'elle eft entree dans le corps,
en bref elle efmeut les accidés mortels. Pour cefte raifon A-
uicenne les nõme propremét Venins, au fecõd traité des medecines cordialles. Cecy leur eft propre, non feulement pour
eftre exceffiuement chauds, ou froids, ou fecs, ou humides;
mais par vne particuliere malice receue de l'influéce de quelque figne celefte, cõme quelques vns ont penfé: toutesfois ils
font dauátage aidez & foubftenus par leurs qualités. Quát eft
de ceux de la feconde nature, ils ne font fi dãgereux pour autant q̃ s'ils ne font en grãde quátité ils ne mectent leur malice
en execution: ains facillemét font domptez par noftre chaleur
naturelle: cõme auffi les premiers les furpaffent, & font toutesfois moindres que les troifiefmes. Tels font ceux, lefquels
n'ayát aucune exceffiue qualité, toutesfois s'attachét particulieremét à quelque partie du corps. Tout ainfi comme nous
voyõs par experiéce entre les medicamés, quelques vns eftre
propres pour le cœur, & quelques vns pour le foye. Ainfi les
Cantharides s'adreffent particulieremét à la veffie, & le lieure
marin aux polmõs: mefmes entre tous les venins il y en a defquels les accidentz fe manifeftét premieremét au cerueau, ou
au foye, ou au cœur, cõme no' lifons de la Iufquiame, laquelle eft recongneue par les accidentz du cerueau, & l'Ephemeron colchique, ou iournalier par ceux des parties naturelles,
c'eft à fçauoir, par vn flux de vétre, auquels les excremés appa

Les venins
s'attachent
particuliere-
mét au cœur.

roiffent femblables à la laueure de chair nouuellemét tuee.
C'eft toutesfois vne chofe certaine que encores qu'ils facent
la guerre particulierement à quelque partie du corps; fi eft
ce que toufiours ils s'attachent au cœur, fi non de premiere
arriuee, toutesfois à la parfin. Car puis qu'ainfi eft que les
venins ont quafi comme coniuré l'entiere deftruction du
corps humain, il eft vray femblable que leur dernier but eft
de deftruire la principalle forterefle en laquelle la vie faict fa

refiden-

refidence ordinaire, & ainfi auant que d'y paruenir ou de
l'affaillir, ils tachent de deftruire les parties qui luy font fub-
iectes: dautant que les accidentz des maladies font commu-
nicqués au cœur ou de prime arriuee, ou f'eftant defia com-
municqués à quelques autres parties: Ioinct auffi que la force de tous les venins, n'eft pas telle que de pouuoir affieger
& forcer vne place de fi grande importance, comme eft le
cœur, qui a efté mis par la nature quafi comme au milieu
d'vn Royaume borné de toutes parts de grandes fortereffes,
lefquelles il faut gaigner auant q d'entrer plus auant en païs.
Toutesfois il ya quelques venins lefquels, quafi cóme mefpri-
fant toutes les autres parties du corps, f'attaquét de prime arriuee au principal baftion de la vie: dont il aduient vne fubite
mort, quelquefois en peu de iours, quelquefois en peu d'heures, & quelquefois en vn clin d'œil. ce que ne peut aduenir fi
fubitemét és autres: car encores q pour la prife d'vn venin l'hó
me perde quelquefois ou le mouuement, ou la parolle, ou les
fens ou bié q les parties ordónees pour la cuiffon; & diftribu-
tion des viádes, foiét du tout deftruictes: fi eft-ce qu'il ne fen-
fuyt pas qu'il faille mourir tout à l'heure. Mais depuis q l'actió
du cœur eft perdue, il en enfuit vne neceffaire diffolution
de tous les autres mébres. Car ils font par luy tellemét gou-
uernez & entretenuz, q toute leur force & refiftence ne depend d'ailleurs, que de cefte fontaine de vie. Et puis que nous
fommes fur ce propos, nous donnerons quelques generales
raifons de noftre dire: Il ne faut point doubter q felon la na- ^{De l'actió fu-}
ture diuerfe des quatre qualités premieres, qui font chaud, ^{bite, ou tardi-}
froid, fec, humide, & des autres que les philofophes nommét ^{ue des venins.}
fecondes, comme dur, mol, pefant, leger, fubtil, gluant: il ne
fenfuyue auffi vne action fubite ou tardiue. Car naturellement nous voyós que les chofes chaudes, molles, legeres, ou
fubtiles ont pluftoft mis fin à leur action, que les froides, dures, pefantes & gluantes: ce que a efcript Galen, au troifiefme
des Simples, difant : q entre les venins il y en a quelques vns
lefquels font mourir long temps apres que l'on les a ptis, prin
cipale-

cipalement ceux dont la nature eſt gluante & terreſtre. Dont
ie penſe ꝗ les venins leſquels font mourir ſubitemēt les hō-
mes, ſont chauds, ſubtils & legers : & ainſi plus facillement
ils entrent dans les veines & arteres,& de là dedans le cœur.
Ceſte chaleur, & ſubtilité & legereté extrême leur eſt dauātage donnée par la compoſition & meſlange qu'en faict l'ouurier, ainſi que no' liſons en Suetone au diſcours de la vie de
Neron Claude Ceſar, d'vne femme nōmee Locuſte, laquelle ayant faict plus parfaictemēt cuire le poiſon qui parauant
eſtoit tardif, fut cauſe que Britanique mourut ſubitement,
ayant eſté empoiſonné par le commandement de Neron: ce
qui ne nous doibt eſmerueiller, d'autant qu'il ſe faict des venins artificiels, en Italie principalemēt, leſquels par leur ſubtilité ſe ſçauent ſi bien couler, qu'ayans eſté eſtenduz ſur vn
eſtrier, voire en ſi petite quantité qu'il eſt preſque impoſsible
de ſ'en apperceuoir, ils percent les ſemelles des bottes iuſques à la peau, & de là ils entrent par les pertuis de la chair,
tellement qu'en peu de temps ils empoiſonnēt tout le corps.
De telle efficace ſont ceux deſquels en quelques regiōs, voire de la Fráce, on oinct les loquets des portes, & deſquels cō-
munemēt ſayde ceſte malheureuſe race d'hómes que nous
nommons ſorciers & ſorcieres : & dont auſsi quelquefois les
genſdarmes empoiſonnent leurs balles & ballottes à l'imitation du fer des fléches des Indiens, dont a parlé Paul Oroſe
en ſon liure troiſieſme, ou il dict que par ce moyen Alexandre perdit vne grande partie de ſes ſoldats au ſiege d'vne ville. Ce que faiſoyent les anciens Gaulois & Scythes, comme
eſcript Pline en ſon vingtcinquieſme liure, & Celſe au cinquieſme. L'on a auſsi ſoubçonné en ceſte derniere guerre le
meſme auoir eſté faict par les Alemans : de pareille efficace
pouuoient eſtre ceux qui furent trouuez au cabinet de Ca-
ligule Empereur, leſquels ayáts eſté iectés dans la mer, l'em-
poiſonnerent ſi ſubitemēt que les poiſſons meſmes en moururent: Ainſi qu'a eſcript Suetone en la vie du meſme Cali-
gule. Il ne faut toutesfois tellemēt attribuer l'action ſubite

ou tar-

ou tardiue des venins aux premieres ou secondes qualitez,
que nous n'ayons quant-&-quát esgard à la nature de celuy
qui les prend. Car il ne faut point douter qu'il ny ayt des hômes, la nature desquels resistera plus long téps au venin, que
celle des autres, tellement q̃ le venin ne les pourra pas si tost
vaincre. Comme pour exemple, si lon donne la mesme quátité de quelque venin que voudrez, à deux de diuerse nature, on trouuera que l'vn mourra ou vne heure, ou vn iour, ou
vne sepmaine, ou vn mois plustost que l'autre, selon la force
ou foiblesse de son humidité & chaleur naturelle : non plus
ne moins que nous voyons aduenir souuétesfois par les medecines que lon donne aux malades. Car deux drachmes de
Reubarbe feront plus en vn, que quatre drachmes en vn autre: ce qui aduiét non pour autre cause, que pour la complexion diuerse de ceux qui la prennent. Pour tirer donques
quelque asseurance de tout cecy, ie dis que les hommes, desquels la cóplexion est chaude, sont plus facillemét & subitement domptés par les venins chauds & subtils, tels q̃ nous les
auons descripts, que ceux qui ont la nature froide : à cause
que naturellement ils ont les veines & arteres plus larges, &
par consequent tous les conduicts du corps, dont il aduient
que le venin qui rencótre comme les portes ouuertes, entre
dedans, & est porté plus facillemét auec l'air attiré par le có-
tinuel mouuement du cœur & des arteres. Et quant est des
autres qui ont la complexion froide, certainement ils resi-
stent dauantage aux venins qui sont chauds, tant pour la
cause que i'ay dicte, que pour autant qu'ils sont plus froids.
Ce qui semble toutesfois ne se pouuoir entendre au contrai- Dispute con-
tre Galen.
re des venins, lesquels sont de nature froide. Car s'il est ain-
si que la Cicue soit venin à l'homme, à cause qu'il a les veines & arteres larges, & qu'elle serue de viande aux cailles,
& à quelques autres oiseaux, lesquels ont ces parties plus
estroictes, comme dict Galen au troisiesme liure des Simples: il semble aussi que les hommes chauds doiuent plustost
mourir, ayant beu la Cicue, que ceux qui sont de complexion

xion contraire. ce qui me semble estre faux Car la raison est
peremptoire, que ceux cy sont plustost esteincts, pour autant
que la chaleur naturelle est moindre en eux que non pas és
autres, lesquels y resistét plus long temps : & ne suffit de dire que les conduitz sont larges & ouuerts, d'autant qu'encores qu'il soit plus aisé d'entrer en vn grand canal qu'en vn
petit, si est-ce q la Cicue estant tardiue & pesante ne se peut
escouler ; comme aussi ne font tous les venins & medicamens de nature froide ; si bien que la largeur des veines &
arteres est recompensee par la pesanteur & paresse du venin,
contre lequel la chaleur naturelle côbat en ce téps pendant
iusques à l'extremité. Il est bien vray (comme i'ay dict) que
l'homme de complexion chaude souffre dauantage, ayant
pris vn venin froid, comme aussi l'autre de nature contraire,
apres auoir pris vn venin chaud Et ainsi se doibt entendre ce
que nous auons dict par cy deuãt. En quoy, certes, il me semble que la raison de Galen n'est suffisante pour prouuer ce
qu'il meĉt en auant. Car il s'ensuyueroit que la Cicue feroit
plustost mourir vn homme de complexion chaude qu'un
autre, lequel n'a la chaleur naturelle si forte pour resister. Ce
qu'il conclud aussi en ce passage du troisiesme liure des Simples, toutesfois sans grande raison, selon mon iugemét. Car,
comme luymesme dict au mesme lieu, ce pendant que le venin besongne dans le corps, il ne se peut faire qu'il n'endure
en partie par les humeurs qui sont dedans. Or est il ainsi que
l'humeur qui est au corps, est fort chaud : il s'ensuit donques
que le venin endure beaucoup, & par consequent qu'il ne
peut pas si tost estre vainqueur, que s'il n'enduroit rien ioinĉt
qu'encores que par la grande chaleur la Cicue soit déliee en
peu de temps : si est-ce que la deliãt, ceste mesme chaleur la
cuit, & la rend quasi apte à nourrir le corps : ce q toutesfois la
mesme chaleur ne peut pas faire en l'hôme de froide côplexion, pour autant, qu'encores qu'elle ayt vertu de la délier,
toutesfois sa force ne se peut estendre iusques à la dompter
en partie, ainsi comme faiĉt l'autre.

MAIS

MAIS auant que fortir de ce propos, nous refpondrons
à vne obiection, que lon pourroit faire, touchant les venins
de nature froide : c'eft à fçauoir, comment fe peut il faire,
que la Cicue, eftant froide, efpeffe & tardiue, puiffe de fon
naturel entrer par les veines & arteres (car il faut qu'elle y
paffe pour eftre communiquee au cœur) & de là s'efcouler
iufques aux parties nobles ? il femble que pour entrer par
ces canaux, il faille qu'elle foit aydée par quelque autre
chofe qui l'y pouffe, & qui ayt vertu quafi de la fubtilizer.
ce qui eft certainement vray : car les venins, & principalement les froids, comme tous autres medicamens de telles
complexions, font pouffez, & éguillonnez à mettre en effect leurs forces & vertus par la chaleur naturelle qui eft en
nous : laquelle tafchant de conuertir en fa propre fubftance, tout cela qui luy eft offert, refemble vn homme quere-
leux & hargneux, qui mettant premier la main à l'efpee
contrainct vn autre à fe deffendre, & fe deffendant, (s'il eft
le plus fort) à l'offenfer & l'endommager iufques à la mort.
La chaleur naturelle donques, affaillant la Cicue, eft caufe qu'elle fe fubtilize, & qu'elle eft plus facilement portee
iufques au cœur. Car il faut que tous medicamens froids
foyent ainfi fubtilizes & conduicts par tout le corps, ainfi
qu'a efcript Galen, au XVII. & XVIII. chapitre du troifiefme liure des Simples : Toutesfois cefte chaleur, eftant fi
peu que rien augmentée & fortifiee domptera la froidure
du venin; tant s'en faut qu'elle l'ayde. C'eft pourquoy anciennement les Atheniens auoyent acouftumé, lors qu'ils
donnoyent la Cicue à ceux qui eftoyent conuaincuz de
quelque forfaict, d'y mefler vne certaine portion de petit
vin, à celle fin qu'eftant aydée par la debile chaleur d'iceluy, elle entraft aifement par tout le corps. Il me fouuient
en ceft endroict d'vne queftion, laquelle a efté mife en
auant par aucuns des anciens medecins, & principalement
par les Arabes, & par eux mefmes arreftee comme vraye;
à fçauoir, s'il eft poffible que par long vfage & couftume vn
                                                    homme

L'action des venins froids eft aydée par la chaleur.

A fçauoir fi les venins peuuent feruir de nouriture.

homme puiſſe eſtre nourry de venin. Ce qu'ayant eſté eſcript par Auicenne au liure quatrieſme du Traicté premier
de la ſixieſme Fen, a eſté ſuiuy & tenu pour certain par ceux
qui en ont traicté depuis ſon temps : encores que ceſte propoſition ne ſe doibue entendre en general de tous venins,
Car comme ainſi ſoit que pour la nourriture il faille neceſſairement vſer de viandes douces & ſemblables au corps qui
doibt eſtre nourri, ou bien, qui puiſſent facillement eſtre faictes telles par la digeſtion : & que naturellement les corps
des hommes & de tous autres animaux ſoyent chauds & humides (car la vie eſt appuyee en la chaleur & humidité temperee) perſonne de ſain iugemēt ne dira q̃ les venins chauds,
& ſecs extrememēt puiſſent eſtre cōuertis en nouriture propre pour nourrir le corps, ioinct q̃ ce qui eſt tel, ne peut eſtre
doux, & à plus forte raiſon ne peut nourrir. Ce qui eſt certain
& infallible, encote que lon tiēne pour vraye hiſtoire qu'il y
ayt eu vne fille nourrie d'vne herbe venimeuſe nōmee Napellus. ce qui ne doibt eſtre receu pour verité, d'autant q̃ ceſte herbe eſt chaude & ſeiche, & de toute ſa ſubſtance contraire à la nature humaine. Or pour monſtrer que cela ne ſe
peut faire, ie donneray vne raiſon ſuffiſante: Ie dicts dōques
qu'il faudroit neceſſairement que l'homme ne fuſt plus hōme, ſ'il eſtoit nourry d'vn venin contraire de toute ſa ſubſtan
ce à la nature des hommes. Car toute choſe qui eſt nourrie,
eſt nourrie par ſon ſemblable. Si dōques l'homme eſt nourry
par le venin : il faut qu'il ſoit ſemblable au venin. Or eſt il
ainſi que le venin tel que nous l'auons dict, eſt du tout contraire à la nature de l'hōme, il ſenſuit donques bien, q̃ eſtant
faict ſemblable au venin, il ne ſoit plus homme. Ce qui eſt du
tout ſans raiſon de dire, qu'vn homme viuant puiſſe eſtre
faict vne choſe contraire à ſoy-meſme : ioinct que c'eſt vne
propoſition neceſſaire qu'vn particulier ne peut auoir nature contraire à toute ſon eſpece. Quant eſt des venins froids
& humides, leſquels par leur ſeule exceſſiue qualité ſont tels,
comme la Cicue; certainement il ſe peut faire qu'ils ſoyent
　　　　　　　　　　　　　　　　　　　　　　　　conuer-

conuertiz en partie en fubftáce propre pour nourrir le corps,
ainfi qu'a monftré Galen en l'endroict que i'ay defia allegué,
là ou il efcrit qu'vne femme Athenienne f'accouftuma à en
prendre, premierement en petite quantité, & puis de fois à
fois en plus grande, fi bien qu'elle en pouuoit prendre fans
danger de fa vie en telle quantité, qui euft efté fuffifante de
faire mourir vn autre. Ce qui ne fe peut faire fans vne grande abondance d'ordures fuperflues, à caufe de la pertinacité
& inequalité de la matiere. Ainfi dóques, de la nous ne pouuons conclure le mefme fe pouuoir faire des venins chauds,
& principalement de ceux, lefquels nous contrarient tant en
proprieté de fubftance, comme en exceffiues qualités. Ie ne
dis pas toutesfois que l'homme ne fe puiffe accouftumer petit à petit à vfer des venins, voire cótraires de toute leur fubftance : nó pas qu'il f'en nourriffe, car la nature f'accouftumát
a en chaffer petite quátité hors du corps, puis apres plus gráde, peut eftre tellemét rufee à ce faire par lógue experiéce &
exercice, que mefmes f'il aduient, que lon luy en baille plus
grande portion, elle la pourra mettre dehors : Ainfi dict on
que Mitridate Roy de Pont ne fe peut empoifonner foy mefme, & fut contraict fe faire tuer par vn eftráger : pour autant
qu'il f'eftoit acouftumé de longue main à vfer de venins.

MAIS puis que nous fommes entrés és queftions, lefquelles fe peuuent mouuoir generalement, touchant les venins, ce ne fera point hors de propos d'enquerir fi les humeurs pourriffants dans le corps par vne certaine nouuelle
pourriture doiuent eftre mis au rang des venins : cóme quelques vns ont penfé : lefquels ont mis en auant la femence
pourriffante dans fes propres cónduicts, les fleurs des femmes lors qu'elles font retenues, l'humeur qui faict la verolle,
& celuy qui engendre la ladrerie. Car il ne faut point douter qu'il n'aduienne aux maladies qui en font faictes, des
eftranges accidents, voire non acouftumez d'aduenir és autres pourritures ordinaires des humeurs : de cecy nous en
auons plufieurs tefmoignages en Galen ; & principalement

A fçauoir fi
les humeurs
du corps
peuuent eftre
conuertis en
venins.

B   au fixief-

au fixiefme des parties malades la ou il accompare les humeurs pourriffantes à la morfure des Scorpions & des Phaláges. Toutesfois fi nous faut il bien garder de confondre en
cecy les natures des chofes par authoritez des anciens aucunefois mal entendues. Voyons donques ce qu'vn medecin de
noftre temps renommé entre les plus doctes, a mis en auant
touchant cefte queftion. Il veut qu'entre les venins les vns
foyent furuenans du dehors, & les autres engendrés dedans
le corps des accidentaires (nous n'en doutons point. La queftion dóques eft de ceux du dedás, lefquels il dict n'eftre venins de leur naturelle origine : mais feulement que par vn
progres de temps ils font faicts tels. Car tout ainfi, dict il, que
par vne diuerfe pourriture d'humeurs furuenue ou par in-
temperance, ou par quelque autre caufe, diuerfes efpeces de
fiebures font engendrees : ainfi par vne longue pourriture,
ou par quelque autre caufe cachee, le venin peut eftre engé-
dré au corps des hommes. Lefquelles parolles, fi elles font
vrayes, nous feront facilement confeffer que toutes maladies furuenantes au corps, font faictes de venins : car la plus
part d'icelles procedent des pourritures amaffees de longue
main par les excez que nous commettons ordinairement. Et
certainement il ne luy fert d'alleguer pour la confirmation
de fon dire ce propos de Galen: Car en ce paffage, qui eft au
cinquiefme chapitre du fixiefme liure des parties malades,
premierement Galen veut refpódre à quelques vns, lefquels
ne peuuent croire, qu'vne fi petite portion de femence retenue dans les conduits femanciers, fuft caufe de grands accidents: comme de mal de tefte, d'appetit perdu, de fiebures &
autres; parquoy il leur me t en auant le Scorpion, lequel par
fa morfure iettant vne bié petite quantité de venin, eft caufe
en peu de téps d'vne grande mutation furuenante au corps.
Puis apres il s'enquiert fi dans le corps il fe peut engendrer
quelque chofe refpondant en qualités & en force à la malignité des venins. Et pourfuiuant cefte matiere felon l'opinion de quelques autres medecins, par ce donnér à entendre
il con-

il conclud, que souuentesfois il aduient au corps des accidéts fort estranges par vne petite quantité d'humeur pourriffant, non plus ne moins q̃ par vne petite portió de venin. Et quát est de ce qu'il veut que Galen entend ceste partie d'humeur estre venin par l'exemple du chien enragé, ie refpons (auec ce que Galen parle feulement de la promptitude & action de l'humeur apte à faire ce qu'il faict) qu'il ne s'enfuit pas pourtant, que fi par vne particuliere nature que le chien a entre les animaux, toute fa complexion est tellement changee, qu'au lieu qu'il estoit familier de l'homme, il est faict fon ennemy mortel, cóme vn Afpic ou Bafilic : il ne fenfuit pas, di-ie, que telle chofe fe puiffe faire en la nature de l'homme. Car s'il est ainfi que le chien feul entre tous animaux deuiét enragé par la corruption de tous fes humeurs, tellement, que les excremens mefmes d'iceux foyent venimeux & contagieux : dont vient que ceste humeur cótenu dans fon cœur, fon foye & fon cerueau ne le faict mourir fubitement ? il le deburoit faire certainement, fi la feule corruption des humeurs n'en est caufe, & que ce foit pluftoft vne venimeufe qualité : mais il ne dict pas que les humeurs furieux contenus dans le corps du chien enragé font venimeux à l'homme & non au chien, qui les garde quelque temps dedans les principales parties de fon corps. Pour prouuer dóques que les humeurs pourriffants au corps fe peuuent conuertir en venin, il ne fuffit de alleguer le chien enragé. Parquoy il vaut beaucoup mieux que nous nous arreftions aux raifons naturelles, pourueu que nous en ayons : que de recourir ou aux fimilitudes ou à celles que lon nomme cachees. Or ce qui me faict dire que ny la femence, ny les fleurs arreftees, ny l'humeur, qui faict la ladrerie ne font venins, c'est q̃ le venin n'est point nommé venin (principalement celuy auquel on recognoift quelque particuliere malice procedante non de fa qualité feulement, mais auffi de la fubftance, comme font ceux cy, fi venins fe doiuent nommer) finon entant qu'il a particulierement conjuré la destruction du cœur : car autrement (cóme nous

me nous auons dict) toutes les caufes des maladies feroyent
venins. Et quant eft de ce qu'il dict, qu'il y a quelques venins
particuliers aux autres membres, comme la Cantharide à la
veffie, & le lieure marin aux polmons, & qu'ainfi cefte reigle
eft faulfe·certainement cela eftant fans explication, ne peut
eftre receu. Car bien qu'en icelles parties les accidens fe ma-
nifeftent principalement & premierement: fi eft ce que leur
dernier but eft le cœur, veu que non feulement en icelles
parties, ils exercent leur malignité; mais auffi en plufieurs
autres: dont Nicandre parle ainfi de la Cantharide.

> elle ronge mortelle
> *Par fa boiffon humide & la leure & l'endroict*
> *Du bas de l'eftomach, tantoft elle vient droict*
> *Mordre au millieu du ventre, & ronger la veffie:*
> *Vne douleur f'aigrift, qui tormente ennemie*
> *L'endroict de la poictrine ou les os plus tendretz,*
> *Se courbent fur le ventre: incontinent apres*
> *La fureur f'en enfuit, puis l'homme foible & lâche*
> *Se laiffe furmonter lors que ce venin tâche*
> *Tant plus à l'amatir contre tout fon efpoir:*
> *Il eft troublé d'efprit, &c.*

PARLANT auffi du lieure marin, il efcrit plufieurs accidens autres, que ceux, lefquels furuiennent aux polmons,
defquels mefmes il ne fe fouuient point. Et encores le paffage de Galen qui eft au cinquiefme des Simples, par lequel il
penfe prouuer fon dire, monftre bien, que quelques venins
font aduerfaires du cerueau : mais que pour fon regard feulement ils foyent tels, il ne fi en lift rien.

OR que les humeurs, dôt il eft queftion, foyét venimeux,
& ce de toute leur fubftance, tellement qu'ils combattent le
cœur en telle forte que les venins, cela eft faux. Car bié qu'il
f'efleue d'iceux quelques vapeurs defquelles les maux de tefte & deffaillances furuiennét; bien que quelquefois par vne
vapeur efleuee du bout de l'orteil, vne efpece d'epilepfie fe
face: fi eft ce que cela n'eft point tellement nouueau, que le
mefme

mesme ne se puisse faire par plusieurs autres causes: comme
le mal de teste par quelque humeur poignant: les deffaillances par vn phlegme aqueus & froid distillant du cerueau
dessus l'estomach: l'epilepsie par vne quátité de vapeurs en-
uoyees dans le cerueau , lesquelles conuerties en phlegme,
estouppent ou les ventres d'iceluy, ou les conduits, qui luy
portent l'esprit de vie, enuoyé par le cœur. Ne disputons dóques point des especes d'accidents suruenants; mais plustost
de la veheméce d'iceux, puisque nous les voyons estre communs : & nous gardons bien de la rapporter aux choses in-
congnues, si naturellement nous en pouuons rendre raison. Raison des
estranges ac-
cidens d'au-
Qui est celuy estant si peu que rié exercité en medecine qui
ne die que pour la diuerse nature des humeurs naturels , il cũs humeurs
n'y ayt diuerse pourriture en ceux , lesquels delaissans leur pourrissants
naturelle bonté deuien nent contre nature ? Qui est ce aus- dans le corps.
si qui ne confessera qu'il ne faille plus grande force pour
combattre, & vaincre vne chose, laquelle de toute sa nature
est contraire à l'assaillant? Il sensuit donques que la cause qui
les a vaincus, est beaucoup plus gráde, entát qu'ils luy cótra-
rient en tout & par tout. Par consequent donques les accidens qui en ensuiuerót, comme estans faicts d'vne cause plus
grande, seront beaucoup plus forts & plus dangereux. Dauátage si la cause de la maladie, que les Latins nommét Hystericque affection, est venimeuse, comme estant principalemét
faicte par le retardement de la semence pourrissante, comment est ce que reuenant souuent, elle dure aucunefois si
long temps à vne femme, comme a escript Celse en son quatriesme liure? Et quát est de l'humeur porté du bout du pied
iusques au cerueau, c'est vne mesme raison. Il nous reste à respondre de la ladrerie, & de la verolle qui sont deux maladies
contagieuses, comme la peste, mais non venimeuses de leur Cause de la
ladrerie.
simple & premiere nature . La ladrerie premierement, est
faicte d'vn humeur melancholicque & terrestre, lequel pour
ceste cause estant froid & sec, est tellement espars par tout le
corps, qu'ayant rompu la naturelle complexion des parties,

& s'estant insinué en icelles pour sa contumacité & par vne
particuliere nature du foye il est du tout incorrigible, ayant
déja, comme i'ay dict, changé la disposition du corps. Toutesfois nous ne conclurons point qu'il soit venimeux. Car ordinairement nous voyons les ladres viure long temps, & estre
corrompuz par tout le corps deuant qu'il se manifeste aucun
signe de mal suruenu au cœur. Ainsi est il de la verolle, laquelle laissant le cœur, s'attaque ordinairement aux os, aux
membranes, & autres parties. Il est bien vray qu'elle à cecy
de commun auec les venins : c'est que tout ainsi que le venin
des bestes venimeuses est communiqué au corps par l'attouchement, ainsi est la verolle : mais il ne faut penser toutesfois qu'elle aye rien de commun auec l'action d'iceluy. Dirons nous donques que l'vne & l'autre soyent maladies venimeuses, veu que leur cause est en la diuerse corruption des
humeurs? Ie pourrois amener plusieurs autres raisons touchant ceste affaire, si ie pensois que celles cy ne fussent suffisantes pour prouuer, qu'il y a si grande inimitié entre la nature & les venins, qu'il est du tout impossible qu'elle s'ayde, ou
qu'elle soit faicte d'vne chose laquelle pourroit auoir l'aptitude à estre faicte venin : attendu principalemét que le nom
de venin conuient seulement aux choses lesquelles nous suruiennent de dehors : dont Auicenne a dict que c'estoit vne
medecine, laquelle corrompt la complexion de l'hôme, non
seulement par sa contrarieté, mais aussi par vne certaine proprieté naturelle. Mais si en ces humeurs il y a qualité venimeuse, dont vient elle? il faut qu'elle vienne d'vne nouuelle
& particuliere meslange des quatre elemens. Quelle nouuelle meslange se peut il faire en ceste simple pourriture, en
laquelle il ne se faict aucune vraye generation, mais seulement vne resolutió de l'humidité & chaleur naturelle, dont
il aduient que la semence estant refroidie (comme aussi le
sang refroidit l'endroict là ou il est) par continuité refroidit
tout le reste du corps? Ne sçauons nous pas que les accidens
suruenans à l'Hystericque passion sont faicts d'vne cause manifeste

nifeste, a ſçauoir de la froidure & humidité de la ſemence?
Que lon voye les autres cauſes en Hypocraté au premier des
maladies. Et quant eſt de la froidure, Galen ne l'a il pas eſcrit
en la fin du neufieſme liure de la compoſition des medicaments ſelon les lieux? Retournerons nous de rechef à l'influence des aſtres, miſerables, ſi toutesfois & quantes que le
ſang ſe pourriſt dans le corps, il faut qu'ils ſoyent preſtz pour
enuoyer leurs influences?

Nature s'ay-
de quelque-
fois des ve-
nins.

M a i s c'eſt aſſez de ce point. il nous reſte de monſtrer
comment, encore q̃ toutes ces choſes que nous auons dictes
des venins ſoyent vrayes, ſi eſt ce que quelquefois la nature
ſ'en ayde. Meſmes nous voyons comment la plus part des
medecines dõt nous vſons, ſont priſes des venins: & commét
auſſi (ce que nous dirons au cõmencement de noſtre ſecond
liure) les contrepoiſons ſouuétesfois ſont faictds d'vne partie
des venins meſlees auec autres ſimples en quantité bien ac-
cõmodee. Et ce qui eſt encore plus eſmerueillable, il ſe trouue des venins qui ſont contrepoiſons les vns des autres: dont
nous auons vn gentil epigramme en Auſonne: duquel i'ay
quelquefois retiré ce ſonnet qui enſuit:

Quelque femme adultere vn poiſon apreſta
　Pour ſon mary ialoux: mais craignant que la priſe
　Aſſes toſt ne parfiſt ſa méchante entrepriſe,
　Vn poiſon d'argent vif encore elle adiouſta.
A chaſqu'vn de ces deux la nature preſta
　Vn venin plein de mort, pour-veu qu'on les deuiſe:
　Mais celuy la qui but tous les deux par ſurpriſe,
　Pour vn contrepoiſon heureux il les gouſta.
Car du venin mortel le lieu eſt delaiſſe,
　Ce pendant que les deux combatent leur querelle,
　Et qu'au ventre d'embas le tout eſt dechaſſé.
O Dieu que tu es bon! La femme plus cruelle
　Eſt la plus profitable: & alors que tu veux
　On ſent par deux poiſons vn ſecours bienheureux.

L a raiſon pour laquelle cela ſe faict, peut eſtre rapportee

ou à la contrarieté qu'ils ont enfemble, ou à la fimilitude, ou
à la correction des accidents contraires furuenuz au corps :
par la contrarieté qu'ils ont, incontinent qu'ils fe rencontrêt,
ils s'attaquêt de telle forte, qu'il faut neceffairement ou que
l'vn des deux foit le maiftre, ou bien qu'ils foyent tous deux
iettés hors par la nature, laquelle à autât de force & de puiffance fur eux, que par leur combat ils fe font affoiblis : ainfi
voyons nous la brebis efchapper la mort par l'arriuee du fecond loup, lequel combatant le premier fe laffe tellement,
qu'il eft facile à la brebis de fe fauuer, ce pendant que quelques fois ils fe tuent l'vn l'autre. La feconde caufe laquelle
eft en la fimilitude, vient de ce que le venin meflé parmy les
remedes contraires leur fert de conduicte pour les mener
la part ou eft le venin dans le corps . car vn venin cerche fon
femblable, comme auffi font toutes chofes naturelles. Ainfi
Galen au liure de la Theriaque à Pifon efcript, que les Cantharides d'elles mefmes efcorchent la veffie, & qu'eftâs meflees auecques quelques medicamens, elles furuiennent aux
maux d'icelle. Il y a plufieurs autres exemples qu'il amene
des Phalanges beus auec du vin contre leur morfure, & de la
greffe de Crocodile contre la morfure d'iceluy. Et bien que
par telle meflange la malignité defdicts venins foit corrigee,
voire tellement, que par icelle il s'efleue comme vne tierce
vertu en partie contraire au venin, fi eft ce que la principale
caufe de la meflange d'iceux parmy les côtrepoifons eft rapportee à la fimilitude de fubftance, par laquelle la portion du
venin, lequel y eft entré, recerchât fa premiere nature, porte
quant & foy les medicaments, comme i'ay dict, à celle fin de
la reprendre en vn autre venin. Et quant eft de ceux qui purgent les humeurs, cela fe faict par la fimilitude qu'ils ont
auec iceux, par laquelle les ayans tirez auec foy, ils font caufe
que la nature chaffant l'vn, chaffe auffi l'autre quant & quât.
Car la venimeufe & naturelle qualité qu'ils auoyent, leur a
efté rabatue ou par quelque correction, ou par la meflange
qu'en a faict le medecin. Et quant eft de la correction contraire

traire furuenuë au corps, qui eſt la troifiefme cauſe, elle ſe
faict par les venins, leſquels ſont tels à raifon de leurs excef-
ſiues qualitez: car lors qu'il ſeſt eſleué dans le corps quelque
grand enflammemét,lon peut cómodement applicquer vne
choſe froide pour temperer la chaleur. Ainſi Galen au meſme liure de la Theriaque dict,q̃ la liqueur de Pauot,laquelle
de ſa nature eſt vn venin, peut beaucoup ayder en pluſieurs
maladies; & meſme que faiſant dormir les phrenetiques,elle
les guarentit de la mort. De ceſt endroict nous pouuons de- Les venins e-
ſtant pris par
la bouche, ne
ſont pas tels
eſtát pris par
le dehors.
duire que toutes les choſes venimeuſes priſes par le bouche,
ne ſont pas telles eſtant applicquees par le dehors, principalement celles leſquelles ſont exceſſiúes en qualité. ce qui
toutesfois n'eſt pas reciproque : car toutes les choſes venimeuſes par le dehors,comme le venin des animaux, eſt auſſi
tel eſtant pris par la bouche.

I L nous faut maintenát deduire vne queſtion aſſez dou- De la comple
xion des ſer-
pens contre
Matthioli.
teuſe,non que de ſoy elle ſoit telle, mais pour autant q̃ Mat-
thioli homme docte la miſe en doubte,ſans toutesfois auoir
grande raiſon de ce faire. La queſtion eſt telle: à ſçauoir ſi,
les ſerpéts ſont froids ou chauds de leur nature, & ſi leur venin eſt tel. Certainement ie n'euſſe iamais péſé que cela fuſt
venu en doute,veu qu'il y a des argumens ſuffiſans,voire qui
nous apparoiſſent à l'œil,par leſquels nous pouuons eſtre aſſeurés de la froide nature d'iceux.Premierement nous experimentons en ceux leſquels nous auons en noſtre Gaule, vne
fort grande froidure, voire au cueur de l'eſté ſils ſont ma-
niés: ce que ie puis aſſeurer. car il me ſouuient qu'eſtát quelquefois malade d'vne ſieure ardéte enuiron la fin de Iuillet,
il y eut vn mien amy, qui pour me ſoulager de la gráde chaleur que i'endurois aux mains, me bailla vn fort gros & long
ſerpent, lequel ie ſentois eſtre touſiours froid comme glace,
encores q̃ continuellement il fuſt manié entre mes mains,&
que paſſant & rapaſſant par dedás le lict il peuſt eſtre eſchauf-
fé:cela ſe peut experimenter ordinairemét. Et quant eſt des
raiſons naturelles, nous ſçauons fort bien que toutes choſes

B 5　　　　　ſont

font dictes, ou froides, ou chaudes, ou feiches, ou humides
eftans rapportees & collationnees à ce qui eft téperé en tout
le genre, cóme a dict Galen. Or cela qui eft temperé en tout
le genre, c'eft à dire entre les animaux, cela dis-ie eft l'homme. Voyons donc fi les ferpens font ou plus chauds ou plus
froids que n'eft l'homme. C'eft vne reigle generale en la có-
gnoiffance des complexions, que d'autant qu'vn corps a ou
plus ou moins de fang, d'autant a il ou plus ou moins de chaleur, fi bié ǫ́ non feulemét entre les animaux de diuerfe efpece ceux qui ont moins de fang font eftimés plus froids, mais
auffi entre ceux de pareille efpece : car l'homme fanguin eft
plus chaud que le flegmatique. Mais qui eft ce qui ne fçait
que les ferpens ont moins de fang en leur efpece & proportion que n'a pas l'homme? Qui ne fçait qu'ils font au rang de
ceux qui ont peu de fang? Nous entrerós encores plus auant,
& puis que nous fommes en la difpute des cóplexions, nous
deduirons noz raifons des chofes apparoiffantes à l'œil, comme eft l'exterieur du corps, duquel fi la peau eft lâche, & que
les porres ou pertuis foyent fort ouuerts, nous iugerons que
la complexion eft chaude, & au contraire fils font referrés,
nous difons qu'elle eft froide: car c'eft le propre de la chaleur,
felon les philofophes, d'eftendre & d'ouurir, & le propre de
la froidure de referrer & endurcir, voire les chofes diffemblables. Ainfi voyons nous les femmes, lefquelles de leur naturel font plus froides que les hommes, eftre communemét
fermes & polies, & ce beaucoup dauantage ǫ́ ne font les hómes. Mais qui eft ce qui ne void à l'œil la chair des ferpens
eftre dure & efpeffe, & tellemét ferme, que cela feul, auec la
froidure qu'elle a toufiours comme pour compaigne, peut
fuffire d'argument? D'ou vient qu'ils font adonnés à la proye
& qu'ils font nómés goulus, & toutesfois qu'ils boiuent peu,
comme a efcrit Ariftote en fon hiftoire des animaux, fi ce
n'eft qu'ils font froids? fçauons nous pas bien que par la froidure l'appetit eft aguifé, & que d'autant qu'vn eftomach eft
froid, d'autant il defire de viáde, bien qu'il ne la puiffe cuire?

                                                    Or ve-

Or venons à ce qui est le neud de nostre dispute, & dont toutesfois Matthioli pense faire son bouclier. Il dict que les serpens se cachent au long de l'hyuer, à cause qu'estans chauds,
ils fuyent la froidure contraire à leur complexion, comme
font les poissons, lesquels estans froids de nature, sont con-
trainćts de mourir incontinent qu'ils sentent la chaleur de
l'air. Nous sommes donques appoinćtes contraires: car ie dis
que les serpés fuyent l'hyuer à cause qu'ils sont froids, & que
les poissons estants hors de l'eau meurét, non pas à raison de
la chaleur de l'air qui leur est contraire : mais pour autant
qu'ils ne sont pas en leur lieu naturel, tout ainsi que l'homme
ne peut viure dans l'eau, mais seulement en l'air. Ainsi donques la similitude cloche de ce pied : & la première partie
de ceste question se preuue, tant par le second Aphorisme du
troisiesme liure d'Hypocrate, que par le cómentaire que Galen a fait dessus. Entre les natures, dict Hypocrate, les vnes se
portent bien ou mal en esté, & les autres ou bien ou mal en
hyuer. La nature, c'est à dire la complexió froide & humide,
se porte beaucoup mieux en esté qu'en hyuer: comme aussi
la chaude & seiche se porte mieux en hyuer qu'en esté. Car
certainement la complexion estant augmentee par son semblable, commence desia à estre excessiue, & estant excessiue,
elle engendre les maladies : ainsi voyons nous les hommes
choleres se porter fort bien en hyuer, & au cótraire estre fort
maladifs en esté. Les serpens donques froids de nature se cachent en hyuer, de peur que la froidure d'iceluy adioustee à
la leur, ne les face mourir par l'extinćtion de leur chaleur naturelle, laquelle ce temps pendant demeure comme assopie.
De la vient que si lon trouue en hyuer des serpens en leurs
tanieres ou dessoubs quelques pierres, ils seront faciles à pté-
dre: car pour la grande imbecillité de ceste chaleur, ils ne se
peuuent mouuoir. Mais ie demanderois volontiers à Matthioli, s'il est ainsi que les serpens soyent si chauds, comme il
les faict, dont il aduient qu'ils sont trois ou quatre mois sans
manger, c'est à sçauoir tout le téps qu'ils demeurent cachés.

Ceste

Cefte grande chaleur peut elle demourer fans aliment ?
N'aduient il pas aux ferpens ce qu'il aduient à aucunes femmes, lefquelles eftans remplies d'vn humeur phlegmatique
& efpais,& ayans la chaleur naturelle fort debile (toutesfois
proportionnee à ceft humeur) demeurêt vn long temps fans
manger ? N'eft ce pas la raifon que tous les philofophes ont
donné touchant le ieufne des ferpens ? Voila pourquoy la
nature leur a baillé vne chair & vne peau ferme & bien efpaiffe,à celle fin que la chaleur naturelle ne f'efuanouiffe fi
facilement,& qu'ainfi demeurât dedans le corps, elle peuft
fuffire pour la vie . Ce font les caufes qu'Albert le Grand,
Pierre de Albano, Simon Portius, & autres grands philofophes ont deduictes touchant le ieufne non acouftumé de
certaines femmes de leurs temps : lefquelles viuoyent dix,
vingt & trente ans fans prendre aucune autre fubftance que
l'air qu'elles refpiroyent.Et quant eft du venin des ferpens,il
eft de telle nature qu'eft l'endroict dont il procede,non toutesfois qu'il ayt fon action à raifon de fa complexion ou qualité exceffiue, mais pluftoft d'vne particuliere meflange de
nature, cóme eft le venin de tous animaux. Ce qui fait que
ceux la fe font abufez, lefquels ont voulu prouuer la nature
des ferpens eftre froide par les feuls accidens furuenás apres
leurs morfures: car puis qu'ils ne procedent de la complexió
d'iceux,il ne faut auoir recours à cefte raifon fi mal fondee.

Quelquefois
ce qui eft ve-
nimeux en
vne partie,ne
l'eft pas en
toutes, & du
changement
de nature fe-
lon les païs.

MAIS de cefte queftion il nous faut entrer en vne autre,
& cercher la raifon pour laquelle les animaux eftans venimeux en vne partie,ne le font en toutes. cóme auffi les plátes
defquelles les vnes font venimeufes en leur racine feulemét,
les autres en leur graine,les autres en leur fruict, & les autres
en leurs fueilles.Et mefmes entre les animaux,ceux qui font
venimeux en vne regió, ne le font pas en vne autre. ce qui fe
peut dire auffi des plantes.La premiere queftion touchát les
animaux fe doibt rapporter à vne generale preuoyáce de nature,laquelle en la ftructure & baftiment des corps a ordóné
quelques certaines parties propres pour la reception des ordures

dures superflues de tout le corps, lesquelles selon la diuerse
nature du corps retiennét vne malignité diuerse: c'est à dire
ou contraire en toute sa substáce, oû en proprieté cachee, ou
en ses qualitez seules. Ainsi les animaux, desquels la nature
est aucunemét côtraire à celle de l'hôme, à raison d'vne particuliere meslange, ont leurs ordures superflues d'autát plus
pernicieuses que le tout: à cause qu'elles sont amassees & en-
uoyees de diuerses parties, desquelles retenans le naturel, ils
ont en vne mesme place ce qui parauant estoit disperse en
plusieurs endroicts. Aussi voyons nous que tout ainsi qu'vne
force amassee est beaucoup plus difficile à dompter, que celle qui est espandue : ainsi le venin amassé de toutes parts en
vn mesme lieu est beaucoup plus dangereux, que lors qu'il
estoit espars par tout le corps. Pour ceste raison il se trouue
encores au iourdhuy quelques vns, lesquels mangét des serpens apres leur auoir premierement couppé la teste & la
queuë, ausquelles parties principalemét se retirent les super-
fluités dont ie parle, côme le venin des serpens se retire dans
des petites clochettes qu'ils ont sous les dents , & celuy des
autres animaux en quelques autres parties destinees à vn
chacun selon son espece. Les parties ne peuuent estre si bien
domptees & temperees par la cuisson ou meslange, comme
les autres, ausquelles la malignité esparse est facilemét pous-
see hors, dont ce qui reste peut seruir de viande, ou de medicament commode, ainsi que desia nous auons dict. Et quant
est des autres animaux, lesquels seulement ont leurs comple
xions excessiues, cela leur aduient, ou pour autant q̃ leurs su-
perfluités sont beaucoup plus abondantes en qualités, q̃ n'est
pas le reste du corps: ou bien à raison qu'ils ont quelques parties en eux ou plus chaudes, oû plus froides : lesquelles sur-
passent d'autát le reste du corps, qu'il leur est necessaire pour
la conseruation de leur vie. Ainsi donques le fiel des bestes
chaudes en leurs complexions, est vn venin à raison de son
excessiue chaleur. Quelquefois aussi auec ceste cause, il y a
vne particuliere meslange, laquelle est aydee par la qualité,

ainsi

ainſi qu'il y a en la queuë du cerf, au fiel du chien de mer, &
autres. Les herbes venimeuſes auſſi ſelon leurs parties ſont
ou plus ou moins dangereuſes, d'autant qu'il y a plus de venin en vne partie qu'en vne autre. En quoy certes, il me ſemble que l'vſage de telles herbes n'eſt beaucoup aſſeuré, principalement celuy de la racine & de la graine : car ce qui ſe
reſpand par les fueilles eſt premierement en la racine, & le
tout eſt comprins en apres en la graine, comme eſtant apte
d'eſtre faite telle, qu'eſt la plante entiere. Voila quát à la premiere queſtion. Or la raiſon de la ſeconde ſe prend tant de
la diuerſité du climat, que de la diuerſe nourriture des animaux, & des plantes. Car là ou l'air eſt plus benin & doux,
le climat plus temperé, & la terre par conſequent meilleure:
là tant les animaux, que les plantes ſont tellement adoucies,
qu'il ſemble qu'elles changent de naturel, comme certainement elles font en partie : car, comme on dict communement, nourriture paſſe la nature. Ainſi Ariſtote a eſcript, que
la morſure des beſtes eſt beaucoup differente, à raiſon de la
diuerſité des païs & regiós, ce qu'il prouue par l'exemple des
Scorpions, leſquels ne ſont dangereux en Phare & pluſieurs
autres endroits. Toutesfois il n'y a point de doute, qu'ils ne
participent de quelque malice: mais elle eſt tellement affoi-
blie, que à grand peine peut elle eſtre reduicte en effect.

O n peut encores faire vne autre queſtion touchant les
venins, à ſçauoir ſil ſe trouué des animaux, leſquels par leur
ſeule preſence ou regard, empoiſonnét les hommes, comme
on dict du Baſilic; ou eſtant ſeulement touchez, comme on
a eſcript de la Turpille. Ce qui ſe doibt entédre vn peu plus
ſainement que le commun ne le croit : car il n'y a point de
doute qu'il ne faille qu'il y ayt attouchement d'vn corps à
l'autre auant qu'il ſe puiſſe imprimer vne paſſion en l'vn ou
en l'autre. Si donques il aduient qu'vn homme ſoit empoiſonné par la ſeule preſence du Baſilic, ou pour auoir touché
d'vn baſton ſur la Turpille, certainement cela aduient par la
mauuaiſe fumee, laquelle ſort du corps du Baſilic, & eſt at-
tiree

A ſçauoir ſi
par la ſeulle
preſence de
aucuns ani-
maux on
peut eſtre
empoiſonné.

tirée auec l'air que l'homme respire, & par celle qui sort de la
Turpille, laquelle est aussi conduicte le long du baston iusques en la main de celuy qui le tient.

I L nous reste maintenant à parler des enchantements &
sorcelleries, lesquelles semblent auoir quelque conuenance
auecque les venins. Ie nomme sorcellerie vne espece de magie, laquelle encores qu'elle soit comprise particulierement
sous ceste partie d'enchantement, qui s'ayde de mots & de
quelque autres ceremonies & drogues: toutesfois ce mot se-
tend aucunefois plus au lóg, pour toute magie tant naturelle que susnaturelle. Les hommes sont tellemét charmés par
le moyen de ceste sorcellerie, que n'estát plus à eux mesmes,
mais du tout hors du sens, ils cheent en des maladies estranges & inconnues, auecque des passion douloureuses, par lesquelles ils languissent. Ceste miserable liaison n'a seulement
pouuoir sur les hommes, mais aussi sur les autres animaux: &
sur les choses mesmes qui n'ont point d'ame ny de vie. Ceux
qui ont escript amplement des secretz cachés de la sagesse,
disent que les hómes sont espris ou d'amour, ou de haine, ou
de maladies, & autres telles passions, par la vertu des enchan
tements; & ce par plusieurs moyens: c'est à sçauoir par venins
meslés auecques parolles, par collyres, vnguents, boissons,
liaisons, & suspésions au col, aneaux, fascinations, fortes imaginations de l'esprit, images & characteres, enchantements
& supplicatiós, lumieres, sons, nombres, parolles, noms, inuocations, sacrifices, adiurations, exorcismes, consecratiós, veus
& toutes telles superstitions, ausquelles le simple peuple
adiouste foy. Mais à fin que nostre dispute soit plus facile,
nous reduirós tous ces moyens à deux, à sçauoir aux medicamens ou venins, & aux parolles. Par les venins nous entendós
toute chose qui est appliquée ou prise dedans le corps: &
par les parolles nous comprenons toutes les façons ceremo-
nieuses. Recerchons donques s'il est possible à l'enchanteur
d'empoisonner vn homme par parolles ioinctes auecques
quelques drogues, ou par les simples parolles, ou par le simple

regard

regard que l'on nomme fascinatiõ. Nous auons plusieurs tesmoignages, par lesquels il nous apert, que les sorciers se sont aydés de drogues. Virgile mesme l'escrit quand il dict:

Mœris m'a faict present de ces venins eslus,
De ces herbes aussi: ces venins sont venus
Des riues de la mer, où ils ont leur naissance,
Et par eux bien souuent il prenoit la semblance
D'vn Loup, puis dans les bois subit il se cachoit:
Ou du fond d'vn tombeau l'esprit il arrachoit:
Ou bien il transportoit les moissons ia semees.

LE mesme a esté escrit par Lucan d'vne certaine sorciere Thessalienne.

Là ce que de malheur engendra la nature
Fut meslé, sans laisser la fatale ioincture
De l'Hyene cruelle, & du Lynx les boyaux,
Et l'escume des chiens qui vont fuyants les eaux,
Et la mouëlle des cerfs nourris par les couleuures.

LON en voit aussi plusieurs tesmoignages en Apulee, lors qu'il parle de la sorciere Pamphile: & entendons ordinairement les choses merueilleuses que les femmes font auecque leurs fleurs. Les liures des anciens mesmes sont remplis des miracles de la petite Loupe, qui apparoist au front des poulains lors qu'ils naissent. Les Latins la nomment Hippomanes, comme aussi ils font cest humeur qui distille aux iuments, & auecque lequel les femmes attirent les hommes à leur amour, dont Virgile a escrit:

De là l'Hyppomanes, appellé proprement
Par les bergers des champs, distille lentement,
Poison qui est meslé des maratres méchantes
Aux herbes, & au bruit des parolles nuisantes.

ET Iuuenal,

Ie dis l'Hippomanes, les vers, & le venin
Donne a son beau fils.

OVIDE & Tibulle ont faict aussi mention de cest Hippomanes en leurs elegies: & le mesme Virgile a parlé du pre-

mier

mier en vn autre paſſage. Nous trouuons auſſi, en liſant les
Poëtes, pluſieurs teſmoignages de la vertu des parolles, &
principallement des vers, par leſquels on a creu que les ſorciers gaſtoyent les bledz, les vignes & autres biens de la terre : dont meſmes il y auoit quelques lois parmy celles des
douze tables à Rome, par leſquelles ces meſſaits eſtoyẽt def-
fendus. Et Seruius auſſi a eſcript en ſon commentaire, qu'il a
faict ſur le quatrieſme liure de l'Æneide de Virgile, que par
telles choſes il y auoit des hommes, leſquels ſe penſoyent cõ-
tregarder de la mauuaiſe fortune : ce q̃ meſmes auiourdhuy
quelques vns pẽſent faire voire en la gueriſon des maladies.
Sannazare poëte treſdocte a ramaſſé pluſieurs manieres
d'enchantements, leſquelles il a eſcriptes en ſon Arcadie, qui
eſt vn poëme Italien digne d'eſtre veu : dont auſſi long tẽs
deuant luy auoit eſcript Horace, diſant meſme que les aſtres
ſaſubiectiſſoyent aux parolles.

Elle arrache du ciel & la lune, & les Aſtres
Enchantez par ſa voix.

Et auſſi Virgile en quelque autre endroit monſtre que
cela ſe peut faire par la vertu des vers, quand il eſcript.

Par vers on peut tirer la lune hors des cieux,
Et Circe transforma par ſes vers factieux
Les compagnons d'Vlyſſe.

Par ces teſmoignages donques & par pluſieurs autres
des anciẽs il appert, que les ſorciers ſe ſont aydés de pluſieurs
herbes & medicaments ioincts auecques les parolles : les exemples deſquels, comme de pluſieurs autres, ſe peuuẽt voir
en Pline au vingt & huitieſme liure de ſon hiſtoire naturelle. Et n'y a point de doute que par la malice des drogues, deſquelles ils vſent, les hommes ne ſoyent empoiſonnés & tourmentés en la maniere que Nicandre, Dioſcoride, & les autres ont eſcript : Il ne faut point douter qu'elles n'ayẽt la vertu de les rendre phrenetiques, maniaques, loupgaroux, & furieux apres les femmes : mais de dire que cela ſe face par le
moyen des parolles cela eſt faux : car quelle malice y a il aux

C

parolles

parolles, par laquelle elles puissent endommager ou les esprits, ou les humeurs, ou les parties solides du corps? Les parolles d'elles mesmes ne peuuét rien, entant qu'elles ne sont
autre chose que voix proportionnement battues par la langue, le palais, les dents, & les leures, dont ils aduient qu'elles
ne peuuent faire aucune impression au corps, voire encores que l'air y touchast : car tout incontinent que la parolle
est proferee, ce qui demeure n'est autre chose que la matiere
d'icelle, laquelle n'est point dissemblable d'auecque l'air que
communement nous respirons. Or est il ainsi que la proportion du corps qui agit auecque celuy qui patit, doit estre telle qu'ils se touchent l'vn l'autre, si lon veut que l'action se
parface. Que si par les sorciers elles sont adioustees, cela ne
vient que de leur superstition, & non de la necessité d'aucune meslange : car par le moyen des mesmes poisons les pareils accidens de maladies peuuent suruenir à ceux ausquels
ils sont donnés, voire mesmes aux sorciers. Ce qui se peut
prouuer par ce qui fut faict à Rome du téps q̃ Marc Claude, Marcel & Tite Valere Flacque estoyent consuls, lors que
les sorcieres moururent apres auoir pris le poison, dont parauant elles auoyent empoisonné les plus grands de la ville, &
dont elles en vouloyent faire autant à ceux qui restoyent. Or
il y a en toutes especes de sorcelleries, cóme en toutes autres
sortes de liaisons, deux choses à considerer : a sçauoir la nature, & ce qui est par dessus la nature. Les actions de la nature
& des corps naturels sont manifestes, lesquelles despendent
ou des premieres, ou des secondes qualités, & sur lesquelles
principalement les philosophes se sont arrestés. Mais la cause des effects qui procedent de la vertu specifique & cachee,
est aussi cachee : c'est de la que lon a tiré la Magie Naturelle,
que les sages nomment la souueraine puissance des sciences
naturelles, le comble de la philosophie naturelle, & la vraye
perfection d'icelle. C'est aussi celle, comme dict Ciceron, laquelle estant ignoree rendoit les hommes inhabiles à regner
sur les Perses. Ceux qui sont excellens en icelle recerchent
                                                    soigneu-

foigneufement la nature, & font des chofes, auant le temps
mefmes ordonné de nature, que les ignorans eftiment eftre
miracles, encores que ce foyent œuures naturelles. Cefte cy
donques a fon action de foy & par fa vertu, tellement qu'elle
ne requiert rien des chofes de dehors. Mais l'autre qui eft par
deffus la nature eft attachee, & afubiectie aux fallaces des efprits, & prend fon commencement de la communicatió d'i-
ceux : pour cefte caufe elle eft deffendue par les lois. On la
nomme Goece ou Negromance & Thurgie. & eft certainement cefte cy, laquelle eft en la plufpart appuyee fur les parolles: car elle eft ceremonieufe, & fe parfaict par inuocatiós,
oblations, hofties, facrifices & autres fuperftitions, lefquelles
n'ont efté inuentees par les efprits à autre fin, finon que pour
cacher leurs tromperies fous quelques mots : car qui eft ce
qui iamais penfera, que de diuerfes & contraires caufes il fe
puiffe enfuiure pareils effects ? Or faudra-il que cela fe face,
fi les ceremonies font neceffaires à l'action des forcelleries,
attendu que fi nous voulons faire comparaifon des parolles,
des noms & inuocations, dont les anciens magiciens vfoyét
en leurs enchantements, auecques ceux defquels les noftres
f'aydent pour le iourdhuy à mefmes effectz, certainement ils
fe trouueront non feulement diuers, mais auffi en tout & par
tout contraires. La compofition, confecration & benedictió
du cercle ǵ faifoyent anciennement ceux qui ont vefcu fous
le Paganifme auant Iefus-Chrift, eftoit contraire à celle,
dont les noftres ont acouftumé d'vfer en la mefme compofition du cercle. Les premiers confacroyét au nom de Venus,
de Mars, & de Saturne. Les noftres confacrét au nom de Iefus-Chrift & de la vierge Marie, & par le moyen de l'eau be-
nifte. Ie demanderois voulontiers fi les premiers abufoyent,
comme les noftres, du nom du Dieu d'Abraham, du Dieu
d'Ifaac, & du Dieu de Iacob en la benediction des encenfe-
ments, en l'exorcifme du feu & des efprits, en la confecration
de la robbe & du Pentacule, & en la coniuration des iours :
non, car ils ne le connoffoyent pas, & moins encore connoif-

foyent

foyent ils la Meſſe du ſainct eſprit de l'Introite de la quelle la
pluſpart des enchanteurs abuſe pour le iourdhuy. Ie laiſſe les
ſottes ceremonies de ceux qui ſe diſent Chreſtiens, par leſquelles ils eſtimét ſ'entretenir en puiſſances diuines: Ie laiſſe
les anneaux qui ont eu quelquefois bruit en Angleterre : Ie
laiſſe les chemiſes enchantées, les noms ſacrés & characteres
que lon porte au col: Ie diray ſeulemét qu'il n'y a aucune ſo-
cieté entre Ieſus-Chriſt & Saturne, ou Iupiter & Venus, entre
Apollon & ſainct Iean, entre Mercure & la Vierge Marie: ſi
ce n'eſt ȣ lon veuille dire que les ceremonies, dont lon abuſe
pour le preſent és enchantemés ſont deſcédües des payénes,
& ſ'accordent en ce ȣ les vnes & les autres ont eſté inuétées
pour tromper le ſimple populaire. Puis donques que de con-
trairé parolles meſmes effects ſont produicts, il faut neceſſairement cófeſſer, ou que les paroles ne ſeruét de rié, ou que les
contraires cauſes font meſmès actions, ce qui eſt toutefois
contre toute raiſon. Mais cela ſe faict par les eſprits malins
pour ſ'accómoder aux diuers entendemèts des hommes, & à
celle fin auſſi d'eſtablir leurs tyránies ſous vne eſpece de reli-
gion, par laquelle plus facilement ils attirét les moins ruſés,
& les payent ſeulement de parolles, lors qu'ils penſent follement que ce qui ſe faict par le moyen des eſprits, ſoit faict
par la voulonté de Dieu & des Saincts. Toutesfois les magiciens font pluſieurs choſes, leſquelles ſont fondees en raiſons
naturelles, par encenſements, collires, vnguents, & boiſſons.
Car tout ainſi que les maniaques & melancholiques penſent
veoir & entendre exterieurement les choſes qu'ils fantaſiét
au dedans de leur cerueau en la vertu imaginatiue, bleſſee
par les humeurs pourris, tellemét qu'ils craignent ce qui n'eſt
point à craindre, qu'ils croyent fauſſement, qu'ils fuyent encores que perſonne ne les pourſuiue, qu'ils ſe courroucent
ſans cauſe apparente : ainſi pluſieurs paſſions, apparitions, &
imaginations peuuét eſtre introduictes au cerueau des hommes par le moyen de pluſieurs encenſements ou fumigatiós,
vnguents, & boiſſons, ſans qu'elles ayent aucune affinité
auecque

auecque les efprits ou parolles, attendu qu'elles font caufees
des chofes qui ont vertu d'emouuoir tels & pareils accidens
és corps. La mefme caufe fe peut donner touchant les boif-
fons amoureufes, que les Grecs ont nómé Philtres, lefquelles efchauffent & induifent en fureur ceux qui les boiuent :
car eftans faictes de medicaméts chauds, elles bruflent tellement, les humeurs du corps, que fouuétefois il en enfuit vne
fiebure, auecque vne phrenefie, & perte de l'entendement.
Ainfi en aduint il au poete Lucreffe, lequel en mourut, à Lu-
culle & Caligula empereurs. Ouide a monftré cóbien de peu
d'efficace eftoyent les bruuages corporels cótre l'amour, qui
eft vne paffion d'efprit, difant & concluant en cefte maniere.

Iectez au loing de vous tout malfaict deteftable :
Il faut pour eftre aymé que vous foyés aimable.

M A I S comment, ce me dira quelqu'vn, n'eftimez vous
pas qu'il y ayt autre raifon en la fafcination ? n'eftimez vous
pas qu'elle eft faicte par parolles & ceremonies, puis qu'en
icelle il ny a aucun vfage de medicament ? Il nous fera facile
de démefler cefte queftion, pourueu que nous entendions
que c'eft que fafcination . F A S C I N A T I O N, comme
efcriuent les Magiciens, eft faicte par les rayons fpirituels, lefquels fortent des yeux de celuy qui fafcine, & entrent dans
les yeux de celuy qui eft fafciné : & de la fefcoulent par le
demourant du corps. Cefte maniere de fafcination f'enten-
dera facilement par les caufes de l'amour. Le docte & admirable Ficin efcript en fon commentaire fur le banquet de
Platon, que le fang d'vne ieune perfonne (car aux ieunes
principalement appertient la fafcination amoureufe) eftant
communement fubtil, cler, chaud & doux, engédre les rayós
de la veue de mefme qualité, lefquels fortants par les yeux fe
communiquent facilement aux yeux de celuy qui en eft regardé. Et ainfi fe meflant parmy les humeurs du corps, il excite pareille affection en iceluy. cela fe void mefme en celuy
qui a mal aux yeux, lequel donne fon mal à ceux qu'il regarde. De la les poetes ont nómé les yeux premiers códucteurs

de l'amour: de la Apulee se complaignant dict, la cause & le
commencement de ma douleur & le remede vient de toy:
car tes yeux estans entrés par les miens, & s'estás escoulés iusques au profond de mes entrailles, ont allumé vn grand bra-
sier en mes mouelles. Il me souuient auoir declaré amplement la cause de cecy en mes poémes François par vn sonnet tel qui ensuit:

Cruelle, quás tu faict? quas tu faict, ennemie?
    N'ai-ie pas veu sortir vn humeur de tes yeux,
    Esclerant & bruslant, subtil & doucereux,
    Qui en vn mesme instant s'est saysi de ma vie?
I'en ay le sang bruslé & la face blesmie,
    I'en ay le cœur en cendre & le corps langoureux:
    Et comme si ce fust vn mal contagieux,
    Il a dessus mon tout desserré sa furie.
Ainsi qu'il estoit cler tous mes pauures esprits
    En furent a l'instant facillement surpris:
    Ainsi qu'il estoit chaut il attiza sa force:
Comme il estoit subtil il entra dans mon cœur,
    Puis dedans tout le corps: & or par sa douceur,
    Il sert à mon martire & d'appas & d'amorce.
ET en vn autre lieu:
    Chrestien, ieclant mon œil sur l'œil de ma mignarde,
    Nous beuuons a longs traicts vn humeur douuereux,
    Qui à flots vndoyants s'escoulans par nos yeux
    Iusques au plus profond de nos foyes se darde.
PETRARQVE tesmoigne en vn sonnet qu'en regardant
les yeux de M. Laure sa maistresse il gaigna le mal qu'elle y
auoit, & fut gaigné, comme si le mal eust changé de place.
L'on peut aussi prouuer la grande vertu des yeux & l'excellé-
ce des esprits, qui en sortent par Auguste Cesar, lequel con-
traignoit de baisser la veuë de ceux qu'il regardoit constam-
ment: non plus ne moins que s'ils eussent esté aux rayons du
soleil. Or il semblé qu'en cecy il y a quelque raison: mais de
dire qu'vn sorcier regardant seulement vn homme ou vne
                                                    beste,

beste,le puisse rendre malade,ou luy imprimer quelques autres affections, i'y voy bien peu de fondement. Et quant est
de ce que Virgile dict,

Ie ne sçay pas quel œil est ore ensorcellant
Mes ieunes aignelets :

Ie croy qu'il à escript cela ensuiuât la commune opinion
du vulgaire, selon laquelle il faict souuent parler ses pastou-
reaux. Toutesfois il aduient souuent que les petits enfans par
hanter auec les vieilles femmes deuiennét en chartre,ce qui
se faict pourautant que communement elles ont mauuaise
halaine:& ainsi les baisant souuent elles leur gastent les polmons,tendres,delicats,& faciles a estre offenses par la puanteur de l'halaine,dont les enfants en deuiennent secs, & lors
on pense qu'elles les ayent ensorcellés. Ainsi Fiscin a escript
que le regard d'vn vieillard ayant mauuaise haleine, ou celuy de la femme qui a ses fleurs ensorcelle le petit enfant.Et
mesmes Aelian est autheur que le Verdier dont nous parlerons au second liure,à vne si grande malineté en son regard,
que si quelqu'vn le regarde, & qu'il soit regardé diceluy, incontinent il en deuiendra blesme . Il dict dauantage qu'vn
homme ayant la iaunisse est guery d'icelle s'il regarde,& qu'il
soit regardé attentiuement d'vn oiseau qu'il nomme Cha-
radrien. Les anciens aussi ont faict mention des Paletheo-
bores habitants du Pont, & des Telchines habitants de Ro-
des:lesquels par leur seul regard faisoyent venir les autres en
chartre,& empirer tout ce qu'ils regardoyent.Ie confesse bié
aussi que quelque fois les sorcieres peuuent faire mourir le
bestail: mais que ce soit par le seul regard ou par les simples
parolles il n'y a point de raison. Il est plus raisonnable de péser que c'est par quelques venins dont elles s'aident pour les
empoisonner.Lon adiouste encores dauantage:c'est qu'estât
absentes elles peuuét faire mourir vn homme qu'elles n'auront iamais veu.Cardan en amene plusieurs exemples, mais
entre autres on conte d'vn Roy d'Escosse nommé Duffus, lequel cheut en vne langueur , sans toutesfois que lon sceust

                    C 4   sçauoir

ſçauoir d'ou venoit ſa maladie. Il ſuoit toute la nuiƈt, & ne
pouuoit dormir: ce qui fut cauſe ɋ̃ quelques vns ſe doubte-
rent qu'il eſtoit enſorcellé,& penſerent ɋ̃ cela auoit eſté faiƈt
par quelques vieilles du païs de Morauie, ce qu'en la fin fut
trouué vray: car elles furent ſurprinſes, & trouua on vne effigie du Roy faiƈte de cire, attachee a vn pau de bois deuant
le feu, là ou elle ſe fondoit petit à petit. a l'entour d'icelle il y
auoit vne ſorciere qui en recitant quelques vers diſtilloit vne
liqueur par deſſus l'effigie: elle continuoit toute la nuiƈt, qui
eſtoit lors que le Roy eſtoit en ſueur, & qu'il ne pouuoit dormir. Auſſi elles confeſſerent qu'il fuſt mort lors que l'effigie
euſt eſté toute fondue. l'ay leu vne preſque ſemblable choſe auoir eſté faiƈte à la pourſuitte d'vn procureur d'Alençon,
au cōmencement du regne du feu Roy Frāçois premier, par
vn quidam lequel fut ſaiſi de quelques effigies faites à ceſte
intention. Lon en pourra voir encore dauātage en pluſieurs
traiƈtés, tant des anciés, que des modernes; & principalemēt
en vn liure qui fut faiƈt en Latin, il y a enuiron ſoixante ou
quatre vingts ans, cōtre les ſorcieres; & ſe nomme Le maillet
des ſorcieres. Or la cauſe de telles & ſemblables necroman-
cies & ſorcelleries, ne ſe doit rapporter ailleurs qu'aux demons, par le miniſtere deſquels toutes telles choſes ſe font,
& non par la grande conſtāce & affeƈtion du ſorcier, cōme
quelques vns le diſent: attendu que l'affeƈtion ne peut agir ſi
non en celuy duquel elle eſt affeƈtiō. Ces choſes ainſi diſcourues nous conclurons que l'vſage des parolles & ceremonies
n'eſt ancunement neceſſaire aux enchantemens, comme
de cauſes neceſſairement agiſſantes.

　Il me ſemble auoir iuſques en ceſt endroiƈt, amplement
esbauché ce qui eſt neceſſaire pour la generale entree en la
coġnoiſſance des venins. Car quant eſt des remedes en general, tāt pour s'en cōtregarder, ɋ̃ pour ſe guarir apres auoir pris
vn venin incōgneu, nous en diſcourerōs au ſecond Cōmen-
taire, pour autant que l'endroiƈt me ſemble eſtre plus propre
pour en parler: car là nous traiƈterons principalemēt des poi-
　　　　　　　　　　　　　　　　　　　　　　　　　ſons

fons pris par la bouche. Et quant eſt des moyés pour ſe contregarder des morſures des ſerpens, nous les deduirons amplement en ce premier liure aux chapitres ſuiuants.

DV MOT DE THERIAQVE, ET DE
LA NAISSANCE DES SERPENS.
CHAPITRE II.

'A v t a n t que la fontaine des principales
ſciences a eu premierement ſa ſource entre les Grecs, & qu'entre icelles la medecine a eſté traictee parfaictemét par Hippocrate, & Galen en la langue, qui leur
eſtoit maternelle ; ceux qui ſont venus
apres, & qui ont voulu eſcrire en Latin
cela, qu'ils auoyent appris des premiers autheurs, ont eſté có-
traincts de retenir pluſieurs mots Grecs, leſquels ils ne pou-
uoyent bonnement tourner en leur langage, ou bié leſquels
demourants en leur naturel, eſtoyét plus ſignificatifs. Ce que
non ſeulement les Latins ont eſté contraints de faire, mais
auſſi les François diſcourans des ſciences, qui ont eſté premieremét reduictes en preceptes, tant par les Grecs, que par
les Latins, dont il faut emprunter les dictions qui nous de-
faillent: cóme eſt ce mot Theriaque, que ie n'ay voulu chan- Theriaque.
ger, pourautát que les Latins l'ont retenu : ioinct qu'on ne le
peut bonnement rendre François, ſans faire tort à ſa ſignifi-
cation, par laquelle ſont ſpecifiés touts medicaments propres, tant pour ſe contregarder, que pour guarir les morſures
des beſtes venimeuſes : le vulgaire les nomme Triacles. Ce
mot vient d'vn mot Grec, lequel ſignifie beſte venimeuſe, &
a eſté ainſi compoſé Theriaques à raiſon de la vertu, que ces
medicaments ont contre leur venin. Pline au quatorſiéme
liure de ſon hiſtoire naturelle, faict mention d'vne vigne
qu'il nomme Theriaque, pourautant que le vin qui en pro-

C 5   cede

cede est propre contre les playes faictes par les serpens. Pour
laquelle raison aussi nous nommons vne composition qui se
vend ches les apothicaires du nom de Theriaque, & nó pour
autant qu'il y entre de la chair de serpent, comme quelques
vns ont escript : car Galen monstre vne composition nommee Theriaque, sans toutesfois qu'il y entre aucune partie
des bestes venimeuses. Ainsi donques Nicádre a intitulé son
premier liure du nom de Theriaque pour deux causes: l'vne
d'autant qu'il donne les moyens de se contregarder des serpens ; l'autre d'autant qu'il enseigne les remedes de guarir
leurs morsures, & comme estant de gaillard esprit, ayant la
poësie à commandement, & voulant parler des serpens, il re-
cerche leur origine, laquelle leur a esté dónee par les poëtes.
Non qu'il ne sceust fort bien que les serpens ont esté creez
quant & quant les autres animaux : car comme il estoit bon
poëte, il faut confesser aussi qu'il estoit bon medecin: la fable

Hesiode.

qu'il en escript, & qu'il dict estre prise d'Hesiode ; ne se trouue dans les œuures que nous auons d'Hesiode: toutesfois ie
penserois bié qu'elle fust dans l'histoire des Astres, de laquelle Theon faict mention en son cómentaire sur Arat. Or l'histoire, ou plustost la fable est racontee par les poëtes en la ma-

Titan.
Saturne.

niere qui s'ensuit. Titan fut frere aisné de Saturne le plus ancien de touts les dieux, lequel voyant le Royaume de tout
le monde luy appartenir par droict d'ainesse, & ý toutesfois
pour estre deffauorisé de sa mere & de ses sœurs, il ne pouuoit regner, il accorda auec son frere Saturne de luy quicter
le droict qui luy pouuoit appartenir par telle condition qu'il
n'esleueroit aucun enfant masle, a celle fin que, puis que il
estoit frustré du royaume, à tout le moins ses enfans y peus-
sent r'entrer. Soubs ceste paction Saturne auoit acoustumé
de manger les enfans masles qu'il auoit de sa femme Opis,

Opis.

laquelle apres plusieurs annees estant accouchee de deux enfans, a sçauoir de Iupiter & Iunon, donna a entendre à son
mary qu'elle n'auoit eu que Iunon, & bailla Iupiter pour
nourrir en cachette, autant en feit elle de Neptune & de

Pluton

Pluton defquels encore depuis elle attoucha: toutesfois elle
ne peut fi bien cacher fa rufe, qu'en la parfin le tout ne fuft
defcouuert par Titan, lequel fe voyant fruftré par ce moyen,
entrepriſt la guerre auec fes enfans nommés les Titans, en
laquelle il vainquit fon frere Saturne, & l'emprifonna auec
Opis fa femme, lefquels toutesfois depuis furent remis en liberté par leur fils Iupiter qui tua fes coufins les Titás, du fang Iupiter
defquels furent engendrés toute forte de ferpens, côme dict
noftre autheur. Quelques autres ont dict q̃ les ferpés auoyét
efté engédrés du fang de Medufe aprés quç fa tefte eut efté
couppee par Perfee, côme Ouide en fa metamorphofe. Enfuyuant auffi ce gétil humeur de poëfie, noftre autheur racó-
te la naiſſance du Scorpion, & dict en peu de parolles ce qui
enfuit. Orion fut fils de Iupiter, de Neptune & de Mercure, Orion.
lefquels trauerfans la terre fe logerent par neceffité (a caufe
de la nuict furuenue) chez vn pauure hôme veuf, auquel ces
trois dieux offrirét, pour recompenfe, accôpliſſement de fon
defir en ce qu'il leur demanderoit. Le bon homme donques
n'ayant rien plus cher en ce monde q̃ de fe veoir vn fils, & ne
fuyant rien plus q̃ de rentrer au labirinthe dont il eftoit forti,
a fçauoir aux fecondes nopces, pria fes hoftes de luy en dôner
vn, ce qu'ils feirent: car ayants tous trois piffé dans la peau de
bœuf lequel leur auoit efté facrifié par le bô homme, ils luy
commanderét expreſſemét d'enterrer le tout iufques a neuf
mois: ce qu'il fiſt, & au bout du temps il trouua vn petit
fils, lequel il nomma Orion, côme f'il euſt voulu dire Vrion
du nom d'Vrine de laquelle il auoit pris fon commencement. Ceſt enfant eftant grand f'addonna à la chaffe, comme la plus part des bergers de fon temps: & f'oublia tant
qu'il meit touts fes efforts de prendre à force Pallas, la- Pallas, Dia-
quelle eft auffi nommée Diane ou vierge Titanienne, a cau- ne, vierge Ti-
fe que quelques vns ont voulu dire qu'elle eftoit fille de Hy- tanienne.
perion, l'vn des fix Titans: Elle qui auoit toufiours eu la cha-
fteté en recommandation fut tellement vergongnee de ce
faict, qu'a l'heure mefme elle feit le Scorpion: lequel caché
                                                    foubs

foubs vne pierre,& fortant à l'improuueu bleſſa Orion par le
talon, dont il mourut. Mais les dieux (ſes trois peres, comme ie penſe)l'eſleuerent dans le ciel,& en firent vn aſtre,que
nous nommons encores au iourdhuy Orion,& ſemble à qui
contemple la diſpoſition des eſtoilles, dont ceſt aſtre eſt côpoſé, que ce ſoit vn homme qui aille à la chaſſe. Ie ſçay bien
que quelques vns le racontent autrement : toutesfois Lucain a ſuiuy noſtre autheur en ſon neufieſme liure De la
guerre ciuile,quand il diⱦ :

> Qui penſeroit iamais qu'vn Scorpion mutin
> Tint en ſoy la vertu du rigoureux deſtin,
> Et de la mort ſoudaine encontre toute attente?
> Luy cruel d'eſguillon,de queue menaçante
> Euſt d'Orion vaincu la victoire & l'honneur,
> Comme le ciel teſmoigne.

HORACE diⱦ qu'il fut tué par la meſme Diane à coups
de traicts. Varron en ſon ſixieſme liure de la langue Latine
nomme ceſt aſtre le goſier,pouraurant qu'il ſemble auoir vn
long goſier entre trois eſtoilles qui ſont la teſte, & deux autres plus bas,qui ſont les eſpaulles. Et ainſi l'a nommé Plaute
en ſa comedie d'Amphitruon . A cauſe de ceſte multitude

Remerquable.

d'eſtoilles, noſtre autheur le nomme Remerquable, & pour
autant auſſi qu'elles n'apparoiſſent pas ſi luiſantes, que plu-

D'obſcure lueur.

ſieurs qui ſont a l'entour, il le nomme D'obſcure lueur. Il ne
faut laiſſer couler le beau ſurnom qu'il donne au Scorpion,

Greſleux.
χαλαζῶντα.

lequel i'ay tourné Greſleux ; car par ce mot il denote la paſſion ⱷ ſent celuy qui a eſté picqué par le Scorpion,qui eſt telle qu'il eſt refroidi de tout le corps,& quaſi comme batu de
greſle,ainſi que nous dirôs en ſon endroiⱦ. Au reſte Nicâdre
remerque le lieu auquel Heſiode a eſcript : car les Aſcreans

Aſcreans.

ſont les habitans d'vne petite bourgade nommé Aſcree en
Beoſſe,pres la môtagne d'Helicon,du fleuue de Permeſſe,&

Permeſſe.
Antre Meliſ-
ſein.

de l'Antre ou cauerne Meliſſeenne:de ceſte bourgade eſtoit
Heſiode grand philoſophe & poëte Grec.

D v

DV TEMPS ET DES LIEVX AVSQVELS

PLVS SOVVENT LES SERPENS SE

TRAINENT. CHAP. III.

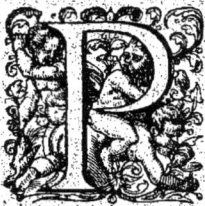

PAR les serpens nous entendons non seulement les animaux, lesquels se trainét par terre sans pieds : comme nos couleuures, mais aussi ceux qui ont l'vsage des pieds : toutesfois si peu à leur cómandement, que plustost ils semblent se trainer qu'autrement, comme les laizards, & toute autre espece d'animaux lesquels ne s'esleuent point en marchant : en ceste signification Pline a nommé la Salemádre serpent : & Celse aussi à mis les Scorpions & les Phalanges entre les serpens. Toutesfois on pourra bien trouuer lisant dedás Pline le mot de serpent pris pour vne espece, non plus ne moins qu'entre les Grecs il se prend souuét pour la Vipere, qui n'est toutesfois qu'vne espece de serpent, cóme dans Opian quád il escript du frayemét de la Murene & du serpét, c'est à dire de la Vipere. Ainsi nostre autheur suiuant la liberté des poëtes par le mot de serpent, entend non seulement les bestes venimeuses qui rampent : mais aussi toutes autres lesquelles par leurs venins sont ennemies mortelles des hómes, comme nous verrons par le discours, & comment par ce mesme mot il a nommé les crapaux & verdiers aux contrepoisons. Mais deuant que d'entrer aux remedes propres à les chasser il nous faut, a l'imitation de Nicádre, remerquer en brief les lieux ausquels ils se rencontrent plus souuent, comme sont les bergeries, les logis champestres, & les rochers : ou bien les petits vallons, les montagnettes, & les praries aussi, lesquelles sont pres des forests & taillis. Ce qu'il a dict plus amplement auant que d'entrer en la description particuliere des serpens quand il escript : *Sur Othris le chenu*, &c. Car en ces endroicts le plus souuent les bergers & bocherons se content-

ὄφις.

tent

tent de dormir, ou quelques fois font côtraincts de coucher,
& ce principalement au renouueau . D'autant que les ſerpens, côme beaucoup d'autre ſorte de beſtes froides de nature, ſentans approcher l'hyuer ſe retirent és cauernes, & demeurent là l'eſpace de quatre mois plus froids, comme demy morts, iuſques à ce que le ſoleil rechauffant l'air, & cô-
muniquant ſa chaleur à tous animaux , leur redonne quaſi
comme vne nouuelle vie. Ainſi Nicandre deſcriuant le printemps nous aduertiſt de la nature du ſerpêt, qui eſt telle, que
ſur le printemps ſortât de ſa taſniere, il cerche à ſe gliſſer par
quelque deſtroict, & ſe deueſt d'vne certaine peau & ordure
amaſſee ſur ſon corps en maniére de mouſſe : non toutefois
que ce ſoit ſour peau naturelle. Pline la nomme Vernation,
& quelques autres des Latins Vieilleſſe, dont Tibule dict:

Auecque vne peau menue
La vieilleſſe eſt deueſtue
Par les ſerpens aduiſez :
He ! pourquoy de meſme cure
Ne nous a noſtre nature
Tout autant fauoriſez ?

LE ſerpent auſſi esblouy pour auoir eſté tout au long de
l'hyuer enfermé dans la terre , cerche par tout le fenoil , &
l'ayant mangé recouure ſa premiere veuë. Cecy eſt eſcript
par Pline, & par Aelian auant luy en ſon neufieſme liure: lequel toutesfois dict que le ſerpent ne faict, que torcher ſes
yeux contre le fenoil . Virgile a pris vn traict du paſſage de
noſtre autheur & d'vn autre qui eſt cy apres, lequel il a mis
en ſon troiſieſme liure des Georgiques , quant il dict parlant du ſerpent :

Ie ne veux au ſerain prendre le ſomne doux,
Ou coucher ſur le dos parmy l'herbe, au deſſoubs
Des arbres foreſtiers, alors qu'il renouuelle
Sa ieuneſſe en roullant, & prend la peau nouuelle.

LES MOYENS DE CHASSER LES

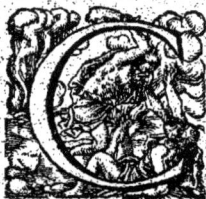

E n'eſt aſſez que le medecin guariſſe les maladies, leſquelles ont deſia pris racine dans le corps: mais il faut auſſi qu'il ſçache bien admoneſter vn chacun des moyens par leſquels on les peut euiter : Car l'art de contregarder la ſanté, eſt auſſi bien vne partie de la medecine, comme eſt la congnoiſſance du corps & la guariſon des maladies, auſquelles il eſt ſubiect. C'eſt pourquoy Nicandre des le commencemét de ſon liure nous admoneſte des choſes generales & particulieres, leſquelles ſont propres pour ſe côtregarder de la morſure des beſtes venimeuſes. Il eſcript donc trois manieres de remedes: la premiere ſe faict par fumigations, l'autre par ionchees, la tierce par vnguéts propres pour oindre le corps. Les fumigations ſont ennemies des ſerpens pour deux cauſes : l'vne, pourautant que les ſerpens de froide nature ſont facilement touchez par l'odeur: car comme dict Ariſtote en ſon liure des ſens, la cauſe pour laquelle l'odeur eſt propre a l'hôme, & que luy principalement entre tous animaux ſe plaiſt en icelle, vient à cauſe de la froidure de ſon cerueau . Cela donques aduient aux ſerpens froids de nature (comme luy meſme dict) tout ainſi comme à l'homme, lequel ſe panchát ſur le braſier ſent incontinét vne peſanteur de teſte, & y demourant plus long temps, ſe met en danger d'eſtre eſtouffé. Ainſi les ſerpens ne fuyent point les choſes leſquelles de ſoy meſme ſentent fort, ſi non entant qu'en la fin elles ſont cauſes de leur mort : & qu'il ne ſoit ainſi (comme dict Pline au douzieſme liure) il y a grande abondance de ſerpens parmy les foreſts de bonne ſenteur, leſquelles ils ſuyuent pour meſme raiſon que faict l'homme: mais ſil aduient q̃ ceſte odeur

Fumigations pour chaſſer les ſerpens.

soit

soit faicte plus aigue & piquante (ce qui se faict par le feu,
lors qu'il en esleue la fumee) alors d'autant, ou que leur nature est plus foible que celle de l'homme, ou que ce qui est
bruslé leur est contraire de toute sa substance, certainement
s'ils ne fuyent, ils sont en peu de temps esteincts & estouffez.
Ce que ie dis des choses bruslees contraire de toute leur
substance à la nature des serpens, est l'autre cause pour laquelle les fumigatiós leur sont ennemies. Car il y a plusieurs
choses lesquelles estans bruslees peuuent rendre vne fumee
plus forte que celle d'vne corne de cerf, qui toutesfois ne
sont si propres a chasser les serpés : & cela luy est dóné par vn
don particulier de nature. Car comme dict Pline en son huitiesme liure (& ce comme ie pense l'ayant prins du passage
de nostre autheur lequel est cy apres) entre les serpens & les
cerfs il y a vne immortelle guerre : les cerfs vont cerchants
leurs cauernes, & de la seule halaine qui leur sort des na-
seaux, ils les contraignent bon gré mal gré de sortir d'icelles.
Parquoy c'est vn singulier remede pour chasser les serpens q̃
brusler la corne de Cerf, il dict le mesme en plusieurs autres
endroicts. Dioscoride escript le mesme au secõd liure, & dict,
que la gresse de Cerf estendue sur le corps empesche les morsures des serpens, & encores Serene poëte, lequel a escript la
medecine en vers Latins dict, apres Pline, que se reposer de
nuict dedans la peau d'vn cerf ou porter vne de ses dêts empesche la morsure des serpés. Telle est l'inimitié de ces deux
animaux, que non seulemét viuans, mais aussi estants morts
ils se font comme vne guerre perpetuelle. La pierre de Gages retient vne mesme vertu, & est ainsi nommee pour autant qu'elle croist pres d'vne ville de Licie, nommee Gages,
ce q'ua escript Dioscoride au liure. 5. & Pline au 36. liure :
Cardan en son cinquiesme liure de la subtilité dict, que la
pierre de Gages est ce que vulgairement on nomme l'ambre
noir. Aussi faict Leonard Fusche, ce que toutesfois me semble doubteux, pourautát que l'ambre noir n'est ny crasseux,
ny remply de crustes ainsi que Dioscoride a escript : & ce qui
mesmes

La pierre de Gages.

mefmes a efté annoté par Galen en fon neufiefme des Simples. Le Gages n'eft autre chofe qu'vne efpece de pierre faicte de Bitume, comme dict George Agricola en fon quatriefme liure de la naiffance & caufe des chofes qui naiffent
foubs terre,& Cardan mefme au lieu que i'ay allegué. Cefte
pierre eftant gommeufe, s'allume facilemét,& rend vne fumee, laquelle retenant la nature de Bitume efleue vne fenteur affez mal plaifante, comme faict le foufre, par laquelle
les ferpens font facilement touchez : car elle a cefte vertu
grande entre toutes les autres, & femble mefme que outre
fes qualités, la nature luy ayt donné cecy particulierement,
d'autant que (fi nous croyons Oribafe) celuy qui la portera,
ne doibt craindre ny les ferpens, ny les poifons. Pline mefme
efcript que par fa fumee elle peut defcouurir fi vne perfonne eft vierge ou non. Toutesfois il ne le croid qui ne veut :
car Pline & ceux qui le fuiuent en telles opinions, le doiuent
prouuer par l'experience,& non autrement. Nicandre daua-
tage luy donne vne vertu que ie n'ay point leuë en ceux qui
en ont efcript apres luy : c'eft que le feu ne la peut dompter,
ce que toutefois ne fe doibt entendre tellement que nous
penfions que le feu ne la puiffe confumer. Car, comme dict
George Agricola au mefme liure, les pierres faictes de liqueurs graffes & bitumineufes font confumees par le feu,
comme la Gagate. Mais nous entendons cecy auoir efté dict
par Nicandre, pour autant que la pierre de Gages refifte affez long téps deuant qu'eftre confumee. Telle vertu de chaf- La Fougere.
fer les ferpens eft attribuee à la fougere bruflee, pour autant
qu'elle rend vne fenteur forte : & pour cefte caufe elle eft
propre à noftre intention, comme le pied de Rofmarin, c'eft Le pied de
à dire, la racine. Diofcoride en fon troifiefme liure faict deux Rofmarin.
fortes de Rofmarin, l'vn qu'il nomme Rofmarin fimplemét,
lequel eft double, c'eft à fçauoir, le premier qui porte graine,
& le fecond fans femence fans fleur & fans tige. L'autre eft
nommé Rofmarin à faire couronne, & eft celuy duquel noz
iardins font plains. Le premier a la fueille femblable au fe-

D   noil,

noil, mais vn peu plus groſſe & plus large, duquel la ſemence
eſt nommé Cachrys. ce que teſmoigne Theophraſte en ſon
hiſtoire des plantes, & eſt celuy duquel Nicandre veut que
lon prenne la racine : car il le nomme Cachrys, ce que i'ay
tourné Roſmarin, entédant ceſte premiere eſpece nommee
par les Grecs Libanotes. Dioſcoride ne dict pas de ceſte racine ce qu'en dict noſtre autheur : mais bien il eſcript qu'e-
ſtant meſlee auec le miel, elle eſt propre contre la morſure
des ſerpens. Il dóne auſſi la meſme vertu, comme noſtre au-
Le Creſſon theur, au Creſſon Alenois, & ce pour autát qu'il eſt de natu-
Alenois. re chaude & aigue, comme il dict. C'eſt pourquoy Pline eſcript au x i x. liure, que les Latins l'ont nómé Naſturce, quaſi
comme tourment de nez : car il eſt tellement chaud & aigu,
que ſi on en met dans le nez, incontinét il faict eſternuer : &
eſtant allumé, il eſleue de ſoy vne fumee de meſme comple-
La corne de xion. La Corne de Dain eſt propre à ceſt effect pour les rai-
Dain. ſons que nous auós dictes de celle de Cerf : car elle a eſté en-
ſuiuie par ceux qui ont eſcript de ceſte matiere apres Nicá-
Le Souphre. dre. La meſme raiſon auſſi ſe peut donner du Souphre, de
La Nielle. la Nielle & du Bitume, comme celle que nous auons donnee
Le Bitume. de la pierre de Gages, & de la Fougere, dont les fumigations
ont vertu de chaſſer les ſerpens. Bitume eſt vn corps ou limó-
neux, ou terreſtre, ſeló le lieu ou il eſt pris : car ſ'il eſt pris en la
Mer-morte, & en quelques autres fontaines, auſquelles il ſ'a-
maſſe, il en eſt plus limoneux ; ſ'il eſt pris en Syrie, il ſera plus
terreſtre : l'vn & l'autre toutesfois eſt faict d'vne matiere eſpeſſe, & en la fin endurcie. Dans la Mer-morte il eſt faict d'vn
limon gras & gluant, lequel nageant deſſus l'eau, eſt pouſſé
par le vent, & les vndes iuſques au bord, là ou il ſe fige & ſ'en-
durciſt. Les Babyloniens auoient acouſtumé d'vſer de bitume en leurs baſtimens de celuy qui ſe faict en la terre, au lieu
que nous vſons de chaux & de plaſtre pour lier les pierres :
comme nous liſons que de ceſte matiere Semiramis feit eſ-
leuer les murailles de Babylon, ſelon qu'eſcript Iuſtin l'hiſto-
riographe en ſon premier liure. Or tát y a qu'il a la vertu que
luy

luy donne Nicandre, à caufe de fa force aigue : ce qu'auffi a
efté efcript par Pline au 35. liure. Si quelqu'vn veut voir plus
amplemét que c'eft que Bitume, il pourra lire George Agricola au premier liure de la nature des chofes lefquelles fortent de terre. La pierre Thracienne a vne mefme nature, & La pierre
n'eft autre chofe qu'vne efpece de Bitume, comme la Gaga- Thracienne.
te dont nous auons parlé. Elle croift en vne riuiere de Scy-
thie nommee le Pont. Ce qu'en a efcript Diofcoride n'eft au- Le Pont.
tre que le texte de Nicandre, lequel auffi eft allegué par Galen au 9. des Simples. Elle f'allume dauantage lors qu'on iecte de l'eau deffus, comme faict la chaux, & f'efteinct facilement auec de l'huile : comme auffi faict le Bitume, duquel
elle enfuit l'odeur, lors qu'elle eft bruflee : car cé n'eft rien
autre chofe que du Bitume endurcy en forme de pierre.
Voyez le mefme Agricola. L'vrtie bruflee rend vne odeur af- L'vrtie.
fes poignante, & pour cefte caufe elle eft recommandee par
noftre autheur. Auffi faict le Galban qui eft felon Diofcori- Le Galban.
de, Galen & Pline, le fuc d'vn grand rofeau croiffant en Syrie.
Il a auffi la vertu depuis que lon en eft graiffé, d'empefcher la
morfure des ferpens. Virgile en fon 3. liure des Georgiques,
efcriuant les moyens de chaffer les ferpens, dict:

> *Aprens qu'en ton eftable il te faudra brufler*
> *Le Cedre qui fent bon, & que pour efcouler*
> *Tous les Cheneaux puans l'odeur y eft fort propre,*
> *Quand elle eft du Galban.*

LE Cedre a la mefme vertu, & eft vn arbre lequel bruflé Le Cedre.
fent fort, ainfi que tefmoigne la refine qui en fort, & de laquelle nous vfons. Ceft arbre a efté defcript par Theophrafte, Diofcoride & Pline. Voila quant aux fumigations ennemies des ferpens : lefquelles auffi fe peuuent faire de plufieurs autres fimples qui ont mefme vertu que ceux cy, dont
Nicandre a parlé, comme des plus principaux & fuffifans.

LES MOYENS D'ESTRANGER LES
SERPENS PAR IONCHEES.
CHAPITRE V.

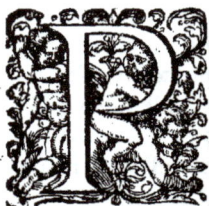

POVRAVTANT que les bocherons, laboureurs & autres manouuriers champestres n'ont pas toufiours le moyen d'auoir les remedes, defquels nous auons parlé au chapitre precedent, enfuiuant Nicandre; nous parlerós des herbes, lefquelles eftant efparfes en maniere de Ionchees, ont la vertu de chaffer les ferpens ou par leur propre nature contraire, ou par leur forte odeur. Tel eft le Calament nommé par noftre autheur, humide, non que de fa complexion il foit tel : car il eft du tout afpre fec & chaud, comme efcript Galen au 7. liure des Simples: mais pourautant qu'il croift pres des riuieres. Diofcoride en fon 3. liure en faict de trois fortes, l'vne qui porte la fueille femblable au Bafilic, blanchaftre & portant le tige & les reiectons en anglets . La feconde femblable au pouilot, mais plus grande nommee pouillot fauuage, pourautant qu'il luy refemble en fenteur. La tierce eft femblable à la mente fauuage, finon qu'elle a les fueilles plus larges, le tige & les rameaux pius grands que les deux autres efpeces: mais auffi fa force eft moindre. Nicandre parle principalement des deux premieres, lefquelles ont la vertu non feulement eftant femees ou allumees, de chaffer les ferpens, mais auffi eftant prifes par la bouche, ou appliquees fur les morfures, comme dict Diofcoride en ce mefme lieu . Il eft nommé au beau Tige crefpu ou bié cheuelu, à caufe que fon fommet, l'endroict ou il porte la fleur, refemble à des cheueux : ce qui eft auffi commun aux autres herbes, au moins à la plus grand' part. Pour cefte caufe i'ay efcript fouuentesfois crinieres, cheuelures, ou cheueux, au lieu de fueilles, tiges & rameaux. Le Vitex auffi a telle vertu que luy dóne noftre autheur

Le Calamét humide.

Tige crefpu ou cheuelu.

Le Vitex.

autheur encontre les ferpens. C'eſt vn petit arbriſſeau aprochant aſſez pres de la ſemblâce du Saule, il a les fueilles d'Oliuier : mais vn peu plus deliees. Dioſcoride en fait deux eſpeces, l'vne qui porte les fleurs blanches & pourprines, l'autre qui les porte ſeulement pourprines, l'vne & l'autre ont la meſme vertu , quant aux venins, que nous auons donnee au Calament. Le Polion a la meſme proprieté, ſçauoir **Le Polion.** eſt celuy qui vient ſur les môtaignes qui eſt vne herbe blancheâtre , de dix poucees de haut & plaine de graine : elle eſt touffue par le ſommet en forme d'vne teſte ſemblable a celle du lierre, ou il y a des petits cheueux blanchiſſants, cŏme ceux d'vn homme. Elle a vne ſenteur aſſez forte : c'eſt pourquoy Nicâdre la nommee à la fueille puante, & d'odeur mal plaiſante : toutesfois ceſte odeur n'eſt pas ſi forte qu'elle ne retienne quelque douceur. L'autre eſpece eſt plus grande & ne ſent pas ſi fort, dont elle n'eſt de ſi grande vertu . Voyés Dioſcoride en ſon 3. liure, & Pline apres Theophraſte au 21. liure, la ou il ſemble qu'il meſle le Polion auec le Tripolion contre la doctrine de Dioſcoride, qui les a diſtingués. La Vi- **La Viperie-** perie que nous nommons autrement Bugloſſe ſauuage en- **re.** tre toutes les autres herbes à grande vertu contre les ſerpés, & eſt ainſi nommee par les Grecs pour deux raiſons : l'vne pourautant qu'elle porte la graine ſemblable à la teſte d'vne Vipere, l'autre pourautant qu'elle guariſt les morſures d'icelles. Elle a la vertu, outre ceſte cy, qu'eſtant beuë auec du vin, elle guariſt les morſures des ſerpens. Et ſemble certainement que la nature ayt voulu aduertir les hommes de la proprieté de ceſte plante, quand elle luy a donné la graine ſemblable à la teſte des ſerpens . nous parlerons de ceſte herbe encores plus amplemét cy apres. Les Crins Origaniers, c'eſt a dire les **Les Crins** fueilles d'Origan nómé autrement Mariolaine baſtarde ont **Origaniers.** meſme vertu que celle que i'ay dicte. Origan eſt vne herbe en la deſcription de laquelle les anciens autheurs ne ſont du tout d'accord, comme Theophraſte, Dioſcoride & Pline. Il y en a de trois ſortes : l'vn nómé Heracleotique, l'autre Oni-

tide,

tide, le troifiefme fauuage, ainfi que le mefme Diofcoride a
efcript au 3.liure, là ou il luy donne cefte mefme vertu que
faict Nicandre. L'origan heracleotique ou herculien a efté
nommé conyle tout guariffante, ainfi que le mefme Nicandre l'a efcript aux theriaques: là ou mefmes il en nomme vn
autre Afne-fueille, pourautant que les Afnes en font friáds.

L'auronne   l'Auronne eft auffi de mefme efficace. Il y en a de deux for-
tès, c'eft a fçauoir le mafle & la femelle: le mafle a plufieurs
tiges & les rameaux grefles, côme l'Abfinthe: la femelle eft
cefte plante croiffante, comme vn petit arbriffeau, laquelle
nous nommós en France le petit Ciprés, ou particulieremét
Garderobe: il a les fueilles & rameaux blácheaftres, comme
l'Abfinthe, & dechiquetés affez menu: il porte plufieurs belles fleurs au fommet en façon de petites teftes refplendiffantes comme l'or: & pourautant que les rameaux & les fueilles
font blancheaftres, Nicandre a nommé les vallees blanchies,

Le Serpolet.   au long defquelles cefte plante flórift. Le Serpolet a la mefme
vertu encontre les morfures des beftes venimeufes foit en
bruuage, foit en vnguét. C'eft vne herbe affez commune; les
rameaux de laquelle touchants contre terre iettent des petites racines, fe trainent & f'eftendét facilement en plufieurs
endroicts, comme defcript fort bien noftre autheur; & pour
cefte mefme occafion il dict qu'il ferpente la terre, laquelle
il fucce, & qu'ainfi il eft foigneux de fa vie. Diofcoride ne dict
point qu'en ionchees elle chaffe les ferpés: toutesfois ie croy
qu'elle a cefte vertu, pourautát qu'elle eft chaude & poigná-

La Pulciere.   te comme a efcript Galen au 6.des Simples. La Pulciere nómee des Grecs, & des Latins Conize, a receu ce nom, pourautant qu'elle chaffe les pulces. Il y en a de trois fortes, c'eft a
fçauoir, la grande, la petite & la moyenne: toutes ont la fueille femblable à celle de l'oliuier: mais vn peu heriffee, groffe
& efpece: elles portét vne fleur iaune, laquelle eftant outree
deuient en vne petite tefte blanche, comme celle des char-
dons ou du Senneçon, les barbes de laquelle fraillemét f'en-
uollent au vent. Entre ces trois efpeces Theophrafte n'a congneu

gneu que la grande & la petite, qu'il nôme mafle, & femelle.
Elles ont la force de chaffer les ferpens & les moucherons, &
auffi de tuer les pulces, ou en fumigations, ou en ionchees,
ou en vnguents:& ce, ou pourautant qu'elles fentent fort, ou
bien qu'elles ont cefte proprieté naturelle. Et quant eft de
l'Onogire que Nicandre dict auoir cefte force, ie n'en puis riē l'Onogire.
affeurer : car nous ne congnoiffons point d'herbe qui porte
ce nom, encores que Hefichie en ayt nommé vne certaine
plante, laquelle toutesfois il ne declaire dauátage. Ie me fuis
quelque fois trouué en compagnie de gents fort doctes en
cefte partie de medecine, entre lefquels l'vn me vouloit faire
accroire que c'eftoit l'Anagyre de Diofcoride, d'autant que
Diofcoride & Galen efcriuent qu'il eft de forte odeur : toutesfois il ne me le peut perfuader, d'autant q̃ l'Anagyre n'eft
ny efpineux ny dentellé, ce que Nicandre a efcript de ceftuy
cy. Les rameaux du Grenadier ont auffi la proprieté de chaf- Le Grena-
fer les ferpét, plus, comme ie péfe, par quelque vertu cachee dier.
que par fes qualitez, de laquelle toutesfois ne s'eft fouuenu
Diofcoride, encore qu'il n'ait pas oublié facilement ce que
Nicandre efcript de la proprieté des herbes. L'Afphodelle L'afphodel-
eft vne plante laquelle a les fueilles plus grandes que le por- le.
reau, & le tige affez delicat : elle porte au fommet & vn peu
plus bas le lōg du tige vne belle fleur feparee d'auec les fueilles d'vne bonne coudee de longueur, dont elle femble eftre
comme vne petite tefte fur vn long col, & pour cefte caufe
Nicandre la nomme Afphodelle au long col. Cefte plante eft
affez commune en France, & a la vertu telle que luy donne
noftre autheur, non feulement eftant efpandue : mais auffi
eftant prife par la bouche le poids de trois drachmes : ou appliquee fur la morfure des ferpens, elle guarentift ceux qui
en font bleffés. La Morelle auffi peut chaffer les ferpens, fi La Morelle.
nous croyons a Nicandre : toutefois ie ne trouué point de
raifon naturelle qui luy donne cefte vertu, d'autant que toutes les quatre efpeces de Morelle, defcriptes par Diofcoride
au 4. liure, font froides : cóme il eft aifé de conclure par leurs

D 4   effects,

effects, en quoy certainement elles font familieres aux ferpés, quant a ce point, ioinct qu'elles font venimeufes. Toutesfois ie penfe & faut croire (fi nous voulons defendre noftre autheur) que cecy leur eft propre pour quelque contrarieté naturelle qu'elles ont contre les ferpens, de laquelle nous nous fommes defia aidez en quelques plantes. La Garence **La Garence.** peut auoir cefte vertu à caufe de fes qualités : car felon Galen au VI. des Simples fa racine eft poignáte & fort amere au gouft, dont nous pouuons facilement coniecturer qu'elle eft chaude & feiche : ioinct auffi que Diofcoride efcript, que fes rameaux & fes fueilles eftans beués auec du vin, ont la vertu de guarir la morfure des ferpens. Autant en efcript Pline au XXIIII. liure. Cefte herbe eft affez commune à caufe de fon vfage qui eft neceffaire aux tainctures. Nicandre nous aduertift en paffant d'vne autre proprieté qu'elle a, qui eft, que fur le printemps lors qu'elle commence à leuer, fi vn bœuf, ou taureau en mange, il deuient en fureur. Ce qui n'a point efté efcript par ceux qui en ont parlé apres luy, en quoy ie m'efmerueille principalement de Pline, lequel fe monftre tant diligent à recueillir les miracles de nature. Le **Le Pinet.** Pinet que les Grecs & Latins ont nommé Pencedane, eft vne herbe affez femblable au fenoil, la fleur de laquelle eft iaune, & la racine eft noire, groffe, d'vne odeur forte & plaine de fuc : elle eft efcripte par Diofcoride au III. liure, ou il eft dict qu'eftant allumee, elle a la proprieté de chaffer les ferpens. Ie l'ay nommé Pinet à l'imitation du Grec, car la premiere fillabe fignifie vn Pin, dont cefte herbe a efté ainfi nommee pour raifon qu'elle a la fueille femblable au Pin. La plus part de ces remedes & de ceux de l'autre chapitre ont efté efcripts par Lucain en fon IX. liure de la guerre ciuile, quand il parle des genfdarmes de Caton, lefquels eftans en l'Affrique entre les ferpens, fe mirent à brufler ces herbes, à celle fin que la nuict ils ne fuffent endommagés.

LE

LE MOYEN DE SE CONTREGARDER

DES SERPENS PAR VNGVENTS.

CHAPITRE. VI.

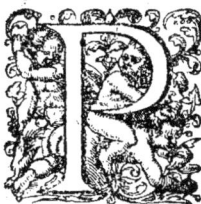

PAR le mot d'vnguent nous entendõs non feulement en ceſt endroit ce qui proprement ſe nomme vnguent, comme ſont les compoſitions faictes d'huile ou de greſſe : mais auſſi toutes ſortes de liqueurs, deſquelles nous pouuons vſer à frotter le corps, comme meſme la ſaliue de l'homme, de laquelle nous parlerons. Nicandre donques gardant l'ordre duquel i'ay parlé au commencement, apres auoir eſcript des fumees & des ionchees, il monſtre le troiſieſme moyen pour ſe garder de la morſure des ſerpens, qui eſt par vnguents. Premierement il nomme la graine de Cedre, de laquelle il ſort vn ſuc gommeux, propre pour empeſcher la morſure des beſtes venimeuſes. Ce qu'elle faict encore dauantage ſi on y adiouſte de la greſſe, ou de la moelle de Cerf, comme a eſcript Dioſcoride au premier liure. Autãt en dict Nicandre du Pinet & de la Pulciere meſlee dedans l'huile auecque de la ſauge, adiouſtãt parmy la poudre, que lon aura rappee de la racine de Laſer, qui eſt vne herbe ſelõ Theophraſte & Dioſcoride, qui a le tige ſemblable à la canne : la fueille approchante aſſez de celle de l'Ache. nous n'en auons point en l'Europe, ſi ce n'eſt au mont de Parnaſſe. Elle croiſt en Syrie, Armenie, Mede & Lybie. les Grecs la nõment Sylphie, & les Latins Laſerpitie. Si tu en veux veoir l'hiſtorie plus ample, il faut lire ce que doctement en a eſcript André Matthioli en ſon commentaire ſur Dioſcoride. Il ne faut point douter que la Sauge qui eſt vne herbe aſſez commune, ne ſoit propre a ceſt effect, d'autant qu'elle eſt de complexion eſchauffante : ce que Pline a auſſi eſcript, l'ayant pris, comme ie croy, de Nicandre. La Saliue humaine, principalemẽt celle qui

Le Laſer.

La Sauge.

La Saliue de l'homme.

D ſ

qui eſt priſe à ieun,eſtant cheute ſur les ſerpens & autres beſtes, leſquelles par leur venin ſont côtraires à la vie des hommes,les faict fuir ne plus ne moins que ſils auoyent eſté touchés auec de l'eaue bouillante,comme eſcript Pline au huitieſme liure : car dict il, tous les hommes portent vn venin
contraire aux ſerpens : ce que parauant luy auoit eſté eſcript
par Ariſtote.Galen au 10. liure des Simples parlât de ſes proprietés,allegue noſtre autheur, & dict qu'elle a ceſté vertu,à
cauſe de ſa propre ſubſtance,& principalement eſtant priſe à
ieun(comme i'ay dict.) Cecy n'a eſté oublié par le poëte Lucain en ſon 9. liure de la guerre ciuile,quand il dict:

Auecque la ſaliue il merque viſtement.
La partie du corps, ou le venin ſeſtend,
Empeſchant ceſte peſte en la playe arreſtée.

N.y par Lucreſſe, quand il eſcript:

Il eſt donques ſemblable au ſerpent periſſant,
Qui de ſa propre dent eſt ſon corps depieçant,
Apres qu'il eſt touché de la ſaliue humaine.

V O I L A comment la nature ſe monſtre tant curieuſe des
hommes, que voyant qu'il n'y auoit rien qui luy fuſt plus côtraire que les ſerpens,elle luy a donné le medicament & contrepoiſon propre pour ſ'en garder. Qui voudra dauâtage entendre ſes autres proprietés,celuy liſe Galen en ce meſme li-
La Chenille. ure. La Chenille meſlee auec de l'huile faict fuir les ſerpens,
comme a eſcript Dioſcoride, au ſecond liure. Ie ne pourrois
pas dôner raiſon de cecy,ſinon ayant recours à la proprieté q̃
nature luy a dôné.Car cela ne viêt point de ſa premiere naiſſance qui eſt ſelon Ariſtote au v. liure de l'hiſtoire des animaux, priſe ſur les herbes,& principalemét deſſus les chous.
La Maulue La Maulue ſauuage,c'eſt a dire, celle laquelle croiſt ſans eſtre
ſauuage. cultiuée a ceſte vertu, pour la meſme raiſon q̃ deſſus.

O R apres que Nicandre nous a monſtré les ſimplẽs, propres pour chaſſer les beſtes venimeuſes,il compoſe apres dẽs
medicaments vtiles à ſon intention. Premierement il faict
des tourteaux ou trociſques en ceſte maniere : Prenez deux
branches

branches de Garderobe (que nous auons nommé Auronne)
& du Creſſon Alenois, la peſanteur d'vne obole, auec vne
poignée de graine de Carottes ſauuages : puis pillés le tout
enſemble dans vn mortier, auec de l'huile ou de la mouelle
de Cerf (ce qu'il n'a adiouſté, le laiſſant à la diſcretiõ du medecin:) puis faictes des tourteaux pour en vſer en temps &
lieu. Il deſcript par apres vn vnguent treſexcellent a ceſt effect : Prenez deux ſerpens (il entend deux viperes, car ce
ſont celles dont lon a acouſtumé d'vſer aux compoſitions
des medicaments propres contre les venins, ſelon Galen en
ſon liure de la Theriaque) lors qu'ils ſont en amour, c'eſt à
ſçauoir, ſur la fin du printemps. Car par ces parolles il ne
veut pas entendre ſi eſtroictement que lon les prenne à
l'heure meſme qu'ils frayent. Item trente dragmes de mouelle de Cerf, auec trente ſix onces d'vnguent roſart, & autant d'huile d'oliue nouuelle meſlee auec neuf onces de Cire. Au reſte il eſcript la maniere de bien faire ceſt vnguent,
à ſçauoir de faire cuire les ſerpens, iuſques à ce que la chair
laiſſe les os, leſquels il faut oſter, d'autant qu'ils ſont venimeux : ie ſerois bien d'aduis, auſſi que lon oſtaſt la teſte &
la queuë ſelon le precepte de Galen : car en ces parties
principalement le venin eſt contenu. car toutes choſes ſeiches & chaudes ſont contraires à la morſure des ſerpens,
comme nous auons dict par cy deuant. Quant eſt de l'vn- L'vnguent
guent ou huile roſart, dõt Nicadre faict trois ſortes: a ſçauoir roſart.
le premier, le moyen, & l'autre qui eſt du tout pillé, il n'entend autre choſe ſinon vne maniere de faire ceſt vnguent,
laquelle eſtoit en vſage de ſon temps. Le premier ſe faiſoit
auec vne legiere infuſion de roſes : le moyen par vne plus
forte : & le tiers eſtoit quand on preſſoit exactement les roſes parmy l'infuſion.

L A

LA MANIERE D'EVITER LES SERPENS,
CHAPITRE VII.

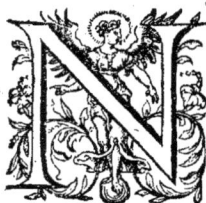

ICANDRE, pour ne laisser en arriere l'office d'vn bon medecin, ne se contente seulement d'auoir enseigné le moyen de se contregarder des serpés par fumigations, par ionchees, & par vnguents: mais aussi il aduertist ceux, lesquels n'ayants les remedes presents, sont souuentesfois côtrainds passer par les lieux dangereux. Premierement il les conseille de ne se mettre en chemin sans prendre le repas, pourautant que les parties nobles du corps (ausquelles le venin s'attaque principalement) n'estant encores soustenues par les viandes ne peuuent pas se defendre, côme si elles estoyent fortifiees: ioinct aussi que les veines & arteres non encores remplies de nouuelles viandes, laissent plus facilement entrer le venin : lequel trouuant comme la place vuide s'empare des principalles parties du corps. En second lieu il commande d'euiter principalement les femelles, pourautant que leur morsure est plus dangereuse que celle des masles, à raison de leur gueulle qui est plus ouuerte, dont il aduiét qu'elles mordent plus asprement. Il veut aussi que lon se garde de cheoir entre les serpens alors que l'esté est en sa plus grande vigueur : car c'est lors qu'il y en a le plus, & qu'estans eschauffés ils mordent plus asprement. Il descript donc le commencement de l'esté par le leuer des Pleiades (qui sont six estoilles apparoissantes au ciel) lesquelles toutes ensemble sont nômees vulgairement la Poussiniere. Le premier cômencement de l'esté se faict enuiron le septiesme de May, auquel iour quelques vnes commencét à apparoistre, & le neufiesme iour elles apparoissent toutes, comme a escript Columelle : pour ceste raison Hesiode les nomme messageres de l'esté, aux vers cités par Athenee, lesquels ont esté pris de son astrologie. Il dict aussi que le temps des moissons approche lors qu'elles apparoissent:

Les Pleiades.

roiſſent : & qu'il commande de labourer la terre alors qu'on
ne les voit plus . Pour ceſte raiſon elles ont eſté nommées
Pleiades par les Grecs , d'vn mot qui vaut autant que nauiger, ἀπὸ τῶ πλεῖν
ger, pour autant que ſur le commencement d'eſté, lors qu'elles apparoiſſent, lon peut nauiger aſſeuremét. Quelques autres veulent dire , qu'elles ont eſté nommées Pleiades quaſi
Pleiones, c'eſt à dire, plus & dauantage: d'autant que encores
qu'elles ſoyét ſept, ſi eſt ce qu'elles n'apparoiſſent que ſix euidemment, comme dict Arat & Hyginus. Il y en a donc plus
& dauantage, qu'il ne ſen deſcouure. auſſi Nicandre dict :

 Quand tu vois dans les cieux les Pleiades leuer,
  Qui en plus petit nombre ſe portent clerement.

Les poëtes ont feinct qu'elles eſtoyent ſept ſœurs , filles
de Licurge, leſquelles furét miſes par Iupiter entre les eſtoilles, pour recompenſe d'auoir nourry Bacchus. Quelques vns
toutesfois d'entre eux diſent qu'elles furent filles d'Atlas &
de Pleione (dont elles ont eſté nómées Pleiades :) leurs noms
particuliers ſont Electre, Alcionne, Celæno, Maie, Aſterope, Taygete, Merope, dont la derniere ne ſe monſtre point ,
comme eſtant encores vergongnée que toutes ſes ſœurs ont
eſté mariées aux dieux, & qu'elle ſeule auoit eu Siſyphe hóme mortel pour mary : les autres eſcriuent que c'eſt Electre,
laquelle ne pouuant regarder la ruyne de Troye ſe cacha, &
depuis n'eſt apparue. Voy Ouide au 1 1 1 1. des Faſtes. Nicandre auſſi nous aduertit de l'endroict auquel les Pleiades ont
acouſtumé ſe leuer, qui eſt ſoubs la queuë du Taureau, c'eſt La queue au
à dire, ſoubs la partie de derriere : car le Taureau (ſelon Arat) Taureau.
n'a que la partie de deuant , laiſſant le train de derriere imparfaict. Il prend donques la queuë pour ceſte partie imparfaicte à la maniere des poëtes. Or apres qu'il a dict qu'il ne ſe
faut trouuer entre les ſerpens lors que l'eſté eſt commancé,
pour les raiſons que i'ay deduictes, il defend auſſi de ne ſe
trouuer la part ou l'Alteré niche auec ſes petits : car ſe voulant defendre il endommage beaucoup, ce qui eſt auſſi commun à tous autres animaux. Il ſe faut bien auſſi garder de ſa
           morſure

morſure lors qu'il cerche paſture : d'autant que la morſure
du ſerpent eſtant ieun entamee dans le corps d'vn homme
ieun, eſt beaucoup plus dangereuſe qu'autrement. Nicandre
voulant parler de tous les ſerpens en general, en nomme vne
ſpece pour toutes, c'eſt a ſçauoir, l'Alteré que les Grecs ont
nommé Dipſe, à cauſe que ceux qu'il a mors meurent de ſoif
ſans pouuoir eſtre raſſaſies: nous en parlerons cy apres. Bref
ſoit que les ſerpens ſoyent a ieun, ſoit qu'ils ſoyent ſaouls, ſoit
qu'ils ſoyent niches, il faiĉt bon de ne les rencontrer, & ſur
tout quand ils ſont en couroux. Ce qu'il deſcript par vne fable priſe du vulgaire (car les poëtes ſouuentesfois ſe ioüent
en leurs vers de telles opinions communes, encores qu'ils ſa-
chent bien qu'elles ſont fauſes) laquelle toutesfois a eſté en-
ſuiuie & receüe, comme vraye par Galen au liure de la Theriaque, là ou il allegue ce paſſage de Nicandre. La fable eſt
telle. Les Viperes frayant enſemble ſ'entrelacent tellement
qu'il ſemble que ce ne ſoit qu'vn corps ayant deux teſtes, &
lors le maſle met ſa teſte dans la gueule de la femelle, pour
là dedans ietter ſa ſemence: mais la femelle eſchauffée, &
comme furieuſe luy tronçonne la teſte, ſ'il n'eſt diligent de
ſe ſauuer: puis quand le temps viét, que les petits, eſtats par-
faiĉts dans le ventre, ne peuuent trouuer lieu pour ſortir,
ils luy rongent le ventre & ſe font voye par le trauers, tellement qu'il ſemble qu'ils vangent la mort de leur pere.
Pour ceſte raiſon quand les Aegyptiens vouloyent ſignifier la femme haineuſe de ſon mary, laquelle luy portoit
ſeulement affeĉtion pour laĉte Venerien, ils peignoyent la
Vipere, ils en faiſoyent autant lors qu'ils vouloyent donner à entendre le fils conſpirateur contre la mere. Cecy
toutesfois eſt faux, & a eſté ſuiuy par Pline, faute d'auoir entendu le paſſage d'Ariſtote, car Ariſtote diĉt: La Vipere entre
les ſerpens engendre vn animal ayant premierement faiĉt
des œufs en ſon ventre. Ces œufs ſont d'vne ſeule couleur,
couuerts d'une peau aſſez molle, comme ceux des poiſſons:
le petit eſt engendré par deſſus, & n'eſt enclos en vne dure
                                                        eſcorce

L'alteré.

escorce non plus qu'aucuns des poissons . Elle les met hors enuelopés dans vne membrane, laquelle se rompt le troisiesme iour. Il aduient quelquefois que ceux qui sont dans le vétre sortent dehors, ayans rongé la membrane. Voila donc cóment Aristote dict bien, que quelques vns rongent la membrane, de laquelle ils sont enuelopés : mais il ne dict pas q̃ ce soit celle de la mere. Ce qui me faict dauantage penser l'opinion de Galen & Pline estre fausse, est premierement l'experience de plusieurs sçauants personnages qui en ont escript, & l'authorité de Philostrate, lequel en la vie d'Apolonne Tyraneien dict, que le mesme Apolonne auoit veu vne Vipere viue, laquelle lechoit ses petits nouuellement nais: il s'ensuit donques qu'ils ne l'auoyent pas faict mourir.

Or Nicandre poursuiuant ce qu'il a entrepris, nous aduertist des lieux, ausquels les serpés se rencontrent plus souuent, à celle fin de nous móstrer tous les moyens de les fuir. _{Othrys.} Et dict qu'ils ont acoustumé d'estre sur Othrys (c'est vne montagne de Grece, laquelle il nomme, entendant par icelle toutes les autres) parmy les lieux peu hantez, aux grandes valees & aux bois, parmy les roches, là ou le plus souuent se _{Le Pourrisseur.} trouue le Pourrisseur (par lequel nostre autheur entéd toutes autres especes de serpens, comme il faisoit par cy deuant en nommant l'Alteré) & dict qu'ils sont tous dissemblables en couleur: les vns pourautant qu'ils ont esté tout au long de l'hyuer au plus profond d'vn terrier, ont amassé par dessus leur peau quelque mousse semblable à la couleur du terrier dans lequel ils ont niché. Et pour ceste raison il dict qu'ils ressemblent au lieu qu'ils tiennent couuertement : les autres plus petits se tiennét dans les cailloux, & dans les monceaux de pierres, qu'anciennement on auoit acoustumé d'amasser _{Les pierres de Mercure.} par les carrefours à l'entour des images de Mercure, qui là estoyent aussi communement que auiourdhuy les croix par les chemins, comme ie croy pour monstrer les addresses aux passans. Les autres sont semblables à la couleur des coquilles des limaçons, les autres sont touts verds, & les autres sont

tou‍s

touts Riolés-piolés, c'eſt à dire, bigarrés, comme eſtáts peints
de pluſieurs & diuerſes couleurs, & meſmes quelques vns ſe
meſlans parmy le ſable, en retiennent la couleur. Il faut dóques eſtre fin & cauteleux en ceſt affaire, à icelle fin que nous
ne ſoyons trompez, par la diſſimilitude des couleurs, & que
penſans marcher ou ſur l'herbe, ou ſur le ſablon, nous ne mar
chious ſur vn ſerpent qui nous en face couſter la vie.

DE L'ASPIC.
CHAP. VIII.

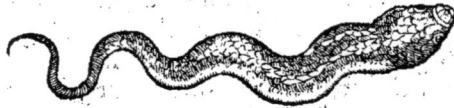

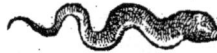

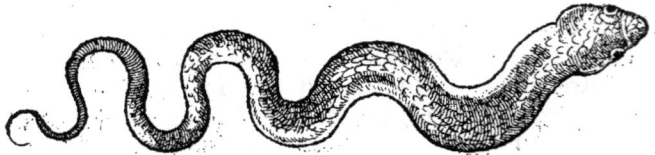

Ασπὶς, ASPIS, ASPIC.

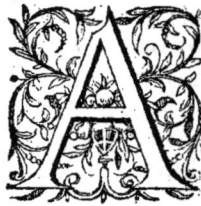

A PRES que nous auons parlé en general
tant des remedes propres pour ſe contregarder des ſerpés, que de la nature des beſtes venimeuſes; il eſt neceſſaire que nous
en diſcouriós en particulier: à celle fin que
d'autant que la guariſon eſt quelque fois
diſſemblable pour la diuerſité des ſerpens,
nous ſoyons plus preſts & aſſeurés de ſauuer noſtre vie, congnoiſſant la nature d'vn chacun, tant par la deſcription que
Nican-

Nicandre nous en donne, que par les accidents, lefquels ont acouſtumé d'accompagner leurs morſures. Il parle donc pre- Trois eſpeces d'Aſpics. mierement de l'Aſpic, que les anciens autheurs ont diſtin- gués en trois eſpeces : c'eſt a ſçauoir en terreſtres nómés par les Grecs Chercees. en hyrondiniers, ainſi nommés, pourautant qu'ils ſont noirs par le doz, & ont le ventre blanc à la façon d'vne hyrondelle. Les troiſiefmes ſont les Cracheurs. Les terreſtres entre tous ſont les plus grands, & ſ'eſtendent ſouuent iuſques à la longueur de cinq coudees, ou bié d'vne aune, comme dict Nicandre : ils ſont de couleur cendree, & quelque fois tirant ſur le vert, comme eſt la couleur du freſne. Les hyrondiniers ſont longs d'vne coudee, ils repreſentent, comme i'ay dict, la couleur des hyrondelles : & ſe trouuent volontiers au long des riuieres, principalement pres les bords du Nil, qui eſt vne riuiere paſſant au trauers de l'Ægypte, & coulant par ſept bouches dans la mer Mediterranee. Ceux cy ont l'aſtuce, ou plus toſt vne naturelle preuoyance de ſe retirer auec leurs petits hors de la riue du Nil trente iours auant qu'il desborde, & ſe ſauuent aux lieux plus hauts iuſques auſquels la riuiere ne puiſſe attaindre. Car le Nil, ſortant hors de ſes bornes d'an en an, ſert d'arrouſer toute l'Aegypte, laquelle autremét ſeroit infertile. Les Cracheurs ſont les plus grands de touts, & ont la couleur griſaſtre & ver doyante, tirant quaſi ſur la couleur d'or. quand le Cracheur veut endommager quelqu'vn, il va tirant le col, comme meſurant l'eſpace qui eſt entre deux : & commé ſ'il auoit quelque raiſon de diſcerner combien il luy faudra cracher loing pour l'attaindre. de l'vne de ces trois eſpeces d'Aſpics, cóme dict Ælian, la roine Cleopatre ſe feit mordre, aymant mieux mourir en eſtat de roine, que viure & eſtre menee en triumphe comme vne captiue. La morſure de l'Aſpic terreſtre eſt tant dangereuſe & pernicieuſe, que en quatre heures tout au plus, elle apporte la mort. celle de l'Hyródinier en vn inſtant, & celle du Cracheur vn peu plus tard que les autres : car il aduient premierement vn troublement de la veuë, vne

E   enfleure

enfleure de la face, & vne fourdeſſe, puis apres la mort. Elle
eſt auſſi tellemét dangereuſe que meſme Moyſe la nomme
incurable, en ſon Cantique. Dauantage en tous trois cecy
eſt commun, que la playe qu'ils laiſſent en la peau eſt ſi petite, que le plus ſouuent elle n'apparoit point a l'œil ce qui aduient à cauſe que le venin eſt ſubtil, & qu'en peu de temps il
gangne iuſques au plus profond du corps. Ainſi ne ſarreſtant
a la peau il n'y apparoiſt qu'vn petit trou, ſemblable à celuy
que feroit vne eſguille. Ce ne fut donques ſans raiſon qu'il
eſtoit difficile de congnoiſtre la cauſe de la mort de Cleopatre, laquelle tout expres ſeſtoit faict mordre par l'Aſpic pour
n'endurer grand douleur en mourant. Ce que Nicandre a
fort bien eſcript quand il dict:

> La morſure en la chair auſſi n'apparoiſt point,
> Ny l'indomptable enfleure eſchauffee, en ce poinct
> L'homme meurt ſans douleur, la pareſſe endormie
> Auſſi en la parfin donne fin a ſa vie.

LVCAIN a rapporté au vif ce meſme paſſage quand il
dict en ſon Ix. liure.

> Et toy Lene pauuret qu'vn venin attaché
> Par vn ſerpent du Nil ſe veit eſtre caché
> Iuſqu'au fond de ton cœur, bien que la playe vrgente
> Auec vne douleur ne fuſt apparoiſſante,
> Pourtant tu deſcendis aux enfers en dormant,
> Prenant la mort ſubit par l'eſblouiſſement.

LE Cracheur a cecy de particulier outre les autres, c'eſt
que non ſeulement ſa morſure eſt venimeuſe : mais auſſi la
ſalliue qu'il crache ſur le corps : car elle eſt ſi ſubtile que les
pertuis de la chair ſont ſuffiſans pour luy ſeruir de paſſage. Or
l'hiſtoire de noſtre autheur parlant de l'Aſpic ſe doibt ſeulement rapporter au terreſtre & au Cracheur, ſi nous auons
quelque eſgard aux proprietés de chacune eſpece. Car il deſcript vn ſerpent pareſſeux d'autant qu'il ſe traine deſſus la
terre tantoſt d'vn coſté, & tantoſt d'vn autre : ce qui ne ſe
peut attribuer a l'Hyrondinier, lequel n'a qu'vne coudee de
longs

long. Il eſt bien vray que ce qu'il dict, que touſiours ils fillent
les yeux, & qu'ils ſemblét ſommeiller, ayans des boſſettes par
deſſus, cela ſe peut rapporter à tous trois, & ſemble auoir eſté
faict par la bonne nature, laquelle conſiderant le dommage
que feroyent ces beſtes, ſi elles veoyét cler, leur a oſté la ſubtilité de la veuë, les recompenſant toutesfois en l'ouye. Da-
uid au 55ᵉ. Pſeaume luy donne vne proprieté telle, que lors
qu'il ſapperçoit de l'enchanteur: il ſe bouche l'aureille auec
le bout de ſa queuë, ce qui ſemble difficile à croire, touteffois nous ne luy deuons deſroguer du tout en ceſt endroict,
comme poſſible eſcriuant poëtiquement. Tant pour les raiſons de deuant que pour la maniere de mourir de ceux qui
en ſont blecés, Lucain l'a nommé Aſpic porte-ſommeil,
quand il dict :

L'Aſpic porte-ſommeil auec ſon gros goſier
Là premier des venins miſt dehors le pouſßier
La teſte qu'il leua.

Q v a n t eſt des quatre dents que noſtre poëte dict eſtre
attachees dans la machoire des Aſpics, cela peut eſtre commun aux trois eſpeces, pourueu qu'il ſentéde des femelles :
(car les maſles n'en ont que deux, comme nous pouuons facilement tirer d'Aeſſe, quand il dict : qu'en l'endroict de la
morſure faicte par le maſle, il apparoiſt deux petits troux, &
quatre en celle de la femelle), Leſquelles, cóme tous autres
ſerpens, ont leur venin enfermé dans vne petite peau qui eſt
ſoubs leur langue, & laquelle couure vne partie de leur déts.
Ceſt pourquoy Nicandre a dict:

Venin qui ſeulement deſſous la peau ſe monſtre.

A y reſte nous adiouſterons cecy de la nature de l'Aſpic,
c'eſt qu'il y a vne ſi grande amitié entre le maſle & la femelle, que ſil aduient que l'vn deux ſoit tué, l'autre ne ceſſera
iamais de pourſuyure celuy qui en aura eſté la cauſe iuſques
ad ce qu'il ait vangé ſa mort : & meſmes ne craindra point
d'entrer au milieu d'vne grande aſſemblee d'hommes, pour
choiſir entre touts le meurtrier de ſa partie. C'eſt pourquoy

E 2 les

les Rois d'Aegypte auoyent anciennement acouſtumé de
faire peindre des Aſpics en leurs diademes, pour monſtrer
que tout ainſi que l'Aſpic eſt ferme & ſtable en ſon amour,
ainſi leur Royaume ſeroit ferme & ſtable entre touts ceux
du monde.

Nous auons dict au commencement de ce liure, qu'entre les venins il y en a quelques vns, leſquels s'attaquét particulierement à quelques parties du corps : ce que certainement nous pouuons dire de ceſtuy-cy, lequel ſe monſtre entre autres ennemy capital du cerueau, comme nous pouuós
iuger par les accidens qui l'enſuyuét, comme eſt le ſommeil,
ſelon noſtre autheur, le ſillement des yeux, ainſi qu'a eſcript
Dioſcoride, & vn eſlourdiſſement & eſtonnement, vne couleur paſle par tout le front, vn refroidiſſement, vn continuel
baillement, vne peſanteur de teſte, & vne pareſſe, comme eſcript Aeſſe : touts leſquels, bien qu'ils ſoyent ſuffiſants pour
faire grand' douleur, toutesfois ils ne ſe ſentent par le malade, à cauſe du profond ſommeil, lequel luy lie tout autre ſentiment. Mais à fin de contenter le lecteur, i'adiouſteray en
ceſt endroict (comme auſſi en touts autres) la particuliere
guariſon de l'Aſpic, encores que Nicandre n'ait donné que
la generalle. Il faudra donques apres le general precepte des
playes faictes par les ſerpens, à ſçauoir la ventouſe, ou le cautere, ou l'inciſion (dont nous auons parlé au chap. 1.) mettre
deſſus la playe de la Centauree auec de la myrrhe & vn bien
peu de ſuc de Pauot, ou bien de la Theriaque.

D v

DV RAT DE PHARAON ENNEMI
DE L'ASPIC. CHAPITRE IX.

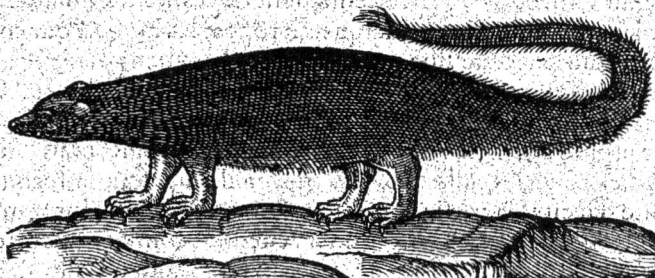

Ἰχνεύμων, *Ichneumon, Rat de Pharaon, ou Cercheur.*

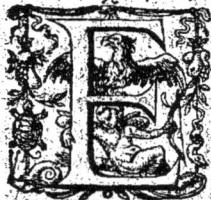

NCORES que ce ne soit mō but de parler d'autres bestes que des venimeuses, toutesfois ie feray en cest endroict vn petit chapitre par maniere de digression : car l'addresse & subtilité du Rat de Pharaon ou Cercheur, bien qu'il soit petit entre les animaux, a esté cause que toutesfois & quantes que les autheurs ont parlé de l'Aspic, ou du Crocodille, incontinent ils se sont souuenuz de luy.

Le Rat de Pharaon est nommé par les Grecs & par les Latins qui ont retenu le mesme nom, Ichneumon. ce qui se pourroit tourner en nostre langue Cercheur, d'autant que le mot grec le signifie. Il a esté ainsi nommé pourautāt qu'il va cerchant les œufs tant de l'Aspic que du Crocodille, pour les casser & destruire. quelques vns aussi l'ont nommé Rat d'Inde, & vulgairement Rat de Pharaon. C'est vne petite beste longuette, semblable à la Blette, ainsi q̄ doctemēt & dextrement nostre poëte a descript : elle a vne longue queuë semblable a celle des serpens, comme dict Opian, & se tient plus souuent dans les marests & roseaux, qui suyuēt le courant de la riuiere du Nil. C'est pourquoy quelques vns l'ont nommé le Loutre du Nil: car tout ainsi que les Loutres de la Frá-

E 3 ce sont

ce sont la moitié du temps en l'eau, & moitié en terre: ainsi
est le Cercheur en Aegypte. Il est ennemy mortel de l'Aspic
& du Crocodille, & non seulement de ces bestes viuantes,
mais aussi de leurs œufs, lesquels il rōpt & les hume. Pour ceste cause le Rat de Pharaon estoit anciennement honoré par
les Aegyptiens. Nicandre dict bien qu'il hume ceux de l'Aspic, toutesfois Aelian escript en son septiesme liure, parlant à
ce propos, qu'il ne hume pas ceux du Crocodille, mais seulement qu'il les casse, & par ce moyen il empesche la fecon-
dité d'iceux, laquelle autrement seroit suffisante pour remplir toute l'Aegypte. Alors qu'il veut aller combatre contre
l'Aspic, il se iette en la boue, ou bien au deffaut d'icelle, il se
plonge dedás vne riuiere, & va frapper du corps tout iusques
au fond (que Nicandre nomme Tartare : car par ce mot on
entend toute profondeur à l'imitatiō de l'enfer que les poëtes nomment Tartare) & là il remplit toute sa peau de fange
laquelle il vient apres seicher au soleil (nommé Sirien d'vn
mot qui signifie seicher, & ce pourautant qu'il deseiche) puis
l'ayant deseichee, & se sentant vestu quasi comme d'vn cor-
selet, qui ne peut estre fonsé par la dent du serpent, il cōmence a se combatre auec l'Aspic, lequel trayant la langue (dont
Nicandre le nomme léchant) se defend en vain : car l'assaillant se sentant couuert, le prend à la gorge, ou bien il l'entor-
tille auec sa queuë, & le faict rouller dans le fleuue. La façon
par laquelle il combat & dompte le Crocodille, me semble
encores estre de plus grande finesse (s'il est vray ce que lon
en escript) car se couchant par terre en quelque lieu, auquel
il ne peut estre apperceu, il attend iusques à ce qu'il void le
Crocodille s'endormir à gueule ouuerte, dans laquelle il se
iette de plain saut, & descent iusques au plus profond des entrailles, par le gosier qui est assez ample, ioinct qu'auparauant
il s'estoit brouillé le corps auec du limon du Nil, lequel estāt
gras, l'aide à mieux couler dans le gosier: là il luy commence
a ronger les boyaux & le tourmenter: par ce moyen ce grand
animal vaincu de douleur se iette tantost dans le Nil, tantost
                                                              se re-

Tartare.

Sirien.

Léchant.

se remet au sec,& toutefois il ne peut mettre ordre à ce mal,
qu'il porte, quelque part qu'il se pense sauuer. Ce temps pendant le galant est dedans, lequel pour tout cela n'endurant
aucun mal s'attaque dauantage encontre les boyaux qui luy
seruent de douce viande iusques a ce qu'ayant faict mourir
le Crocodille, il s'en retourne en son lieu acoustumé. Ce côbat, premier a esté descript par Pline au VIII. liure, & par
Strabon en son XVII. liure parlant de la iurisdiction Arse-
mitiade. L'vn & l'autre a esté diuinemét rapporté au vif par
Opian, & par Aelian au III. liure des animaux. Or afin que
lon puisse veoir la description du combat qui se faict entre le
Rat de Pharaon & le Crocodil, i'ay retourné les vers Grecs
du mesme Opian, lesquels sont au III. liure de la chasse, &
ay laissé expressement celuy de l'Aspic, d'autant que nostre
autheur l'a descript amplement.

    Le Cercheur est petit, toutesfois il merite
    Pour sa force & vertu & prudente conduicte
    D'estre parangonné aux plus grands animaux:
    Pourtant qu'il faict mourir les serpens plains de maux,
    Les Crocodils aussi dangereux & nuisibles,
    Qui sur le bord du Nil apparoissent horribles :
    Car lors que quelqu'vn d'eux s'endort profondement
    Ouurant son grand Chaos dentellé triplement,
    Et de ses grosses dents la diuerse closture,
    C'est lors que le Cercheur, caut & fin de nature,
    Les obserue de pres regardant de trauers
    De ce grand animal les boyaux tout ouuerts.
    Puis il se va veautrer dans la boue & le sable,
    Et passant la largeur du gosier effroyable,
    Il s'escoule subit, & gaillart & accort
    Il entre d'vn grand cœur par le seuil de la mort.
    Lors d'vn somne profond le pauuret se resueille,
    Et portant dans ses flancz ceste estrange merueille
    Du mal inesperé, il se met en fureur,
    S'escoulant çà & là: ore en la profondeur.

Du fleuue retiré, & ores sur la greue
Il s'estend tourmenté du grand mal qui le greue.
Mais l'autre ce pendant beaucoup moins soucieux,
Se recrée en mangeant vn repas douceureux,
Qu'il arrache a loisir des enuirons du soye:
Puis le soir approchant sortant il se faict voye,
Et laisse le corps vuide. O le Cercheur prudent
Combien grande est ta force & ton miracle grand!
Qu'elle audace a ton cœur ! combien as tu de peine
Mettant ton petit corps contre la mort prochaine !

DE LA VIPERE.
CHAPITRE X.

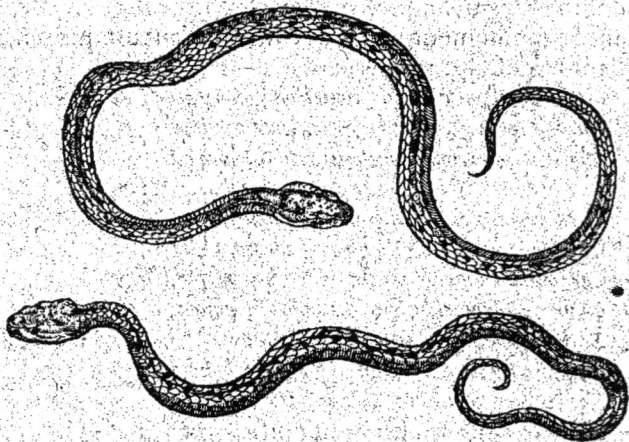

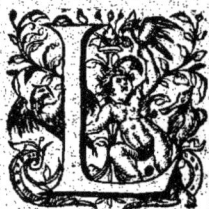

L A Vipere est vne espece de serpét, distinguee en masle & en femelle, encore q̃ pour
signifier l'vn & l'autre nous n'ayons retenu que ce mot Vipere, ensuyuant les Latins: comme aussi nous auõs plusieurs autres mots, lesquels comprennent & le masle & la femelle, comme le pigeon, le
moyneau, la blette & autres semblables. Ce que toutesfois
les

les Grecs (que lon faict vn peu plus riches en dictions que nous ne sommes pas) ont signifié par deux mots, Echis & Echidne, par le premier entendant le masle, & par le second la femelle. Les Latins l'ont nómee Viperæ, pourautant qu'elle seule entre les serpens engendre ses petits viuants, comme a escript Nicandre, quand il dict parlant de la Vipere :

    Car entre les serpens
    Seule dedans son corps ses petits elle porte:
    Mais les autres serpens les ont en ceste sorte:
    Ayant ponnu des œufs au milieu des forests:
    Leur fruict encoquillé ils couuent parapres.

O R comme par la diuersité des pais les hómes sont diffe-rents en hauteur & corpulance, à cause de la chaleur natu-relle, qui est ou plus forte, ou moindre aux vns qu'aux autres: ainsi les animaux & toutes autres choses viuantes selon le di-uers climat sont dissemblables. C'est pourquoy Nicádre dict que quelquefois les Viperes sont longues, & quelque fois pe-tites. Les petites & plus courtes sont en l'Europe: à cause que estans froides de leur naturel (comme sont les autres serpés) la nature du climat plus froid que celuy de l'Asie empesche & tient quasi comme trop enfermé & obfusqué le peu de chaleur naturelle qu'elles ont: & qui est cause de l'accrois-sance de chasque animal. Ce que toutesfois n'aduiét pas aux hommes des froides regions (lesquels sont volontiers plus grands que les autres) à cause que l'homme chaud de sa na-ture, par le froid exterieur est resserre, tellement que ceste chaleur faicte plus forte, & ayant nourriture à l'equipolent, sestend en sorte au dedans du corps, que quant & quant soy elle agrandist chasque partie d'iceluy. Cela n'aduient point a ceux des regions chaudes, pourautant que la trop grande chaleur exterieure, ouurant les pertuis du cuir, faict éua-nouir par iceux la pl'part de la chaleur naturelle, laquelle au lieu d'estre resserree sesuanouit en sueurs & autres euapora-tions, & par consequent n'est suffisante pour cuire autant de viandes necessaires, qu'il en faudroit pour agrandir dauátage

Pourquoy selon la diuersité des pais les hommes & autres animaux sont ou plus gráds ou plus pe-tits.

E 5   le

le corps. Auſsi nous voyons les hômes des païs froids manger
beaucoup dauantage ĝ ceux des regiôs chaudes à cauſe que,
comme i'ay dict, ils ont leur chaleur naturelle beaucoup plus
forte. Voila donques cômentla chaleur de l'Aſie ſupplee au
deffaut de la nature froide des Viperes, & la froidure de l'Europe empeſche l'accroiſſemét d'icelles. Mais quâd noſtre autheur nôme les Viperes blâches, c'eſt a dire, paſles & blâcha-
ſtres tirans plus ſur le blanc, que ſur le noir, & leſquelles ſont
cornues par les deux naſeaux, il entéd les Cornus, dont nous
parlerons au prochain chap. leſquels ſont ſemblables aux Vi
peres, excepté qu'ils ont des cornes. Toutes ces ſortes de Vi-

Montagnes d'Europe peres ſont en abondáce dans les môtagnes de l'Europe, c'eſt
a ſçauoir de Sciron, de Pannone, de l'Aſelen, de Corace, & de
Sciron. Rippe. Sciron entre les autres eſt vne môtagne pierreuſe, aſ-
ſiſe en Grece païs d'Athenes, ainſi nômée a raiſon ĝ les poëtes ont eſcript ĝ les oz d'vn brigand nômé Sciron furét conuertis en ceſte montagne, apres qu'il fut vaincu par Theſee.
Voy Ouide au 7. de la metamorphoſe. Les Viperes plus longues ſe nourriſſent en Agages, Bucarteron & Cercaphe mô-

Montagnes d'Aſie. tagnes d'Aſie, dans leſquelles il ſen trouue d'vne aulae de lôgueur. Il ſen trouue auſsi ſelon Ælian en la Troglodite païs
d'Æthiopie, leſquelles ont 17. coudees de long, & ſelô Strabô
il y en a en Iude, leſquelles ont neuf coudees. Or nô ſeulemét
les Viperes ſont diſſemblables a cauſe de la diuerſité des regiôs, mais auſsi a raiſon de celle du ſexe: car la femelle a le derriere de la teſte & le vêtre beaucoup pl' large ĝ le maſle, & ſi a
la queuë beaucoup plus courte ſans chair, & plaine de rudes
eſcailles: elle ne ſamenuiſe pas petit à petit : mais tout d'vn
coup elle ſe racourciſt. Et pour ceſte cauſe ſe trainant par les
bois, elle ne peut pas ſe haſter ſi viſte, que ſi elle eſtoit plus lô-
gue, mais elle ſ'ayde de la queuë le plus qu'il luy eſt poſsible.
Parquoy aux femelles ſeules ces vers de Niſandre appartié-
nent, & non aux maſles, leſquels il deſcript incontinét apres.

    La teſte par derriere apparoiſt aſſez large,
    Elle tire deſſus ſon premier ployement

Vne queuë accourcie affez horriblement
Plaine d'efcaille rude : aux forests elle dreffe
Puis deçà, puis delà fon train plain de pareffe.

ELLES ont aufsi dedés la genciue quatre déts, defquelles
elles mordét, c'eſt pourquoy noſtre autheur dict qu'elles mor
dent de toute la gueule. Mais le maſle eſt diſſemblable a la
femelle, d'autát qu'il a la teſte plus pointue, & le corps pl° lõg
(iaçoit qu'entre les maſles les vns ſoyét plus lõgs q̃ les autres)
il a aufsi le col plus gros, le vétre plus menu, & la queuë beaucoup plus eſtédue commençant de plus loing à ſ'amenuiſer
vers le bas : elle eſt plaine d'eſcailles toutes vſees de force de ſe
trainer, leſquelles il heriſſe non autrement que faict vn chien
couriouce, ou vn porc eſpic. Alors qu'il eſt irrité, il a les yeux
flamboyans, & léchant (c'eſt a dire, tirant la lãgue) il monſtre   Léchant
vne langue fourchue. Les paſſans & ceux qui voyageoient, le
nommoyét anciennemét en leur iergon, le Cocyte, qui eſt vn
mot inuété à plaiſir, ainſi q̃ nous en voyons pluſieurs entre le
vulgaire, leſquels ne ſont en vſage entre ceux qui ſont eſti-
mez des mieux diſans. Pour ceſte raiſon celuy qui a faict le
commétaire Grec ſur Nicãdre dict q̃ le vers qui s'enſuit, n'eſt
de noſtre autheur, mais plus toſt adiouſté inconſiderement.

Le Vipere Cocyte il eſt dict du paſſant.

TOVTEFOIS il s'y peut rapporter le prenant en la façon
que i'ay dict. En outre le maſle n'a q̃ deux chiendents (touts
les autres ſont cachez dans les genciues) là ou la femelle en a
quatre (comme nous auõs dict.) Les déts apparoiſſants non
ſeulement aux Viperes, mais aufsi aux hómes nommees vulgairement œilleres, pourautát qu'elles ont la racine fort longue & qu'eſtát arrachees elles eſmeuuét quelque cõpaſsion a
l'œil : ces dents, diſ-ie, ſont particulieremét nommees par les
Grecs Chinodondes, c'eſt a dire, Chiendétz, à raiſon qu'elles   Chiendens.
ſont ſemblables a celles qui apparoiſſent aux chiens en façon
de brochettes. Voila la deſcriptiõ de noſtre poëte expliquee
le plus facilemét qu'il m'a eſté poſsible. Quant eſt des pourtraicts q̃ i'ay faict mettre cy deſſus, ils ont eſté faicts ſur deux

Viperes vifues que Iehan du Bois apoticaire de ceſte ville
m'auoit donné : les ayant faict apporter de Poitiers tout ex-
près auecque pluſieurs autres, dont il a faict les trociſques qui
entrent en la compoſition de la Theriaque. Elles eſtoyent en
tout & par tout ſemblables à la deſcription de Nicandre : &
pour ceſte cauſe ie penſe qu'elles eſtoyét vrayes Viperes, tant
par leur corpulence que par les accidents, que nous declare-
rons cy aprés. Or aprés que Nicandre a deſcript la Vipere
maſle & femelle, incontinent il enſeigne les accidents, leſquels ont acouſtumé d'apparoiſtre incontinent qu'elles ont
bleſſé. Premieremét il ſort de la playe vne humeur huilleux,
quelque fois ſanglant, & quelque fois tirant ſur le paſle entre
noir & blanc : ce qui aduient par la côtagion du venin, lequel
entrant dedans cômence a corrompre les humeurs qui ſont
en la partie deſtinés pour la nourriture d'icelle. En outre toute la partie ſenſle, nô ſeulemét icelle, mais auſſi tout le corps
(comme dict Dioſcoride) ce qui aduient de l'eſchauffeure
des humeurs, car incontinent qu'ils ſont eſchauffez par vne
chaleur non naturelle ils ſenflent, commençants côme deſia
à bouillir & à ſe transformer en cholere, ainſi que teſmoigne
la couleur de tout le cuir, laquelle apparoiſt quelque fois verdoyante, quelque fois pourprée, & quelque fois morne, qui
ſont couleurs toutes rendátes à pourriture : comme auſſi lon
Ampoulles. peut côiecturer des ampoulles ſemblables à celles qui ſont
faictes par la bruſlure, lors que la peau laiſſe la chair de deſſous, & ainſi que lon veoit communement aux corps pour-
Hoquetz. riſſants. Or comme ainſi ſoit que les hoquets ſoyent quaſi
comme vne conuulſion de l'eſtomach, laquelle ſe faict, ou
par vne trop grande repletion d'humeurs, ou par trop gráde
euacuation, ou par vne ſubite & inegale repletion, ou pourautant que dedans iceluy il y a quelque humeur poignát qui
le picque, ou bien pouraurát qu'il ſent quelque froidure : certainement il ne ſe peut faire que l'eſtomach, ſentant l'humeur corrompu par la malignité du venin, ne ſefforce de
ietter dehors ce qui luy eſt nuiſible : & ne ſe pouuát deſchar-
ger

ger de ce fardeau trop importun, il s'esforce aussi, tellement
que redoublant les hocquets, il cause vn bruit dedans la gorge. De ce mauuais humeur il s'esleue iusques dedans la teste
vne fumee maligne, laquelle faict des estourdisseméts & vne
pesanteur de teste: puis là dedans se fondant & apres s'espar-
dant par tout le corps, & ayant affoibli les nerfs: le rend tellement debile, que le malade se pense estre appesanty de la
moitié: ioinct aussi que ceste pesanteur se faict, pourautant
que par la malignité du venin les humidités du corps sont
fondues en chasque partie. Et pourautât que le venin s'attaque particulierement aux parties nobles (comme i'ay dict)
il s'escoule par les grosses veines, lesquelles sont le long des
reins: puis il entre dedans le foye, & la estant il brusle tellement qu'il rend non seulement vne douleur en ceste partie:
mais aussi par la fiebure ardente il deseiche en telle sorte les
polmons & autres parties voisines, qu'il est necessaire qu'il
ensuyue vne soif non extindible. Et apres que ce malheur
s'est faict place dedans le corps, & qu'il a gaigné la bataille
contre nature, il met en auant les fruicts de sa victoire, qui
sont les signes de la mort prochaine: car les ongles refroidis-
sent tant par le defaut de la chaleur naturelle, que par les esprits conducteurs d'icelle: lesquels estans retirez aux parties
nobles pour la defense d'icelles, sont non seulement retenus
là comme prisonniers, mais aussi miserablement ils y sont
estouffez, dont il aduient que le corps refroidi en ses parties
de dehors, sent comme vne gresle qui le gelle, laquelle toutefois le faict trembler, pourautant que par ces parties il y a
tousiours de l'humeur picquant, lequel tourmentât les nerfs
est cause de ce tremblement tempestueux. C'est pourquoy
Nicandre la nomme gresle gelant & tempestueuse. Ceste
affection n'est en rien dissemblable à ce grand tremblement
& clicquetis des dents, qui se faict lors qu'vne fiebure tierce
veut empoigner vn homme: sinon que la cause de ceste cy
n'est pas venimeuse côme est l'autre. En telle façon toutes les
parties du corps affoiblies, voire du tout dôptees, laissent facilement

Gresle gelant tempestueuse.

cilement couler ce qu'elles tiennent en foy, dont il aduient que l'eftomach plain d'vn humeur colere (car ce venin a la force de muer tout le fang en ceftuy-cy feul) engendré non feulement la dedans, mais auffi eftant receu du foye (lequel fe penfe defcharger cefte part) commence a laiffer aller ce mefchant humeur qui eft tout grommeleux, & quafi comme caillé. Les autres membres auffi laiffent fortir le peu d'aliment qu'ils auoyent, lequel eftant conuerty en fueur s'efcoule froid, comme neige par tout le corps. Et lors la couleur apparoift plombee, quelquefois perfe, & quelquefois toute verdoyante, comme la fleur qui s'efleue fur l'airain chanfi. Le tout toutesfois pour la diuerfe côplexion du corps mourant fe faict en iceluy en moins de fept heures, fi la Vipere qui a faict la playe eft femelle, ieune, amoureufe, & à ieun, comme par cy deuant nous auons annoté en la morfure de touts ferpents. Si c'eft vn mafle vieil, refroidi & repeu, & que l'homme foit de bonne côplexion, certainement il ne mourra pas fi toft : mais aura plus d'efpace pour preueoir à fa guarifon. Il nous faut donc noter en toutes morfures de ferpens, le fexe, l'aage, la fureur, la ieufne, la grandeur, la force, le lieu auquel ils font nourris, & le temps auquel la bleffure a efté faicte. Car s'il eft efté, & que le lieu auquel ils ont efté nourris foit fec & qu'ils foyent grands & forts, fans doute ils feront plus dangereux. La plus part de ces accidents furuint a vn apoticaire lequel fut bleffé dauanture par l'vne des Viperes, dont i'ay mis le pourtraict cy deffus, & lequel ayant feulement iecté vne goutte ou deux de fang par la picqueure non plus grande que celle de la poincte d'vne efguille, fut enuiron vne heure fans fe mal porter. toutefois non feulement le doid qui eftoit bleffé luy enfla auecque vne grand douleur : mais auffi toute la main en moins de rien, & gaigna tellemét l'enflure, qu'elle euft en peu de téps couru par tout le corps, fi ce n'euft efté qu'elle fut arreftee au deffous de la ioincture de l'efpaulle par le confeil du medecin qui y fut appellé, & qui y feit appliquer des remedes commodes. Ce nonobftant

enuiron

enuiron fix heures apres, il luy furuint vn vomiffement fort
amer,& vn froid par tout le corps,excepté la main & le braz,
auec vn bourfoufflement, lequel toutefois ne dura gaire,
pourautant que lon y meit ordre de bonne heure. ce qui eft
d'autant efmerueillable que noftre climat eft froid, & que
c'eftoit en hyuer.

LES remedes contraires aux morfures des Viperes, font
les crottes de chiens petries auec du vin, & mifes en forme
d'emplaftre par deffus la playe, ou du laurier, de l'auronne,
du Galban, de l'Origan vert,des Pouffins mis en deux & appliquez fubitement,& plufieurs autres medicaméts ordónés
par Diofcoride en fon VI.liure. Quant eft de ceux qui fe doiuent prendre par la bouche,font vne obole de prefure de lieure beué auec du vin, ou dix onces de fuc de poreau,les po-
reaux mefmes,les aulx,les oignons,& par fur tout la Theriaque,laquelle on faiét communement chez les Apoticaires.

DV CORNV. CHAP. XI.

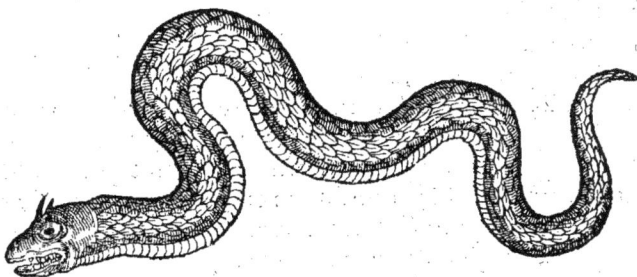

Κεράστις, Cerastes, Cornu.

LE Cornu, que les Grecs premierement, & les
Latins a leur imitation ont nommé Cerafte, a
receu ce nom, pourautant qu'il porte deux petites enleueures deffus le front affez pres apro-
chantes des cornes de Limaçon, finon qu'elles
font plus maffiues & plus fortes, ainfi qu'a efcript Ælian en
fon

ſon IX. liure, & comme Nicandre a dict parlant de la Vipere (car auſſi le Cornu ſemble eſtre vne eſpece de Vipere.)

> *En Europe elles ſont courtes, blanches, cornues*
> *Par le bout des naſeaux.*

IL ſen trouue quelques vns qui portent quatre pareils
cornichons, & quelques vns huict, côme ont eſcript les Arabes: deſquels ils ſaident non plus ne moins que d'vne amor-
ſe attrayante pour prendre les petits oiſeaux. Car ils ſe cachent tout le corps dedans le ſable, & ne monſtrent autre
choſe que leurs cornes pour amorcer les oiſillons, leſquels ſe
iettent deſſus, comme ſur quelque viande propre pour leur
Cauteleux.   vie: & pour ceſte raiſon Nicandre les nomme cauteleux. Le
Cornu a vne coudee de lôgueur, ou deux tout au plus, & porte vne couleur griſaſtre ou cendreuſe, toute telle que la couleur d'vn lepreux. Il a le ventre couuert d'eſcailles miſes les
vnes apres les autres: ce qui eſt cauſe qu'en ſeſcoulant il faict
vn petit bruit ſemblable au ſiffler. Il ſemble que Nicandre vueille qu'il y ait deux ſortes de Cornus, quand il dict
parlant d'iceluy:

> *Deux cornes il ſouſtient deſquelles il ſaſſeure,*
> *Et quatre quelquefois, dont l'autre eſt imparfaict.*

CE qui a eſté eſcript par l'interpretateur, quand il dict expliquant ce paſſage, qu'il y a vne ſorte de Cornuz, leſquels
ſont nómés par les Grecs imparfaicts, pourautant qu'ils n'ont
point de cornes, ou bien que ſils en ont, elles n'apparoiſſent
pas tant qu'aux autres. Ceſte interpretatió ne me ſemble pas
eſtre hors de propos, & de ma part ie l'aymerois mieux ſui-
ure qu'vne autre: car Auicenne dict en ſon IIII. liure, au
chapitre du Cornu: Il y a vne eſpece de Cornus, que lon nóme Racourcis, pourautant qu'ils ont leurs cornes fort courtes, ou bien qu'elles leurs ſont deſ-ia cheutes: ioinct auſſi
qu'ils ſont plus petits & plus courts: ils ont grandes machoires au regard des autres, & pour ceſte cauſe ils ſont nommés
Machoiriers. Toutefois ſi lon veut rapporter cecy aux Viperes, on le pourra faire: d'autát que noſtre autheur faict com-

paraiſon

paraiſon de la Vipere auec le Cornu, a celle fin que lon les
puiſſe diſtinguer l'vn d'auec l'autre en ceſte ſorte : la Vipere
ſe traine tout droiɛt, alors qu'elle ſe haſte pour aſſaillir quelque paſſant : ce qui ſe faiɛt d'autant qu'elle eſt groſſe & courte, ne ſe pouuant ſi facilement ployer. Mais le Cornu ayant
les eſcailles diſtinguees les vnes d'auec les autres, cóme celles d'vne Carpe, ſe courbe facilement en la figure d'vne S
tout ainſi comme vn eſquif, lequel eſtant agité du vent Afri-
cain, eſt contrainɛt de ſe deſtourner de ſa droiɛte voye, & de
chanceller puis ça puis là, la part ou le pouſſe le vent. Pour
ceſte raiſon Lucain parlant de ces ſerpens diɛt :

Le Cornu vagabond a l'eſchine ployante.

Il ne ſera hors de propos d'adiouſter en ceſt endroiɛt ce
qui a eſté laiſſé par les anciens touchant la nature des Cornuz, puis que noſtre intention eſt de diſcourir ſur la nature
des ſerpens. Ælian dóques a eſcript que les Cornuz ſont tellement amis des Pſiliens (qui ſont habitans de la Lybie non
gaire loing des Garamátes) que iamais ceux de ceſte nation
ne ſentent leur morſure, auſquels tant ſen faut qu'elle ſoit
dommageable, que meſmes ils ont la vertu de pouuoir guarir ceux qui ont eſté blecés par les Cornus. Çeſte proprieté
des Pſiliens n'a eſté ſeulement enuers les Cornus, mais auſſi
enuers toutes ſortes de ſerpens, ſi nous pouuons a bon droiɛt
croire ce qui en a eſté eſcript par Plutarque en la vie de Caton. Car Caton paſſant par les deſerts de Lybie, lors qu'il
fuyoit deuant l'armee de Iules Ceſar, & ſe voyant en danger
des ſerpens qui d'heure en heure faiſoyɛt mourir les ſoldats,
n'eut meilleur moyen que d'auoir recours aux Pſiliens, leſquels ſucçoyent la playe de ceux qui eſtoyent blecés, & par
quelques enchantements charmoyent tellemɛt les ſerpens,
qu'ils n'auoyent aucun pouuoir de mordre. Lucain l'a eſcript, quand il diɛt :

Vne nation ſeule en la terre eſt viuante,
Qui ne crainɛt des ſerpens la morſure meſchante :
Elle en la langue ſeule a le meſme pouuoir

F　　　　　　　　　Que

Que d'vne herbe puiſſante on pourroit receuoir.
Ces hommes ſont nommez Pſiliens Marmacides,
Qui n'ont ſenti couler par leurs veines humides
Vn venin, voire ſans aucun enchantement:
La nature du lieu les faict aſſeurement
Viure entre les ſerpens ſans craindre leurs morſures.

L E meſme a eſté eſcript par Nicandre, ainſi q̃ dict Aelian, lequel allegue des vers en ſon ſeizieme liure, pris, cõme ie pẽ-ſe, de quelque liure qui n'eſt venu iuſques en noſtre temps. Cecy ſembleroit fort eſtrange & preſque incroyable, ſ'il n'a-uoit eſté eſcript par Plutarque, Herodote, Aule Gelle, & Cri-nite. Vne meſme choſe a eſté eſcripte par Pline de quelques habitans d'Italie nommés Marſiens, leſquels de leur ſeule ſa-liue peuuent guerir les morſures des ſerpens : ce que touteſ-fois ſemble eſtre faux: car auec ce que auiourdhuy il ne ſ'en rencontre aucun par toute l'Italie qui ait ceſte vertu (ſi ce ne ſont quelques impoſteurs leſquels ſe vantent d'eſtre de la li-gnee de S. Paul,) Nous liſons en Galen au liure de la Theria-que, que les Marſiens de ſon tẽps n'auoyent rien de ce q̃ lon leur attribue en ceſte part. Et quant eſt de ce qu'auiourdhuy il ſe trouue quelques vns, leſquels manient les Viperes & au-tres ſortes de ſerpens venimeux ſans en receuoir aucun mal, cela certainement ſe faict par vne fraude, & nõ par quelque proprieté qu'ils ayent, quoy qu'ils ſ'en vantent. Car meſme dés le temps de Galen quelques hommes prenoyent des Vi-peres long temps apres le printemps, lors qu'elles auoyẽt deſ-ia ietté le plus dangereux de leur venin, puis les acouſtu-moyent & apriuoiſoyẽt ſi bien, que par viandes non acouſtu-meés ils leur faiſoyent changer en partie leur nature veni-meuſe, & auec ce les faiſans mordre dans des gros morceaux de chair, ils tiroyent le venin de leurs dents, & par le moyen de quelques autres compoſitions, qu'ils leurs faiſoyent re-mordre ſur l'heure, ils eſtouppoyent les cõduits par leſquels le venin a acouſtumé de ſortir : tellemẽt qu'encores qu'elles mordiſſent, ſi eſt ce que la morſure n'eſtoit dangereuſe, &

par ce

par ce moyen ils se faisoyent admirer, comme si cela eust esté
faict miraculeusement . Mais pour reuenir à noz Cornus,
i'adiousteray ce qu'en a dict le mesme Aelian , & quelques
autres touchât la familiarité, qu'ils ont auec les Psiliés : c'est,
que lors qu'ils ont soubçon de la pudicité de leurs femmes ,
& qu'ils craignent que leurs enfants ne soyent bastards , ils
ont acoustumé de mettre l'enfant duquel ils doutent , dedans vn tonneau plain de Cornus, & lors si l'enfant est legitime, il n'aura aucun mal; s'il est bastard, il sera mis à mort
par les serpens . à ce propos quelque poëte a escript parlant
d'vn Atir Psilien :

Atir sceut de poison les serpens desarmer,
Et les Chesneaux tardifs il sceut aussi charmer,
Puis auec les Cornus il esprouuoit la race
Dont on estoit en doute.

CEs choses ainsi discourues, nous reuiendrons a ce que
principalement nous auons entrepris en cest œuure. Et puis
que la nature du Cornu a esté amplement deduicte, il nous
reste de parler de signes, lesquels apparoissent apres sa morsure , & desquels aussi nous auons parlé au chapitre precedent. Car les mesmes accidents suruenants à la morsure des
Viperes, se manifestent aussi en celle des Cornus, n'estans en
rien dissemblables, sinon que ceux cy sont plus gräds & plus
forts que les autres, comme dict Aesse, à cause que le venin
des Cornus est plus actif, non toutesfois si subit : car celuy
qui en est attainct, peut durer iusques a neuf lumieres qu'au- Neuf lumie-
ra faict le soleil, comme dict Nicädre : c'est a dire, neuf iours, res.
là ou la morsure de la Vipere ne dure que trois iours. Et outre ces accidents, qu'ils ont communs auec les Viperes, ils en
ont aussi de particuliers, à sçauoir, vne petite dureté, laquelle
vient a l'endroict de la morsure semblable à vn Cor (qui est Vn Cor.
vne dureté qui vient entre les ortueils des pieds, & est ronde
& endurcie, comme la teste d'vn clou) ce qui se faict par la
malignité du venin endurcissant le cuir entamé. Or en cest
endroict certainement il me semble qu'Auicenne & Har-

F 2 douin,

douin, qui l'a enſuiuy, n'ont pas entendu la ſentence de Nicandre, quand il dict :

Pres la playe cruelle au lieu qu'il aura mors
Vn cor tout ❋ durci prendra naiſſance alors
Reſſemblant a vn clou.

CAR il ſemble qu'ils ayent voulu expliquer cecy d'vne
douleur poignante, comme ſi vne eſguille ou vn clou y eſtoit
fiché, ce qui ne ſe peut ainſi entendre, ou la ſentéce de noſtre
autheur eſt fauſſe, quád il dict, que la morſure ne faict grand
douleur, ce qui ne ſeroit vray ſi elle eſtoit pareille a celle, en
laquelle on penſe auoir vn clou attaché, dans vn des mébres
du corps. Auſſi ny Dioſcoride, ny Aeſſe n'ont eſcript ceſt accident, ains ſeulement ont enſuiuy Nicandre, quaſi de mot à
mot, en adiouſtant quelques accidents dont il n'a parlé. Et
quant eſt de la douleur des aines & jarets, qui eſt auſſi vn accident ſuruenant, cela ſe faict tant par le retirement des gros
nerfs, leſquels paſſent par ces parties, que pourautant que les
humeurs d'icelles ſe fondent & amortiſſent. La cauſe des
ampoulles & de la couleur ternie de tout le corps ſuruenant
apres ceſte morſure, ſe peut tirer du chapitre precedent. La
cauſe auſſi du troublement d'eſprit, de l'eſblouiſſement des
yeux, de l'enfleure des leures, dont ont parlé Dioſcoride &
Auicenne, vient des humidités de la teſte, leſquelles ſe fondent, ſeſpandent par tout le cerueau, & cheent ſur les leures. Mais l'extention du membre viril (comme de toutes
les autres parties) vient à cauſe de l'affection des nerfs retirez & tenduz plus que de couſtume, pour la maligne chaleur
qui les deſeiche, non plus ne moins qu'en grandes chaleurs
nous voyons les chordes des lutz ſeſtendre dauátage, & aucunefois ſe rompre.

OR incontinent que la morſure ſera faicte, il faudra ou
coupper la partie blecée, ou la ſcarifier, & appliquer deſſus
toutes choſes bruſlantes, & vſer de meſmes remedes qu'en
la guariſon de la Vipere.

DV COVLESANG.

CHAPITRE XII.

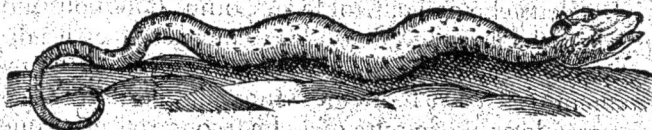

Αἱμόῤῥοος,, *Hæmorrhous, Coule-sang.*

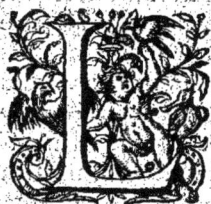

E Coule-sang a esté nommé par les Grecs
& par les Latins Hæmorrhoë: ce mot est
faict de deux conioincts ensemble, a sçauoir, d'vn qui signifie sang, & d'vn autre αἷμα, ῥόος:
qui signifie flux, lesquels assemblés signifient Flux de sang, ou Coulesang. La raison pour laquelle il a esté ainsi nommé, est
pourautant que le sang coule par tout les pertuis du corps
de celuy qui en est blecé, ainsi comme nous dirons cy apres.
Le Coule-sang donc est vn petit serpent de l'espece des Viperes, comme veut Aelian, il faict sa demeure dans les cauernes pierreuses, il a vn pied de longueur comme le Cornu, &
en largeur tout depuis la face, ou la teste (que Nicandre nōme flammante à cause qu'il a les yeux fort ardents, comme a Flammante.
escript Aesse, & semblables à ceux du Sautereau) depuis la
teste, di-ie, iusques au bout de la queuë, il s'amenuise tellement, qu'en longueur & largeur il est plus petit que la Vipere. Il a la couleur fort reluisante, quelquefois grisatre, comme
la cendre, & sablonneuse, ainsi qu'Aesse & Auicenne ont escript: Car le sablon communement tire sur le gris. Auicenne
a adiousté dauantage, qu'il a le doz marqueté de taches noires & blanches. Il a le col fort estroict au pris de la Vipere, sa
queuë commence dés le nombril, ce qui s'apperçoit pourautant que dés cest endroict elle s'amenuise fort, cōme si elle se
coupoit du demourant du corps, ainsi q̃ dict nostre autheur.

F 3 *On void*

———On void ſa queue eſtendre
Dés l'endroict du nombril, qui petite ſe rompt
Se faiſant plus menue.

Eɴ deux choſes il reſſemble au Cornu, dont nous auons
parlé au chapitre precedent, : la premiere en ce qu'il a deux
petites cornes blãches deſſus le front, lequel il heriſſe mievrement, c'eſt à dire ſubitemẽt tantoſt deça, tãtoſt dela, auec
vne grande enuie de faire mal. La ſeconde eſt en ce que il
ne ſe conduict pas droict, ainſi que nous auons dict de la Vipere: mais il va rampãt en la façon d'vn petit ruiſſelet lequel
ſ'eſcoulle dedãs vne prairie & repreſente là figure de la lettre
S. comme faict le Cornu. Il rampe auſſi en la maniere qu'eſt
porté vn nauire ſur la mer, c'eſt à ſçauoir ſelõ que les vagues
l'eſleuent tantoſt haut, & tantoſt bas: il hauſſe la partie de deuant lors que le derriere eſt abaiſſé: & au contraire il l'abaiſ-
ſe lors que l'autre ſ'eſlеue. Pour ceſte ſemblance Nicandre a
vſé du mot de nauigage entendãt le ramper du Coule-ſang,
quand il dict:

Du milieu de ſon doz ſon nauigage il tire.
Preſſant ſon ventre en terre.

Eɴ ceſte façon auſſi, qui eſt a doz rompu, nous voyons rã-
per les Chenilles, & les vers par les iardins, quãd apres qu'ils
ont aduancé en vndoyant la partie de deuant elles affer-
miſſent contre terre leur ventre, & puis ils tirent la partie de
derriere. Le maſle ſe recongnoiſt d'auec la femelle, nõ ſeulement par les accidens dont nous parlerons, mais auſſi par le
marcher: car il va touſiours leuant la teſte, & ſ'appuye ſur le
ventre, & puis il tire le train de derriere: mais la femelle ſ'appuye ſur le derriere vers la queuë, dont elle pouſſe tout le
train de deuant. Les accidens, leſquels ſuyuent incontinent
apres la morſure du maſle, ſont premierement vne couleur
de la partie bleçée, laquelle eſt hors du naturel tirant ſur le
noir, à cauſe de la chaleur naturelle eſtaincte par la malignité du venin, lequel luy eſt ennemy mortel. Puis il enſuit vn
mal de cœur, c'eſt a dire de l'eſtomach, lequel a eſté ainſi
                                                                nommé

Marginal notes:
micurement.
nauigage.
mal de cœur.

nommé par les anciens , & encores auiourdhuy par le vulgaire, qui sentant mal dans l'entree ou dans la saillie de l'e-
stomach, dict qu'il a mal au cœur : ainsi Nicandre a dict en
ses contrepoisons parlant de l'Aconite:

Puis dedans la poitrine instable se mouuant,
Ça & là vagabond il va l'homme aggrauant,
Qui sent le mal au cœur, & puis mordant sans cesse
L'estomach bondissant & ouuert, il s'adresse
Vers l'entrée, qu'aucuns ont appellé le cœur,
Ou bien de l'estomach le large receueur.

CE mal de cœur aduient, pourautât que l'estomach estât
vne des principalles parties du corps , facilement se resent
tant du venin ennemi capital d'icelles, que de la passion des
autres parties : & principalement en maladies venimeuses,
ainsi que nous voyons aduenir en la peste, laquelle est suyuie
incontinent par les vomissements, qui ne se font pour aûtre
cause que pour la mauuaise disposition qu'il sent : Il aduient
aussi d'abondant vn flux de ventre , ce qui a esté signifié par
nostre autheur, quand il dict, que le ventre est plain d'eau &
qu'il coule . Car à la maniere des poëtes voulant dire que le
ventre est humide, il dict qu'il est plain d'eau, pourautât que
nous n'auons rien qui soit plus humide que l'eau . Cecy se
faict tant à cause que l'estomach debilité ne peut faire son
debuoir, que pourautant q̃ les veines espanses, par les boyaux
laissent couler le sang , lequel meslé parmy les viandes non
digerees est cause de ce flux de ventre. En outre de touts les
autres pertuis du corps, non seulement de ceux lesquels sont
naturels, comme le nez, l'oreille, le col, c'est a dire la bouche: Le Col.
à laquelle est abboutissant tant le pertuis de l'estomach, que
celuy des polmons, mais aussi de ceux qui ne sont naturels,
il se faict vn flux de sang, & mesmes si le corps a quelquefois
receu vne playe, encore qu'elle soit refermée, elle se r'ouuri-
ra, & d'icelle sortira le sang: ce qui se faict par la proprieté du
venin, laissé dans la playe apres la morsure du serpent : dont
Galen dict en son liure de la Theriaque , que le Coule sang

F 4 est vn

eſt vn des ſerpens, leſquels ſont vn endommagement aux
hommes tel, que leur nom meſme le teſmoigne. Ce qui a
fort bien eſté deſcript par Lucain en ſes vers.

Vn cruel Coule-ſang vint mordre de malheur
Tulle le bon ſoldat iouuenceau de bon cœur:
Et comme la couleur du ſaffran de Coryce
S'eſpand deçà delà: ainſi l'eſtrange vice
Du venin qui rougiſt va ruiſſelant dehors,
Comme ſi c'eſtoit ſang ſortant de tout le corps.
Les larmes eſtoyent ſang: & par toute ouuerture
Que l'humeur reconnoiſt, ſortoit outre meſure
Vn grand ruiſſeau de ſang. la bouche ſempliſſoit
Et les larges naſeaux: la ſueur rougiſſoit:
Les membres eſtoyent plains de veines eſcoulantes,
Et tout le corps n'eſtoit que de playes ſanglantes.

OR la raiſon pour laquelle les vieilles playes du corps ſe
rentament, eſt eſcripte par noſtre autheur: car auec ce que
le venin a la proprieté de faire ſortir le ſang (ce qui ſe faict
comme ie penſe, pourautant qu'il le fond & le diſſout) il a
auſſi la vertu de deſeicher tellement la chair, & la peau, que
de grande ſechereſſe elle ſe rompt: ainſi que nous voyons en
eſté la terre ſe fendre & creuaſſer de trop grande chaleur, &
principalement par les endroicts, leſquels ont eſté autres fois
rompus: ce que Nicandre a monſtré, quand il dict:

ſoubs les membres domptez
Par la chaleur du corps la playe renouuelle.

AVEC touts les accidents, dont i'ay parlé, il y ſuruient encores vn grand enflammement des genciues, leſquelles ſe
pourriſſent, vn grincemét ou branlemét ou cheute de dents
ſanglantes, auec vne effuſion de ſang par les ongles non ſeulement, mais auſſi par les coings des yeux, ainſi qu'en eſcript
Aeſſe, depuis que la morſure a eſté faicte par la femelle. Et
pour ceſte cauſe Nicandre admonneſte ſur tout de ſe garder
du Coule-ſang femelle. Il y a encores beaucoup d'autres accidents, ſelon les Arabes & Aeſſe: comme vne courte alciñe,
vne

vne difficulté d'vriner, la voix perdue, auec vne pasmoison :
lesquels viennent par la trop excessiue euacuation du sang,
& des humiditez du corps, dót les nerfs & muscles deseichés
ne peuuent faire leur office : car par iceux se retire l'aleine, se
faict la voix, & l'vrine se iette dehors. Or apres q̃ Nicandre a
descript le corps du Coulesang & les accidéts, lesquels suiuét
sa morsure, à celle fin d'enrichir son œuure d'vne gentile inuention, il dóne raison pourquoy le Coule-sang & les Cornus
marchent à doz rópu, ainsi qu'il a dict parlant du Coule-sang :

Et comme le Cornu
Il coule de trauers tousiours son corps menu.

LA fable donc qu'il raconte est télle. Menelaüs apres la
destruction de Troye, ayant recouuert sa femme Helene, &
se voulant retirer en la Grece, vint poussé par la tempeste du
vent d'Aquilon, surgir en vne des bouches du Nil, laquelle
de ce temps fut nommee Canobe, du nom de son Pilote nó-   Canobe.
mé Canobe. Ce Canobe se voulant rafraischir sur le sable
Thonien, ainsi nómé a cause q̃ pour lors regnoit en Ægypte   Thonien.
le Roy Thonis, marcha de fortune sur le col d'vn Coule-sang,
qui se sentant offensé le mordit, dont apres le pauure Canobe mourut. Helene marrie de sa mort, y accourut subitemét,
& de cholere marcha si rudemét sur le doz du serpent, qu'elle en feit sortir toute l'espine, & les nerfs qui lient les rouel-
les ensemble : & tout depuis ceste heure là les Coule-sangs &
les Cornus ont glissé de trauers, & à doz rompu. Ie n'ay point
veu ceste fable en autre autheur ancien, que i'aye leu, si ce
n'est en Aelian, lequel a pris quasi de mot a mot ce que Nicandre a escript du Coule-sang : bien est vray qu'elle a esté
prise de cest endróict par Ronsard en vn Sonnet qui est au second de ses amours, quand il dict :

Le sang fut bien maudict de la hideuse face,
Qui premier engendra les serpens venimeux :
Tu ne debuois, Helene, en marchant deʃʃus eux
Leur escraʃer les reins, mais en perdre la race.

OR les remedes desquels il faut vser pour se guarétir, sont

les sca-

les scarifications & bruslures. Voire si la partie blecée le peut
endurer, il sera beaucoup plus expediét de la couper du tout
en tout, & mettre dessus des cataplasmes qui soyét poignáts
& fort attirans. Au reste il faudra vser des mesmes choses que
nous auons dictes au chap. precedent.

DV POVRRISSEVR.
CHAP. XIII.

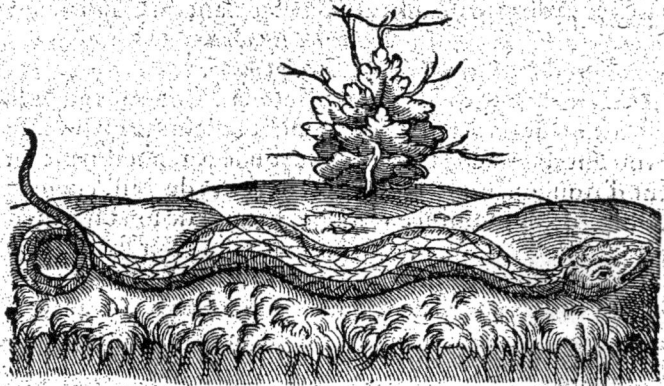

ΣΗΨ, Σηπεδ ών. Seps, Pourrisseur.

E pourrisseur que les Grecs & les Latins se ser-
uants de mesme mot, ont nommé Sepedon, a
esté ainsi nommé, pourautant que le corps de
ceux, qu'il a touché, est incontinent pourry par
la malignité de son venin: ainsi que nous auons
desia escript au chap. 7. là ou nous auons dict, que les Grecs
le nomment Sips, non pas que pour cela nous deussions penser, que celuy duquel parle Nicandre vn peu deuant que de
escrire l'Aspic, soit autre que cestuy-cy. Car auec ce que les
deux mots Grecs ne signifient qu'vne mesme chose, nous ne
trouuons point que nostre poëte en ait faict diuerses descri-
ptions, ioinct aussi que les mesmes accidents suruenants à la
morsu-

morſure du Pourriſſeur, qu'Aeſſe nomme Seps, ſont ceux
meſmes,deſquels a parlé Nicandre en la deſcriptiõ du Pourriſſeur nommé Sepedon. Et auec cecy encore nous ne trou- Σηπεδὼν.
uons que Pline ait parlé d'autre ſerpent que du Sepedon, ny
Dioſcoride que du Seps. ce qui me faict croire que Seps &
Sepedon ſont yne meſme choſe. Il eſt bien vray que Aelian
en a faict deux chapitres, toutesfois par ce qu'il eſcript du
Seps au x v i. liure, il ſemble qu'il ne l'ait diſtingué du Sepedon: car ce ſont les meſmes accidents qui ſuruiennent apres
ſa morſure. Il y a deux ſortes de Pourriſſeur: l'vne eſt vn ſerpent ſemblable au Coule-ſang; c'eſt à ſçauoir, ramenuiſant
touſiours petit à petit, depuis la teſte iuſques au bout de la
queuë,ainſi comme Nicandre l'a eſcript. L'autre eſt nommé
le Laiſart calchidique, pourautant qu'il reſemble au leſart:
ainſi qu'on peut facilement tirer du ſecond liure de Dioſcoride au chapitre du Pourriſſeur, & du cinquieſme liure chapitre du Vinaigre. Car au ſecond liure il nomme vn Pourriſſeur Laiſart calchidique, & au cinquieſme vne eſpece de
Viperes. Ce que André Matthioli homme fort bien experimenté en la congnoiſſance des Simples,a prouué de Nicandre meſme,lequel dict incontinent apres qu'il a deſcript les
eſpeces des Scorpiós au liure des Theriaques,que le Pourriſſeur a vn petit corps ſemblable aux petits laiſarts. Il ſenſuit
donques qu'il eſt diſſemblable de ceſtuy-cy,duquel Nicandre a eſcript en ceſte ſorte:

Regarde à celle fin que bien tu le congnoiſſe
Le corps du Pourriſſeur, qui eſt tout reſemblant
A cil du Coule-ſang.

Qvant eſt de l'autre Pourriſſeur, nous en parlerons en
ſon endroict. Le Pourriſſeur donc eſt ſemblable au Coule-
ſang(quant eſt en la façon du corps)excepté qu'il ne ſ'eſcou-
le point de trauers comme l'autre : mais pluſtoſt tout droict
comme la Vipere. ce que certainement n'a pas eſté entendu
par Aelian au x v i i i. chap. du x v. liure : là ou voulant retourner de mot à mot les vers de Nicandre,& en ayant bien
enten-

entendu vne partie, il s'est trompé en l'autre: car il dict bien
que le Pourrisseur est semblable au Coule-sang, & que sa
queuë semble petite lors qu'elle se remue. Mais quãd il veut
expliquer ces mots de nostre autheur, il entend esgalemét le
haut courbé, Aelian l'attribue à la façon de marcher & dict:
Il se coule par tournoyement, tellement qu'il trompe les
yeux de ceux qui le gardent, & qui ne peuuent iuger de sa
grandeur. Et toutefois Nicandre n'a entendu ce courbemét
de tout le corps, mais seulemét de la queuë, laquelle le Pourrisseur esleue en haut & la retortille, cóme faict vn pourceau,
de façon que lon ne peut iuger, si elle est courte ou longue.
Et autrement ne s'accorderoit ce passage de nostre autheur
auec ce qu'il a dict vn peu deuát: a sçauoir que le Pourrisseur
ressemble au Coule-sang, excepté qu'il va d'vn marcher tout
contraire. Or est il ainsi que le Coule-sang va en tournoyant:
il s'ensuit dóques que le Pourrisseur n'y va pas. Il y a vne semblable faute au viii. liure de l'histoire de Pausanias, là ou
descriuant la mort d'vn nommé Aegypté Roy d'Arcadie, il
dict qu'il fut blecé par le Pourrisseur, lequel il figure comme
il s'ensuit. Ce serpent, dict il, apres la Vipere est le plus petit
de tous, il est de couleur cendree, & distingué de taches, separees les vnes des autres. Il a la teste large, le col estroict, le
ventre gros, & la queuë courbe. Cestuy-cy & vn autre serpét
nommé le Cornu, se coule obliquement à la maniere des
Cancres. ce sont les mots de Pausanias, lequel dict auoir veu
le Pourrisseur: toutesfois il faut, ou qu'il s'abuse, ou que Nicandre se soit abusé. Il est bien vray que le Cornu marche
obliquement (comme aussi nostre autheur a escript) mais
cestuy-cy ny marche pas. Parquoy attendu que le principal
but de Nicandre est de monstrer les serpens, desquels non
seulement il entendoit la nature par continuel estude: mais
aussi par les auoir veuz (car autrement il ne les eust si bié descripts) ie suis d'aduis que nous nous arrestiós plustost à luy
que de croire ce que Pausanias a escript au contraire. Mais
reuenons à la description de nostre serpent. Il est, comme i'ay
　　　　　　　　　　　　　　　　　　　　　　　　dict,

dict,semblable au Coule-sang,excepté qu'il va droict,& qu'il
n'a aucunes cornes.Il est de couleur pasle & blafarde, ou biē
de diuerses couleurs : ce que Nicandre nomme couleur de
tapis velu,quand il dict: Tapis velu.

>   *vne couleur semblable*
> *A vn tapis velu dessus sa peau s'estend.*

L'interpretateur Grec veut que ce soit d'vne couleur des-
carlate,pourautant que cōmunement, dit il,les tapis sont de
ceste couleur, toutesfois i'ay opinion, d'autát q̃ les tapis sont
faicts le plus souuét de diuerses couleurs,que nostre autheur
a plustost voulu dire, que le Pourrisseur fust de diuerse couleur,comme sont les tapis. Aussi Auicenne dict que le Pourrisseur,lequel il nōme en sa langue Helsin,porte tout au long
du corps des rayes de diuerses couleurs. ce qui m'a esmeu de
dire que ceste couleur pourroit estre pasle & blafarde, a esté
pourautant qu'Athenee alleguant vn poëte ancien, dict que
vne femme qui a peur est de couleur d'vn tapis.Or est il ainsi que la peur,est incontinēt suyuie d'vne couleur palle, parquoy il semble que ce soit la couleur des tapis anciens,& certainement ceste raison ne me semble pas impertinente:Car
Aesse au chapitre du Pourrisseur dict, qu'il a beaucoup de
marques blanches esparses par tout le corps.

Les accidens qui suyuent sa morsure, sont premieremēt
vne grande douleur,laquelle se faict à cause du venin qui est
bruslant & pourrissant entre touts : puis vne cheute vniuer-
selle de tout le poil qui est sur le corps : ce qui se faict a cause
que le venin espars non seulement dans les parties interieures,mais aussi exterieures, pourrist la racine du poil & s'espā-
dant par tout la peau, il la rend blanchastre . Ceste maladie
est nommee par les Grecs alphe,& par les Latins vitiligfe,& A'λφος.
Vitiligo.
principalement en quelques endroicts il s'esleue vne couleur
plus blanche & aspre,laquelle gaignāt au profond rend toute la peau mal coloree: ceste espece comprinse soubs la premiere maladie est nommee des Grecs & des Latins Leuce. Λευχη.
Et pourautát que nostre langue n'est si riche en ses mots que
sont

ſont les Grecs, i'ay eſté côtrainct, retournât Nicâdre, d'vſer de
pluſieurs parolles pour les ſignifier. Outre ces accidéts Aeſſe
en a adiouſté encores pluſieurs autres, comme le flux de ſang
par la playe (ce qui eſt cômun en toutes bleſſures) & peu apres
vne bouë puante, & vne enfleure en la partie, à raiſon de la
pourriture, laquelle commence & laquelle gaigne tellement
tout le corps, q̃ la chair pourriſſante ſe côſume en peu de téps.
Cecy a eſté fort biê declaré par Lucain au 9. liure, quâd il dict:

Vn petit Pourriſſeur hauement ſ'attacha
Dans la iambe a Sabel, qui ſubit l'arracha,
Et auecques vn dard l'enſouit dans le ſable.
Ce ſerpent eſt petit, mais beaucoup dommageable,
Et ne ſ'en trouue point qui porte plus de mort:
Car autour de ſa playe on void la peau qui ſort
Deſcouurant l'oẑ tout blanc: la playe eſtoit ouuerte,
Sans chair, dont elle fut a l'entour recouuerte:
Le corps nageoit en bouë, en qui deſia couloit
Tout le gras de la iambe, & le iarret eſtoit
Deſpouillé de ſa chair: les muſcles de la cuiſſe
Se lachoyent quant & quant, & diſtilloit ce vice
Hors de l'aine pourrie: & la peau qui ſouſtient
Le ventre en ſon eſtat qui les boyaux retient
Se rompoit, & laiſſoit les entrailles coulantes.
Meſme autant ne ſortoit de ces eaux pourriſſantes
Qu'il en euſt peu ſortir: car ce braſier cruel
Bruſloit par tout le corps, & le venin mortel
Ramaſſoit tout en peu, faiſant vne ouuerture
De la creuſe poictrine, & de tout la tiſſure
Des coſtes & des nerfs, & du cœur entaché,
Et de tout ce qui eſt dedans l'homme caché.
Nature eſtoit ouuerte eſtrangement deſtruicte
Par ceſte eſtrange mort. puis d'vne meſme ſuitte
Les eſpaules, le Col, & la teſte, & les bras
Fondoyent & ſ'eſcouloyent du haut encontre bas,
Plus viſte qu'au midy vne neige coulante,

Ou qu'vn

Ou qu'vn soleil bien chaut la cire n'est suyuante.

VOYLA comment par la maligneté de ce venin pourrissant non seulement les esprits sont vaincus : mais aussi tout
le corps est consumé, comme si le feu y auoit passé. Et veritablement cela est commun au venin de ce serpent non seulement, mais aussi à toute pourriture, laquelle est participante
en quelque chose d'vne matiere venimeuse. Ainsi que nous
voyons aduenir en temps de peste suyuant incontinét apres
les pluyes : car on experimente ordinairement que la partie
en laquelle apparoistra la peste, ou le charbon, ou quelque
autre apostume, se pourrira tellement, que le plus souuent
auec la vie le membre est du tout consumé, comme Hippocrate a bien escript en son III. liure des Epidimies, que plusieurs perdirent la peau, la chair, les nerfs & les oz, voire tout
vn bras, ou toute vne autre partie, apres que l'année eut esté
toute pluuieuse & pourrissante. Au reste les remedes doiuét
estre semblables à ceux que nous auons escripts au chapitre
de la Vipere & du Cornu.

DE L'ALTERE. CHAPITRE XIIII.

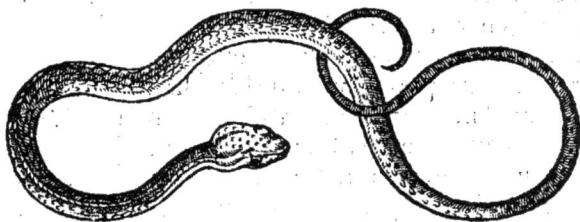

Δἰψἀς, Dipsas, *l'Alteré.*

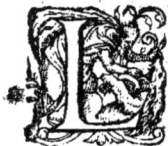

L'ALTERE que les Grecs & Latins ont nommé Dipsas, a esté ainsi nommé pourautant que
ceux qu'il a blecés, endurét vne alteration non
estindible. Ce serpent est vne espece de Vipere, seló quelques vns, ou d'Aspic seló les autres.
Aesse le nóme espece de vipere qui se rencontre és lieux ma-
riti-

ritimes d'vne coudee de long,& s'amenuise tousiours depuis
la teste, iusques au bout de la queue : elle est marquetee de
roux & de noir par tout le corps, elle a la teste fort estroicte:
toutefois l'Alteré est dissemblable de la Vipere pour deux
raisons: la premiere est, qu'il faict plustost mourir celuy qu'il
a blecé: la secōde qu'il a des petite merques noires enfoncees
dans la queue, c'est pourquoy Nicandre a escript:

La forme à l'Alteré est tousiours ressemblante
La petite Vipere, & celuy qu'il aura
Blecé de son venin, bien plustost sentira
Le destin de la mort: sa gresle queue obscure
Noircist depuis le bout.

AVICENNE dict qu'il a le col fort gros, & tout le dessus
du doz noirastre, iusques au bout de la queue. Il dict aussi
qu'il habite en Lybie & Syrie, cōme aussi a escript Galen en
l'vnziesme liure des Simples, pourautant que ces Regiōs sont
plus seiches que les autres. Les auant-coureurs de la mort,
lesquels se descouurét apres la morsure, sont vne grande seicheresse & enflammement, non seulemét des parties de dedans, mais aussi de celles de dehors : ce qui aduient par la
grande seicheresse du venin, lequel auec ce qu'il s'espand par
tout le corps, il change aussi facilement en sa nature tout le
sang, tellement que encores que le malade boiue sans cesse,
si est ce qu'il ne peut estre rassasié, cōme mesme Moyse a escript au Deuteronome . Car ce temps pendant le venin se
pourmene par les veines, dont il aduient que seichant touts
les conduicts du corps, & les bruslant, il les faict retirer tout
ainsi qu'on void le parchemin, & le cuir se retirer deuant le
feu . Parquoy les conduicts tant de l'vrine que de la sueur
estouppez, ne permettent que l'eau excessiuement beue soit
euacuee, dont il faut necessairement que le ventre se rompe pour luy donner passage. De la les Ægyptiens voulans signifier vne grande soif, peignent le serpent nomme l'Alteré.
Or Nicandre voulāt enrichir son poëme d'vne plaisante digression, ainsi que font souuentesfois les poëtes, donne la raison

son pour laquelle les ſerpens deueſtér touts les ans leur peau
(comme deſ-ia nous auons dict au commencement de ce
liure) & dont il vient que l'Alteré a la proprieté d'eſmouuoir
vne telle ſoif en l'homme qu'il a blecé. Il dict donques qu'a-
pres que Iupiter fils aiſné de Saturne, nommé le Temps, eut **Le Temps.**
donné en partage la Mer à Neptune, & les enfers a Pluton,
ſes deux freres puiſnez: il donna aux hommes mortels le don
de ieuneſſe, les voulant congratuler tant pour ſon entree au
royaume des Cieux, que pourautant qu'ils auoyent prins en
haine & deſcouuert le larcin de Promethee, lequel au deſceu **Le deſrobeur**
de Iupiter auoit dérobé le feu du ciel (comme ie remarque- **du feu.**
ray au ſecond liure.) Or ainſi comme ils ſe ſentirent laſſez
de porter la ieuneſſe, ils la chargerent deſſus vn aſne, que noſtre autheur nomme blanc ventre, à cauſe qu'il a le ventre **Blanc-vetre.**
blanc, comme auſſi Theocrite a nommé le Bouc en quelque
paſſage, pour ceſte meſme raiſon. Le pauure aſne donques
ayant long temps cheminé, deuint alteré, & paſſant aupres de
vne fonteine, il veid l'Alteré gardien d'icelle, lequel il pria de
luy permettre qu'il beuſt: ce que le ſerpent ne voulut accorder, que premieremét il n'euſt la ieuneſſe, que l'aſne portoit:
tellement que les hommes fruſtrez du don qu'ils auoyét receu de Iupiter, ont vieilli depuis ce temps, & les ſerpens ont
raieuny toutes les annees. Vray eſt que l'Alteré receut la ſoif
de l'aſne auec la ieuneſſe : dont il aduiét que ceux qu'il blece, endurent ceſte meſme maladie & l'accident que i'ay deſia expliqué, & lequel a eſté deſcript ingenieuſement par Lucain en ſon ix. liure. Ceſte meſme fable a eſté auſſi deſcripte
par Aelian au xvi. liure des animaux. Lucian prend occaſion de la nature de ce ſerpent pour faire vn Dialogue, qu'il
enuoye à ſes amis: la il deſcript fort bien ſon port & ſa nature, & les accidents qui ſuyuent ſa morſure, l'ayant tranſcript
du paſſage de noſtre autheur, lequel meſmes il allegue. Quát
eſt des remedes, ils doiuét eſtre pareils a ceux, deſquels nous
auons parlé au chapitre du Coule-ſang.

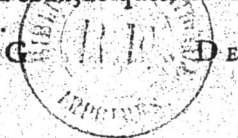

G   DE

LE I. LIVRE
DE L'EAVTERRIER
CHAPITRE XV.

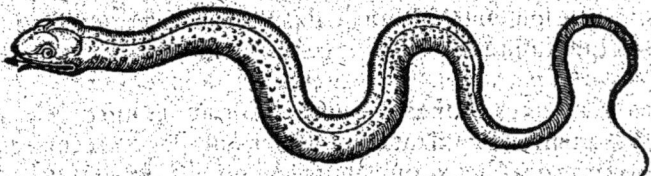

Χερσύδρος, *Cherſydrus*, *Eauterrier.*

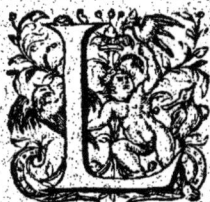

A nature diuerſe de l'Eauterrier a faict
qu'il a eſté nommé de diuers noms : car
pourautât que tout au long de l'hyuer &
du printemps il ſe tient dans les eſtangs
& mareſts: les Grecs luy ont dóné le nom
de Hydre, c'eſt à dire, Aquatique, & les
Latins celuy de Natrix, qui eſt autant que
Nageur : puis quand il ſent la chaleur laquelle deſeiche les
eſtangs & mareſts, il ſe retire en terre; & lors il eſt nommé
Cherſydre qui ſignifie Eauterrier, comme eſtant de diuerſe
nature, à ſçauoir aquatique & terrienne : ce que les Grecs
nomment Amphiuie, c'eſt à dire de double vie. Lors qu'il
eſt en terre, il cômence a faire la guerre aux grenouilles, dôt
il ſe repaiſt. & pour ceſte cauſe Arat en ſes Phenomenes nôme les grenouilles viades des Hydres. Il eſt ſemblable a l'Aſpic terreſtre, dont nous auons parle cy deuant, excepté qu'il
n'a pas le col ſi large. Il eſt blaffart & griſaſtre, & tacheté ſelon
Virgile. Il vit, comme i'ay dict, moitié en l'eau, & moitié en
terre: ce qui a eſté annoté par Nicandre, & eſcript quaſi de
mot a mot par Virgile au 111. des Georgiques en ces vers:

Aux paſtis Calabrins il y a vn ſerpent,
Qui roullant ſon eſcaille hautement va rampant
D'vn ventre marqueté: ceſte beſte meſchante
Aux riues des eſtangs eſt touſiours demourante,

S'engor-

S'engorgeant de poisson, & appaisant sa faim
De grenouilles iasans, quand le marest est plain
D'vne eau qui se desborde, & que les longues pluyes
Sont par l'humide vent du midy poursuiues.
Mais quand il est seiché, & que de grand chaleur
La terre se creuasse, alors plain de fureur
Tournant ses yeux flammans au sec il prend la suitte,
S'aigrissant de grand soif par le chaut qui l'irrite.

OR les accidents qui ensuyuet la morsure, sont selon Nicandre premierement vne extreme seicheresse de toute la peau, & principalement de celle qui est plus prochaine de la morsure. ce qui aduient a cause du venin espandu par tout le corps, lequel estant sec de nature, deseiche & rompt la peau, de laquelle il sort vne boue pourrie & puante, qui est faicte d'vn sang corrompu par la malignité du venin : dont aussi il ensuit vne grande douleur par tout le corps semblable à la bruslure, laquelle tantost d'vn coste & tantost d'autre tourmente miserablement le pauure blessé. Il s'esleue aussi vne enfleure a l'entour de la playe qui apparoist noirastre & puate d'autant que la chaleur naturelle s'esteinct. Et d'autat encores que par les fumees qui s'esleuet du venin iusques dans la teste, les humeurs d'icelle sont fondus & du tout corrompus, il se faict vn grand esblouissement des yeux, & vn vomissement de la cholere eschauffee & esmeuë par tout le corps, a raison du venin, lequel l'a transformee en sa nature. puis il ensuit vn mouuement inacoustumé de tout le corps, lequel est faict par la grande inquietude & impatience du malade, ioincte a vne generale debilitation de toutes les parties d'iceluy. Touts ces accidents sont pris en partie de nostre autheur, lequel a touche seulement les principaux : & en partie d'Aesse au chapitre de l'Eauterrier. Aelian au huitiesme liure des animaux dict apres Apollodore, que le venin de l'Eauterrier est si dangereux, que mesme il faict mourir celuy qui seulement aura touche a son corps mort. Les particuliers remedes, desquels ont vse les anciens, sont l'Origan pillé & appliqué

G 2

plique deſſus la playe, la lexiue & de l'huile enſemble, l'eſcorce de Saraſine & la theriaque appliquee, ou priſe par
la bouche, cõme auſſi deux drachmes de Saraſine auec trois
onces de bon vin, ou du ſuc de Marrubin, & quelques autres,
dont nous parlerons aux chapitres generaux.

DV DOVBLEMARCHEVR.
CHAPITRE XVI.

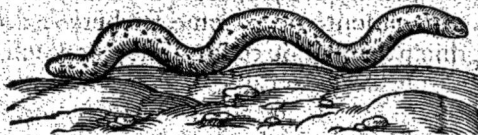

Ἀμφισβαῖνα, Amphisbena, Doublemarcheur.

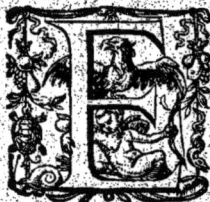E ſerpent que les Grecs, & les Latins a
leur imitation ont nommé Amphisbene,
ſe peut nommer par les Frãçois Double-
marcheur, faiſant vn mot cõpoſé de deux,
comme auſſi eſt le mot Grec, & comme
nous auons faict de l'Eauterrier. Ce ſerpent a eſté ainſi nommé pourautant qu'il
ſe coule tantoſt d'vn coſte & tantoſt de l'autre, c'eſt a dire, en
auant & en arriere. Il eſt grand comme vn grand ver de terre, & ne ſamenuiſe depuis la teſte iuſqu'a la queuë, comme
les autres, mais il eſt tout d'vne groſſeur, ainſi que les vers.
Ce qui a faict que ceux qui n'ont peu diſcerner aiſement en
quel coſte eſtoit la teſte, & voyant qu'il alloit tãtoſt d'vn coſte & tantoſt d'autre (ainſi que les vaiſſeaux de mer qui ont
double proüe) ont penſé qu'il euſt deux teſtes, & pour ceſte
raiſon il eſt nommé Doubleteſtu, comme Lucain a dict. Ce
qui eſt toutefois faux, encores que Galen l'ait eſcript en ſon
liure de la Theriaque : car comme dict Ariſtote au liure de
la generation des animaux, la cauſe pour laquelle on a veu
vn ſerpent a double teſte, eſt pourautant qu'aucunefois il ſe
faict

Doubleteſtu.

faict des monstres en nature, principalemét és animaux, lesquels d'vne ventree portent plusieurs petits, car si deux ou trois germes s'attachent en vn, ils feront vn corps auec plusieurs testes, ou iambes, ou aisles. Par laquelle sentence d'Aristote il ensuit qu'il n'aduoüe les deux testes aux serpens, sinon comme vne chose monstrueuse, & par consequent non naturelle & acoustumée. Mais reuenons à nostre serpent. Il a les ioües tellement grosses, que cachant la partie des yeux il semble qu'il ne voye goutte; dont Nicandre a dict:

Pource qu'il a tousiours vne foible lumiere:
Car par les deux costez sa ioüe fort grossiere
Apparoist separée.

Il a la peau forte & dure, marquetée en diuers endroicts. Il est de couleur de terre, c'est à dire basanée que les Grecs nomment Phaye, & les Latins Pulle, ou Betique, ou Espaignole. Ceste couleur n'est pas du tout noire, mais elle tire sur le noir vn peu dauantage que le brun.

Les accidents suruenants apres la morsure du Doublemarcheur n'ont point esté descriptes par Nicandre, a cause que, ainsi qu'a escript Dioscoride, ils sont semblables a ceux de la Vipere: ou bien, a cause que sa morsure est aussi petite & aussi peu dangereuse qu'est celle des mouches, comme a escript Aesse. Et en cest endroict certainement ie trouue grãde difference entre Aesse & Dioscoride: car si la morsure & les accidents du Double-marcheur sont semblables a ceux de la Vipere, il ne faut pas dire qu'ils ressemblent a ceux qui suiuent la piqueure des mouches: toutesfois ie ne veux accuser l'vn pour defendre l'autre, encores que ie pense que Nicandre n'a point oublié a son escient en ceste histoire & en celle qui ensuit, ce qu'il a tousiours obserué en toutes les autres. Mais au lieu de descrire les accidents, il nous aduertit d'vne proprieté qui est en sa peau: c'est, que sur le commencement du printemps, si les boucherons le rencontrét, ils l'escorchent, & de sa peau, pour mieux la deseicher, ils vestét vn baston d'Oliuier sauuage, que Nicãdre nõme Millefois-couronnant:

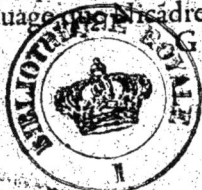

G 3

ronnant : car anciennement aux tournois Olympiques les
vainqueurs en eſtoyét couróncs: dónt il ſe ſeruét alors qu'ils
ont les mains engourdies, pourautant qu'en la maniant elles
ſont reſchauffees en peu d'heure . Il ſemble que Aelian ait
adiouſté aux parolles de Nicandre touchant la proprieté de
ceſte peau : car il dict, que ſelon Nicandre elle a la vertu de
chaſſer les ſerpens : ce que toutefois on ne peut tirer de ſes
vers, ſi ce n'eſt que Aelian l'ait leu en quelque autre liure de
Nicádre, lequel ne ſoit venu iuſques à nous. Au reſte le Doublemarcheur ſe tire des premiers hors la taniere deuant que
la Cigale ait encore chanté, dont nous pouuons ſoubçonner
qu'il eſt d'vne complexion plus chaude que les autres . Noſtre autheur nóme la Cigale Trop printaniere, a cauſe qu'elle commence à chanter deuant que le printemps ſoit venu.
Galen en ſon liure de la Theriaque eſcript que la femme
groſſe auorte incontinent, ſi elle paſſe par deſſus le Doublc-
marcheur : ce qui ſe faict (ſi ce faire on doibt croire) par la
vapeur venimeuſe laquelle ſeſleue du corps de ce ſerpent, &
eſtouffe l'enfant par ſa malignité ennemie de noſtre nature.
Il faut tirer la guariſon particuliere de ce ſerpent, du chap.
de la Vipere.

DV SCYTALE. CHAP. XVII.

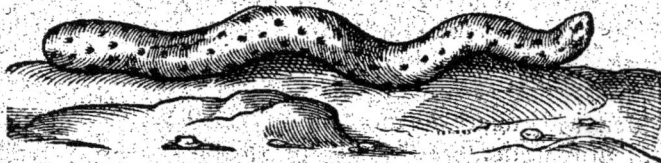

Σκυτάλη, Scytale, Scytale.

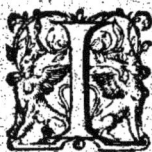

I'A y eſté contrainct retournant Nicandre de
retenir le mot Grec Scytale, pourautant que ie
ne pouuois luy donner vn mot François, ſans
contraindre le vulgaire : car le mot Grec (par
lequel eſt ſignifié le manche de quelque outil
que ce ſoit, comme d'vne coignee ou autre) ne ſe pouuoit
rendre

rendre François, sans laisser vne ambiguité: ce qui a esté cause que i'ay retenu le mot grec Scytalé, lequel a esté donné a
ce serpent, pourautant qu'il est par tout le corps de mesme
grosseur qu'est vn baston, duquel on emmache vne doulouere, ainsi qu'a dict Nicandre escriuant;

en grosseur tu doibs croire
Qu'il est tel que le manche à vne doulouere.

LES Lacedemoniens nommoyent anciennement de ce
mesme nom vne sorte de lettres secrettes, lesquelles ils en-
uoyoyent à leurs Capitaines, & lesquelles ils ne vouloyent
estre entendues par autres que par eux. C'estoit pourautant
qu'ils entortilloyent sur vn baston tel que nous l'auons descript, vn papier couppé en long: puis sur le tout ils escri-
uoyent ce que bon leur sembloit, si bien q̃ le papier desvelo-
pé d'alentour du bastõ n'estoit marqué q̃ de certains traicts,
& estoit impossible a tout hõme de faire son proufit de l'escripture, sinon aũ Capitaine, auquel la lettre estoit enuoyee:
car il auoit vn baston de mesme grosseur que celuy sur lequel
elle auoit esté escripte, là ou il rapportoit si bien le papier entortillé, que facilement il pouuoit lire ce qui auoit esté escript: pourautant donques que la lettre estoit escripte sur vn
baston pareil au manche d'vne coignee ou autre tel outil, elle estoit nommee Scytalé.

OR le Scytale est en tout & par tout semblable au Doublemarcheur, excepté qu'il est plus gros, & qu'il ne marche
pas en auant & en arriere comme faict l'autre: car quant au
reste, ils sont faicts tout d'vne venue (comme on dict communement) si bien qu'on ne peut aisémēt discerner en quelle partie est la teste ou la queuë. Vray est que le Doublemarcheur n'est pas si gros, cõme i'ay dict: car il est de mesme corpulence que sont les vers de la terre, lesquels sont nommés
boyaux de la terre par les poëtes: comme par Nicandre aux
Phisiomeries, & mesme par Aristote aux liures des animaux.
Iehan Lonicere qui a tourné Nicandre en prose Latine, &
Pierre Gille en vne addition qu'il a faict sur Ælian, n'enten-

G 4 dant

dant le texte de noftre poëte, a dict, que le Scytale eftoit de
la groffeur d'vne dolouere, & de la longueur des vers de la
terre. Ce que toutefois Nicandre ne dict pas, mais ayât pro-
pofé que le Scytale eft plus gros que le Double-marcheur, il
dict, qu'il eft gros comme le manche d'vne dolouere, & que
le Double-marcheur l'eft feulement côme les vers: ils fe font
donques abufez, penfans que le mot Grec fe rapportaft au
Scytale, & non au Double-marcheur. Ce ferpent a vne chofe particuliere outre les autres, c'eft, que fortât des premiers
hors de la taniere, & ayant laiffé fa peau, comme font touts
les ferpens, il fe retire incontinent quelque part, fans manger le fenoil : dont ie penfe que quelques vns des Latins
l'ont nommé Cæcilie, quafi comme aueugle, entant que
pour recouurer fa veuë, il ne mange le fenoil: toutefois il me
femble que Cæcilie foit plus toft le Typhlops, lequel auffi en
langue commune eft nommé Typhline. Gille, en la mefme
addition, dict que le Scytale fortant de la cauerne va manger le fenoil : En quoy certes il monftre n'auoir entendu ce
paffage de Nicandre, non plus que l'autre : car apertement
noftre autheur luy donne cefte proprieté entre touts. Solin
& Odoard VVoton apres luy au v i. liure des differences des
animaux, dict que le Scytale a le doz tellement & fi diuerfe-
ment efmaillé & riolé-piolé de diuerfes couleurs, que les
paffants farreftent eftonnez de voir cefte belle diuerfité
de peinture, & qu'ainfi le ferpent, lequel autrement n'eft
dés plus agiles, a le loifir de fapprocher d'eux & de les offenfer. Diofcoride a efcript qu'apres la morfure du Scytale, les
accidents furuiennent pareils que ceux qui compaignent
celle des Viperes, & que pour ces caufes il faudra tirer la
guarifon du chapitre de la Vipere.

DV BASILIC ROY DES SERPENS.
CHAPITRE XVIII.

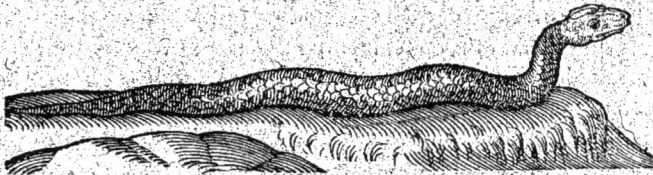

Βασιλίσκος, Basiliscus, Basilic.

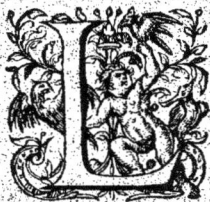

LEs proprietés diuerses & admirables que diuers autheurs ont donné au Basilic, m'ont faict penser,ou que son histoire est fabuleuse, ou pour le moins que les escriuains qui en ont couché quelque chose par escript, luy ont presté à credit leur peine, leur encre & leur papier : car de dire comme Galen au liure de la Theriaque, que le Basilic seulement du rayon de ses yeux, ou de son siffler faict mourir les hommes qui l'oyent, qui le voyent, ou qui par luy sont veuz: cela faict doubter que tant s'en faut que celuy qui l'a escript l'ait veu, que mesme à grand peine se pourroit il trouuer hôme qui le sceut rapporter au vray, d'autant ¯q le voulant contempler, il mourroit subitement, ou du siffler ou de la veüe. Aussi Galen au x. liure des Simples côfesse ne l'auoir iamais veu, & semble qu'il doubte de son histoire. Et moins certainement y a il de raison de dire qu'il fut engendré de l'œuf d'vn vieil cocq (ainsi que le vulgaire croit) car cela est pris des fables des vieilles, & est du tout contraire aux raisons naturelles, comme fort bien a escript Albert le Grand Ce qui me faict croire que toutes ces choses soyét fausses, c'est d'autant, que Nicandre n'en parle aucunemēt, encores que souuentesfois les poëtes enrichissent leurs œuures de telles fables poëtiques, ainsi que nous auôs veu qu'il a faict en diuers endroicts de son poëme. Ie ne veux pourtant dire qu'il ne se puisse trouuer des Basilics : mais ie pense qu'ils ne sont si dan-

G 5   gereux

gereux que lon les faict : bien eft vray qu'entre touts les ferpens ce font les plus venimeux, comme eftant mefine le venin des autres, ainfi qu'a efcript Nicandre, quand il dict, que
lors qu'il fe traine, touts les autres allants ou venants de pa-
fturage le fuyent & luy quictent la place : eftants comme ad-
uertis par fon fiffler tant de l'heure de fon arriuee que de
fon depart. Or le Bafilic eft vn ferpent de trois paulmes de
longueur, ayant le corps roux, & la tefte pointue, fur laquelle
il a trois petites faillies, ou enleueures marquetees de taches
blanchaftres, en forme de couronnes : & pour cefte raifon il a efte nommé le Roy des ferpens. Quant il rampe, il leue la partie de deuát de fon corps, & la porte droicte, ne f'ay-
dant au marcher que de celle de derriere . Pour cefte caufe
les Ægyptiens auoyent acouftumé en leurs Hieroglyphiques
d'efleuer vn Bafilic fur vne coulonne, ayant la tefte haut efleuee, & ce pour fignifier l'eternité. Il eft fi plain de venin que
mefmes eftant mort, les beftes ou les oifeaux fentáts les mauuaifes odeurs qui fortent de fa charongne, n'ofent le toucher
pour le manger : que fi de fortune ils en mangent, ils meurét
fubitement, & non feulement pour auoir mangé fon corps :
mais auffi (comme quelques vns ont efcript) pour auoir má-
gé du corps, qui fera mort par fa morfure. Il infecte auffi tellement l'air dautour foy (fi ce que lon en a efcript eft vray)
que les arbres & les herbes en meurent, tant il eft corrompu
& peftilentieux . Et mefme Solin raconte que les Pergame-
nes auoyent baillé vne grande fomme d'argent pour le corps
d'vn Bafilic mort, lequel ils pendirent au haut du temple d'Apollon, à celle fin que ny les oifeaux, ny les areignees
n'en approchaffent . Lon a auffi efcript que de fon fimple
fiffler il faict mourir les animaux : dont les Ægyptiens
en leurs Hieroglyphiques l'auoyent acouftumé de peindre
pour fignifier le mal-parlant . Car tout ainfi que le Bafilic tue du fimple fiffler, ainfi le mal-parlant bleco par fon
fimple mefdire . Pour toutes ces raifons que i'ay dictes, Lucain a efcript :

                                                    Le Ba-

Le Basilic tout seul est regnant par le sable,
Où sifflant a tout autre, il se rend effroyable :
Plus qu'vn autre venin le sien est dangereux,
Qui chacun va chassant du regard de ses yeux.

QVELQVES autheurs non contents d'auoir escript
que le Basilic faict mourir du seul rayon de ses yeux, sont passez plus auât, & ont dict, que si lon le touche auec vn baston,
la force de son venin s'escoule si subitement & inuisiblemêt
au long d'iceluy iusques à la main, que sur l'heure mesme elle est corrompue & gastee : dont Lucain a escript;

Que sert au pauure Maure auoir ainsi percé
Le corps du Basilic? le venin eslancé
Court tout au long du dard, & vistement il blece
(Ayant laissé le dard) la main ou il s'addresse.

ILs ont escript encores dauantage, que si le Basilic touche
a vn cheual, non seulement le cheual mourra : mais aussi
l'homme qui est dessus. Ce qui se peut aussi tost faire par le
Basilic, que l'engourdissement de la main & du bras se faict
par la Turpille, dont nous parlerons cy apres. Mais la bonne
nature qui n'a iamais voulu laisser vne telle peste sans vn côtraire qui luy fut ennemy mortel, a creé la Blette, laquelle a **La Blette en-**
autant de force contre le Basilic, que luy mesme a contre les **nemie du Ba-**
hommes : ce qui peut estre vray : non autrement que nous **silic.**
experimêtons le Lion, lequel, bien qu'il soit hardy & furieux
entre touts les animaux, crainct toutefois le cocq qui est vne
beste sans force & resistance à sa comparaison.

VENONS maintenant aux accidêts lesquels ont acoustumé de suyure apres la morsure du Basilic. Le premier est vn
grand enflammement de tout le corps, faict par la grande
chaleur meslee par toutes les veines & arteres, & ainsi com-
muniquée à touts les membres : dont la chair corrompue &
pourrie tombe par morceaux. L'autre accident est (selô Era-
sistrate) que incontinent le lieu de la morsure deuient iaulne
comme or, ce qui se faict par le sang chágé en cholere : car le
sang pourrissant en sa plus subtile partie, se côuertit en icelle.

Il y

Il y en a encores vn autre adioufté par Aefſe, qui eſt la cheute
du poil, laquelle ſe faict par vne partie du venin qui eſt entre
cuir & chair, & qui par ſa malignité conſume la racine du
poil, comme nous auons dict cy deuant. Bref, il en enſuit vne
ſi ſubite mort, que meſme Aefſe a penſé eſtre vne choſe ſu-
perfluë que deſcrire les remedes contre la morſure du Baſilic, d'autant que la ſubite diſſolution des eſprits eſtant faicte,
il eſt impoſſible de donner remede à temps. Il eſt bien vray
que Eraſiſtrate commandoit de boire vne dragme de Caſto-
rium auec du vin, ou bien du ſuc de pauot. Or mettant fin à
ce chapitre, nous annoterons le beau ſurnom que noſtre autheur a donné au Corbeau, lequel eſt pris de la nature d'iceluy. Il le nomme donques le Corbeau qui croace à la pluye :
& ainſi les poëtes ont nommé les Corbeaux & les Corneil-
les meſſagers de la pluye : car auāt que plouuoir, ils ont acouſtumé de croacer dauantage qu'en autre temps : ce qui a eſté
eſcript par Arat en ces vers :

Quelquefois les Corbeaux & les trouppes criantes
Des Gays vont prediſant les pluyes ſuruenantes.
Et Virgile aux Georgiques premier liure :
Lors la fauſſe Corneille à gorge deſployée
Semble appeller la pluye.

DV CHES-

Qui croace à
la pluye.

DV CHESNEAY.
CHAPITRE. XIX.

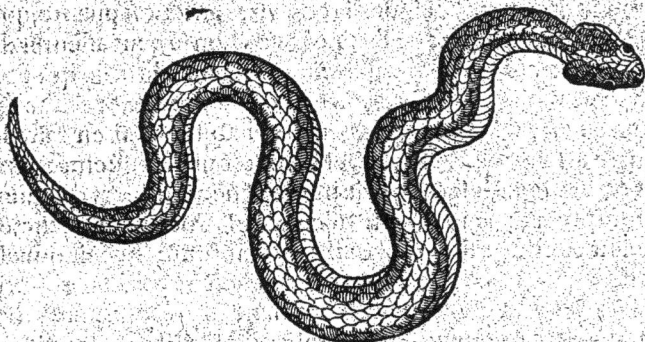

Δρυἰνος, Χἑλυδρος, *Drynas, Chelydrus, Chesneau.*

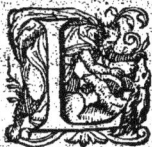

LE Chesneau a pris son nom des Chesnes, pourautant qu'il est leur hoste perpetuel : il est aussi
nommé par les Grecs Chelydre, c'est a dire,
Rudepeau : ce nom vient d'vn mot Grec, lequel signifie aspre conuerture, dont est venu
Chelone, c'est a dire, la Tortue, pourautant qu'elle a l'escaille Χἑλυς.
fort aspre & rude. de la donques entát que le Chesneau por- Χἑλωνη.
te vne peau fort escailleuse, il a esté nommé Rudepeau. Il se
pourroit dire en Latin Squarrus : car ainsi les Latins nommét
la peau pleine de cal, comme est celle de la main des laboureurs & autres gents de trauail. Les autres ont nómé ce serpent Hydre, qui n'est autre chose que serpét Aquatique, que
nous auons nommé cy deuant Eauterrier, à cause que tousiours il se tient par les vallees, dans les estágs & lieux mares-
cageux. I'ay bien voulu en la version de Nicandre retenir
ce mot Hydre, encores qu'il soit pur Grec, pourautant que
des-ia il est affrancié entre le vulgaire.

LE Rudepeau est vn serpét de la longueur de deux coudees ou enuiron, lequel a le corps assez charnu & garny d'escailles fort rudes, comme i'ay dict. Il est de couleur de suye,
                                                              comme

comme tané brun, vn peu plus approchant du noir: il a la teste semblable à l'Hydre ou Eautérrier, c'est a sçauoir, vn peu
large & non du tout aigue. Il rend vne senteur si puante, que
facilement, encores que l'on ne le voye, on se peut asseurer de
sa presence. Ceste mauuaise senteur ressemble celle qui s'es-
La colle. leue de la colle, laquelle est retranchee du dedans, & des bouts
de la peau d'vn cheual, lors qu'on l'habille pour en faire le
cuir: c'est a sçauoir, apres qu'elle a demouré longuemét dans
les plains, dans lesquels estát meslee auec plusieurs drogues,
elle acquiert vne mauuaise odeur. De la l'ouurier la retire, &
l'ayant estendue sur vn cheualet, il abat toute la chair qui est
Le fer à ra- dedans des-ja pourrie auec le fer à rauualer, qui est vn outil
ualler. semblable a vn grád cousteau emmanché par les deux bouts,
auec lequel il couppe les extremitez de la peau, dont il ne
pourroit faire autrement son proufit : & les nomme Colle,
pourautant, comme ie pense, que l'on faict la colle forte de
ces morceaux couppez, de laquelle s'aydent les menuisiers &
autres ouuriers en bois. Pour ces causes Nicandre a dict parlant de ce serpent:

Il sort de tout son corps vne odeur qui sent mal,
Comme la colle autour de la peau d'vn cheual,
Et des cuirs tout mouillez, soubs la lame tranchante
Du fer à rauuller rend vne odeur puante.

DE là Virgile a nommé les Chesneaux puants. Il y a
grande abondance de Chesneaux en l'Hellespont, lesquels
sont si dangereux, qu'en marchant seulement par dessus, ils
ont la force d'escorcher la plante des pieds, & de faire enfler
les cuisses en vne grosseur incroyable : & qui plus est, la malignité du venin est tellement ardente, que mesmemét ceux
qui touchét les blecés, ont les mains escorchees. Que si quelqu'vn s'aduance de vouloir tuer ce serpent, il aura le flairer
tellement depraué par son odeur infecte, que mesme il ioge-
ra les choses les plus odorantes sentir mal. Aussi nostre autheur a dict que le premier accident accompaignant la morsure, est vne senteur estouffante, laquelle s'espand par tout les
membres

membres, ce qui fe faict par la vertu du venin qui eftant fubtil, & retenant la nature du lieu, dont il part, fe porte facilement par toutes les parties du corps. Puis apres a l'entour de
la morfure, le fang, lequel par la douleur f'eftoit là amaffé,
corrompu par le voifinage du lieu mors, fe noircift comme
pourriffant, & quant & quant faict noircir toute la peau qui
enuironne l'enfleure. d'abondant encore l'efprit du pauure
malade fe trouble, tant par la douleur qu'il endure, que par
vne partie du venin efleué dans le ceruueau. puis à caufe de
la maladie, la peau qui au parauant eftoit fraifche, deuient
flétrie & femble qu'elle foit defeichee. Celle auffi laquelle
eft a l'entour de la morfure, fe pourrift par la malignité du
venin, lequel corrompt tout ce qu'il touche. Apres touts ces
accidéts, ainfi q de plus en plus le venin gaigne, les fignes de
l mort prochaine commencent à fe defcouurir, comme font
les esblouiffements, lefquels aduiennent par vne imbecilité
de nature fuccombante, & auffi par le deffaut des efprits qui
def-ia commencent à chanceler. Quelques vns iettent des
cris, & puis apres perdent le vent & la vie, à caufe de l'exceffiue feicherefle de tout le corps, par laquelle le gofier, & les
conduicts de l'vrine defeichés fe retroiciffent tellement que
ny le vent, ny l'vrine ne peuuët fortir. Or touts ces fignes font
rapport d'vne feicherefle exceffiue ioincte auec vne particuliere malignité. Toutesfois il aduient fouuent à raifon de la
diuerfe complexion des hômes, que le venin fondant les humeurs du corps femble faire vne toute contraire action: dont
Nicandre apres auoir efcript les fignes precedents, dict:

L'autre tout au contraire a la tefte affommée,
Et fi ronfle oppreffé d'vn hoquet redoublé,
Vomiffant du gofier vn humeur efcoulé,
Aucunefois fanglant, & quelquefois cholere:
Et puis en la parfin cefte forte mifere
Qui eft toute effardée, efpand fubitement
Par le corps affligé vn mauuais tremblement.

LES humeurs donques eftants quelquefois fondus dedäs
la tefte,

la teſte,rendent l'homme endormy, & eſtouppants inegalement les conduicts de l'eſprit,font l'vniuerſel tremblement
du corps. Ceux qui ſe fondent & ſeſpandent dedans l'eſtomach,à cauſe qu'ils le rempliſſent trop,& le piquent,font le
hoquet & le vomiſſement ou ſanglant, ou cholere ſonde.
Les remedes ſont ſemblables a ceux,deſquels on ſ'ayde contre l'Eauterrier.

DV DRAGON. CHAP. XX.

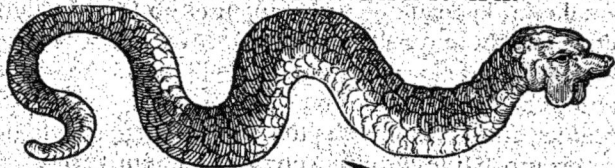

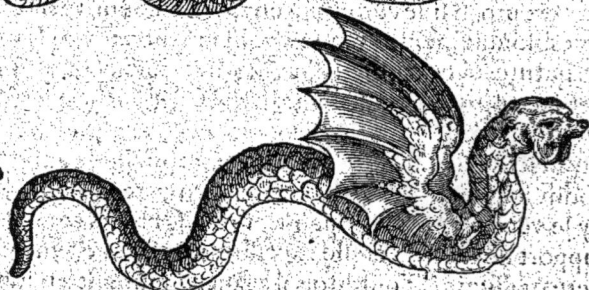

Δράκων,   Draco,   Dragon.

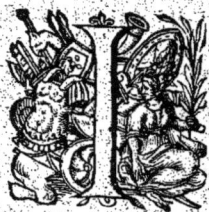

IL y a diuerſes eſpeces de Dragons entre
ceux que nous nommons terreſtres,outre
celuy lequel du nom de la Mer eſt nommé Marin,car il y en a de montagniers &
de mareſcagiers,leſquels,ſelon Philoſtra-
te,ont quelque diſſemblãce. Ils ſont auſſi
diſſemblables pour la diuerſité des pais,
auſquels ils ſont engendrés & nourris:ſi toutefois nous pouuons croire ce que l'on a eſcript des Dragons Lybiens & Indiens,leſquels me ſemblent pluſtoſt fabuleux, qu'auoir apparence

parence de verité. Car quelques vns difent que d'vne louue
couuerte d'vn Aigle il fort vn Dragon, ayant le bec & les aif-
les femblables à l'Aigle, la queuë & les pieds, côme la louue
& le cuir marqueté de diuerfes couleurs, comme celuy d'vn
ferpent. Mais nous nous arrefterons à la verité, & dirons que
le Dragon eft vn ferpent, lequel a trois rangees de dents en
chafque marchoire, les yeux fort grands & tellement aigus
que mefmes les poëtes les ont faict eftre gardiens des tre-
fors. Ils ont deffous le menton deux gros fanôs pendants des
iouës qui les font quafi comme vne barbe, tainéte de cholere, c'eft à dire rouffe : car la cholere eft rouffe, ou bien iaune.
Il y a deux efpeces de vrais dragons, les vns font æflez, & les
autres n'ont point d'æfles : ils font au demourant femblables
en tout & par tout. Ils ont la gueulle petite, laquelle en mordant ne f'ouure pas beaucoup : mais elle eft comme vn petit canal par lequel ils refpirent & tirent la langue, pour cefte
caufe leur morfure ne faict pas grand douleur : car auffi la nature ne leur a pas donné la dent pour force ou defenfe, mais
pluftoft la queuë, de laquelle ils combatent auec l'Aigle &
auec l'Elephant. Ils font de couleurs diuerfes, les vns roux, les
autres noirs, & les autres cendrés. Ils ont en lôgueur cinq ou
bien dix coudees, felon les païs, aufquels ils prennét naiffance. mefme on racôte qu'en Inde & en Æthiopie les Dragons
ont trente coûdees de long, & en Phrygie quaráte. Ceux-cy,
difent ils, font couuerts par tout le corps de grandes & larges
efcailles, lefquelles font afpres & rudes. Ils ont la gueulle grâ-
de, la langue longue, & les dents longues, comme celle des
porcs fangliers, defquélles auffi en mordant, ils rompent les
oz du corps. Ceux de Phrygie fortent en plain efté hors des
cauernes, ils efleuent fur le bout de la queuë tout le refte du
corps, & ouurants la gueule, ils attirent par la vertu de leur
haleine, les oifeaux volants par deffus, encore qu'ils foyent
haut efleuez. On en a efcript encore dauantage, c'eft qu'ils
auallént vn mouton tout entier, & l'ayant auallé ils reiectent
aptes les oz & autres chofes qui ne leur feruét de nourriture.

H Toutef-

Tainéte de
cholere.

Toutesfois ie penserois bien qu'en la plufpart ces chofes feroyent fauffes, côme font plufieurs autres, forties de la boutique de ceux qui les ont par-cy deuant efcriptes. Les Dragons, comme nous auons dict, ne portent point de venin, &
ont le corps fort plaifant à veoir : & mefme on tire de leurs
corps des remedes contre aucunes maladies, voire encontre
les venins mefmes, dont les anciens Payens les ont eu en re-
uerence, & les ont dediez à Æfculape le Dieu de medecine
Peonien. (que Nicandre nôme Peonien à caufe qu'il fut fils de Apollon autrement nommé Pæon) difants qu'ils auoyent autrefois efté nourris par le mefme Aefculape en vne partie de la
Peletrone. montagne de Polion nommée Peletrone, ce qui a efté auffi
efcript par noftre autheur, & plufieurs autres poëtes apres
luy. Toutefois celuy qu'ils difent auoir efté nourry par Æfculape, eft vn de l'efpece des Dragons felon Paufanias, lequel
eft doux & bening, & lequel feulemét nafquit en Epidaure.
Il fut quelquefois mené a Rome pour faire ceffer la pefte qui
lors y eftoit. Lucian au Dialogue qu'il a nommé Pfeudomá-
te faict vn fort beau difcours de l'impofture d'vn certain af-
fronteur, lequel ayant vn Dragon de pareille nature, fe faifoit adorer, comme vn grand prophete. Nous remarquerons qu'encore que le Dragô de fa nature ne foit venimeux,
il peut eftre tel, à caufe du lieu auquel il eft demeurat: ce que
nous apperceuons aux autres ferpens, lefquels ne font fi venimeux aux regions froides, comme ils font aux chaudes.
Pour cefte caufe Lucain a efcript en fon IX. liure :

Et vous diuins Dragons, qui par tout ferpentez
Sans fare mal, & qui reluifez en beautez,
Vous eftes venimeux en l'Affrique bruflante.

LE Dragon æflé fe combat ordinairement auecque l'Aigle & auec l'Elephant, comme nous auons dict. Le premier
combat de l'Aigle eft fort bien defcript par noftre autheur,
auffi eft celuy de l'Elephant par Pline en fon VIII. liure. Ie
ne m'arrefteray point a raconter ce que Plutarque & Aelian
ont efcript de l'amour des Dragons, dont l'vn (comme ils difent)

fent) fut amoureux en Iudée d'vne fille, l'autre de Ætolidé,
l'autre d'vn petit enfant d'Archadie, lequel il deliura du dáger des brigans, & l'autre d'vn nommé Pindus: à celle fin que
lon ne penfe que ie vueille pluftoft m'arrefter aux fauffes,
qu'aux vrayes natures de ces animaux.

DV MILLIET. CHAPITRE XXI.

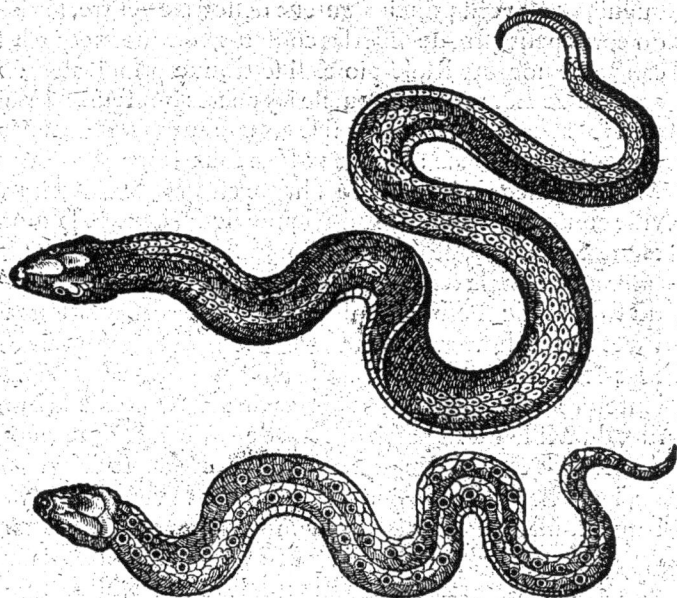

Κεγχρίτης, Cenchrenes, Milliet.

E Milliet eft nommé par les Grecs Cenchri-
te, à caufe qu'il a le vétre de couleur verte ainfi que la plante du Milliet, ou bien pourautant
que lors que le Milliet eft en fleur, il eft plus
dangereux. Nicandre la nomme Lion, à rai-
fon qu'il eft furieux & cruel, comme vn Lion. Quelques vns
auffi l'ont nómé le Dard, à caufe que quád il veut faire mal,
H 2 il fe

il se iette ainsi comme vn dard. Toutefois il est dissemblable
au dard, ainsi que lon peut veoir par les deux pourtraicts que
nous auons pris de Pierre Belon & accommodez cy dessus: le
premier desquels est le Milliet & le second est le Dard. Ce serpent communement a deux coudées de longueur, encores
que souuentesfois en grosseur & longueur il soit different: il
se ramenuise en tout le corps, depuis la teste iusques a la
queuë, & est verd principalement dessous le ventre. le reste
du corps peut estre de diuerses couleurs, comme mesme Nicandre le nomme Riolé-piolé. Il se trouue principalement
en l'Isle de Lemnos, en laquelle les poëtes ont feinct q̃ Vulcain se retiroit pour forger : il se trouue aussi en l'Isle de Samos ou Samothrace : Ces deux Isles sont situées en la mer

Rhescinthe. Mediterranée, vers le païs de Thrace vis à vis de Rhescinthe

Hebre. ville consacrée à Iunon, & du fleuue de Hebre, de la mon-

Mõtagne Ze- tagne Zenoniéne, de l'antre Zerinthien, & du chesne qu'Or-
nonienne.

Antre Zerin- phée attira par la douceur de son chant, nommé Oeagride
thien.

Oeagride. du surnom du mesme Orphée. Toutes ces places sont situées en la Thrace vis à vis, comme i'ay dict, de l'Isle de Sa-

Mosiclin. mos & Samothrace, en laquelle est le mont Mosiclin, selon
l'interprete Grec. Or les accidents suruenants apres la morsure du Milliet, sont pareils à ceux de la Vipere, cõme escript
Aesse : mais entre touts, nostre autheur remarque l'Hydropisie, laquelle suruient principalement par la vertu du venin,
lequel fond les humeurs & les conuertist en eau. Et d'autant
que ce serpent se porte tousiours en vne voye droicte (cõme
dict Lucain) & qu'il fuit les ronces & les espines, Nicãdre aduertist que s'il aduient que lon le rencontre, il se faudra sauuer par vn chemin tortu & couuert de branchages. Il annote
en outre la nature de ceste beste dangereuse, c'est qu'ayant
attainct quelquun, soit hõme ou beste, elle tasche de le faire
tomber auec la queuë, puis le tenant en terre, elle luy succe
le sang a l'endroict de la poictrine, ou sont les clauettes. On
peut remedier à sa morsure en partie, ainsi qu'à la morsure
de la Vipere, & en partie appliquant dessus la playe de la Sariette

riette & de la Rue sauuage escachee, & prenāt par la bouche
de la racine de Sarrasine, & de la Gentiane. Le Dard cy dessus Le Dard.
pourtraict a trois paumes de longueur & de la grosseur du
petit doid : sa couleur est cendree tirant sur la couleur de
laict: toutesfois il est blanc en tout & par tout soubs le vētre:
il est moucheté par tout le corps de petites taches larges,
comme vne lentille, lesquelles sont entournees d'vn cercle blanc. La guarison de sa morsure est pareille que celle
du Milliet.

DE L'ESTOILLE.
CHAPIT. XXII.

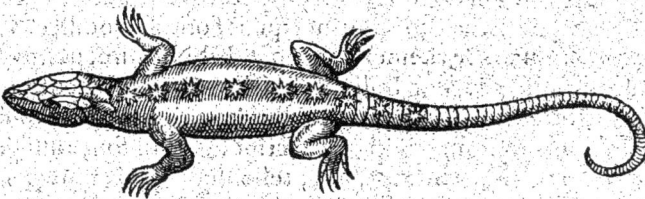

Α᾿σκάλαβος, *Stellio*, *Estoillé*.

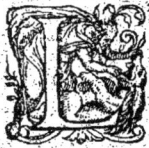

L'ESTOILLE' est nōmé par les Grecs Ascalaue
ou Ascalauote ou Galeote, & par les Latins
Stellion: pourautāt qu'il porte par tout le corps
des petites mouchetures, lesquelles represen-
tent vne estoille. C'est vn serpent de l'espece
des Laisards, duquel Ouide a parlé en son 5e. de sa Metamorphose, descriuant la mesme fable, laquelle est descripte
par nostre Nicandre.

Il est bien plus petit que le petit laisard.

ET vn peu apres :

Il a le nom pareil à la couleur qu'il porte :
Son corps est estoillé de dissemblable sorte.

Ceste espece de serpent se repaist seulement de rosee &
d'araignees, ausquelles il faict vne immortelle guerre, cōme

H 3   a escript

118

La Taranto-
le efpece de
laifard en
Italie.

a efcript Pline. Dont André Matthioli en fon docte cómentaire fur Diofcoride a penfé que l'Eftoillé fut le Laifard quo
les Italiens nomment la Tertantola, attendu qu'elle fe cache
tout au long de l'hyuer, dás les creuaffes des maifons & dans
les vieux tombeaux, ainfi que faict l'Eftoillé : car les Eftoilles
fy retirent les quatre mois plus froids de l'annee. Et là les
prennent ceux qui les chaffent pour en auoir la peau, qu'ils
defpouillent touts les ans, ainfi que les ferpens, & laquelle on
dict eftre vn fingulier remede contre le haut mal. Pour cefte
caufe on les guette au long de l'efté, à celle fin que lon foit
affeuré de leur demeure, & que plus aifement on les y puiffe
furprendre le printemps venu : attendu que fils ne les fur-
prenoyent en cefte forte, ils n'en pourroyent auoir la peau,
laquelle ils mangent incontinét qu'ils l'ont defpouillée. Ces
petits animaux fe tiennent, comme dict Nicádre, parmy les
Ifles de Thrace, & en Italie auffi, felon Ariftote. Leur morfure eft trefdangereufe, & ont vne naturelle fineffe pour có-
trarier aux hommes, ainfi qu'a efcript Pline. Ils font auffi per-
petuels ennemis du Scorpion, tellement qu'ils font remedes contre la morfure d'iceluy, & le Scorpion auffi contre la
leur. Ceux qui font mords par l'Eftoillé, fe plaignent continuellement, & ont la partie en laquelle la morfure a efté faicte, toute noiraftre. Noftre autheur n'a point efcript les accidents furuenants, comme fe pouuans retirer facilement de
ce qu'il a efcript des autres ferpens : mais il feft poëtiquement arrefté a defcrire la naiffance de l'Eftoillé, qui eft tel-

Ceres.
Celée.
Metanire.

le : Ceres pourfuyuant le recouurement de fa fille Proferpine
rauie par Pluton, fut receue au logis de Celee par vne bonne
vieille femme nommee Metanire, ou Menalippe, laquelle
auoit vn fils qu'on nommoit Abátes, felon l'interprete Grec,
ou Stelles, felon Ouide. luy faché de ce que fa mere auoit receu Ceres, fe moqua d'elle & de fes facrifices : dont Ceres
courroucee le conuertit en ce Laifard nommé l'Eftoillé. Voy
Ouide au v. liure de la Metamorphofe.

O R apres que Nicandre a particulierement parlé d'vne
chafque

chafque efpece de ferpens, dont les morfures font dange-
reufes, il en nomme encores d'autres, defquels il ne difcoure
autremét, pourautât qu'ils ne font nuifibles: tels font les Elopiens, les Sablôneux, ou Lybiés, & les Chafferats, ainfi nômez
à caufe qu'ils fe nourriffent de rats. Ils portent deffus la tefte
plufieurs petites lignes blanches en façon de couronne. Tels
font auffi les Aueugles, autrément nommez Typhlopes, ou
Cecilies : les Dards & Moluriens. Toutefois nous noterons,
qu'il y a eu vne efpece de ferpés nommés Dards par Lucain,
lefquels fe portent fur les arbres, & de la fe iettent fur les paffants, comme fi c'eftoit vn dard, ainfi comme il tefmoigné
au mefme endroict. Mais ie doubte que noftre autheur ne
l'a voulu entendre, & q pluftoft le nom de Dard a efté donné
à ceftuy-cy pour la fimilitude qu'il peut auoir auec vn dard.
Et quant eft de celuy de Lucain, on peut facilemét foubçô-
ner que ce foit le Milliet, duquel nous auons parlé cy deuát,
& lequel mefme eft nommé d'aucuns le Dard, à caufe qu'il
fe iette fur ceux aufquels il f'addreffe, auffi roide & fubit que
feroit vn dard defcoché: ou bien que ce foit celuy que nous
auons pris de Pierre Belon. Toutefois il ne fe faut tellement
arrefter aux noms, que pluftoft nous ne les congnoiffions par
leur nature: car certainement les anciens font fort variables
quant aux noms d'aucuns animaux : mefme Aelian en fon
VIII. liure efcript, que le Dard eft l'Eauterrier, lequel montant fur les arbres, fe iette fouuentesfois fur les paffants.

H 4 DES

DES ARAIGNES, OV PHALANGES.

CHAPITRE XXIII.

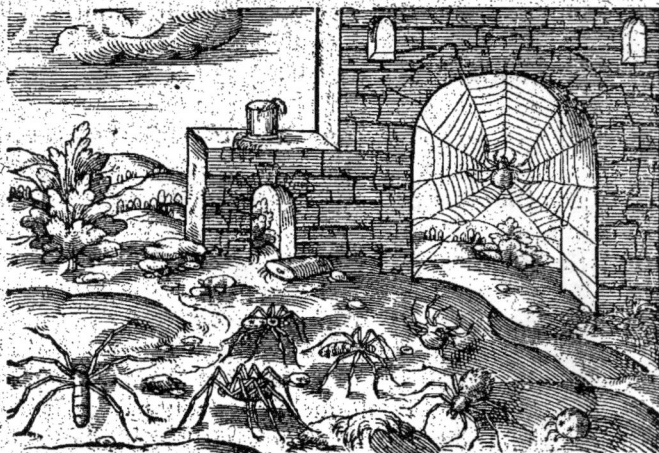

Φάλαγξ, *Phalanx,* Ἀράχνη, *Araneus, Araignee ou Phalange.*

ENCORE que noſtre autheur ait interpoſé pluſieurs remedes propres, pour la morſure des ſerpens, auant que de parler des Phalanges; ſi eſt-ce que i'ay bien voulu differer l'explicatiõ d'iceux, à celle fin de ne rõpre le diſcours que nous auons commencé à faire touchant les beſtes venimeuſes. Et puis que les Phalanges ſont les premiers, dont il parle incontinent apres les ſerpens, nous expliquerons premierement leur nature, puis nous pourſuyurons les autres beſtes, ſelon l'ordre qu'il a gardé : & en la fin nous parlerons des remedes generaux, tant des vns que des autres . Le Phalange dõques eſt vne eſpece d'Araignee, dont la morſure eſt dãgereuſe : car entre les Araignees celles qui en mordãt ſont nuiſibles, ont retenu le nom de Phalange, ainſi qu'a eſcript Pline, encore qu'il ſemble qu'Ariſtote n'ait faict ceſte diſtinctiõ : car ſoubs le nom d'Araignee & Phalange, il diſcoure des eſ-

peces:

peces: mesme Nicandre a mis le Veneur entre les Phalanges,
duquel toutefois il dict la morsure n'estre dangereuse. Aesse
& Paul Æginete escriuét d'vne Araignee venimeuse, laquelle ils distinguent des Phalanges. Ce qui me faict péser, sauue
l'opinion de Pline, que quelquefois les anciens ont pris ces
mots l'vn pour l'autre: car si nous voulons regarder la signification du mot Phalange, nous trouuerons qu'il doibt estre
aussi bien attribué à l'Araignee non venimeuse, qu'à la venimeuse. Le mot viét d'vne dictió grecque qui signifie proprement les plis des doids. Et poutautant que l'Araignee a trois
plis en ses iambes, comme nous auons en chasques doids, on
luy a donné le nom de Phalange. A bon droict donques on
peut aussi bien nommer les Araignees non venimeuses du
nom de Phalange, comme lon faict les venimeuses : mais
pour esclaircir en partie, ou pour le moins aduertir le lecteur
de la diuersité qui est entre Nicandre, Aristote, Pline & Aesse touchant les especes des Araignees ou Phalanges, & touchant la multitude des noms, en l'explication desquels ils ne
sont d'accord, ie discoureray de l'opinió d'vn chacun d'iceux,
& rapporteray au plus pres qu'il me sera possible les noms
des vns & des autres. Nicandre faict huict especes de Phaláges, c'est à sçauoir, le Rhox que lon nomme autrement Rhagion, l'Estoillé, l'Asure, le Veneur, le Guespier, le Formillon, le
semblable à la Cantharide, & le Frappe-teste qu'il dict estre
en l'arbre Perseen. Aristote au 1 x. liure de l'histoire des animaux, faict trois premieres especes d'Araignees & Phalanges, à sçauoir le Mordát, le Loup, & l'Araignee qu'il nomme
Lante. Il y a, dict il, deux especes de Mordant, le premier est
semblable au Loup, il est petit, bigarré & micure, & est nommé Pulce : le second est noir, beaucoup plus grád que le premier; il a les iambes de deuant noires, il marche assez lentement, il est foible & ne peut s'esleuer. Il y a aussi trois especes
de Loup: l'vn est petit lequel ne faict point de toille : le secód
est plus grand, ourdissant vne toille inegalle & petite contre
terre, ou entre les hayes : le tiers est bigarré lequel ourdist

H 5   soubs

foubs les arbres vn peu de toille affez mal rangée. La tierce
efpece qu'il nomme plus fage que toutes autres, eft diftin-
guée en deux; l'vn eft grand, l'autre eft petit; l'vn & l'autre
eft afpre à la chaffe: ce qu'ils font par le moyen de leur toille,
laquelle ils ourdiffent en la façon qui enfuit. Premierement
ils attachent leur fil de cofté & d'autre en façon d'eftoille, fi
bien que chafque fil fe trauerfe eftant attaché ou à dés arbres, ou à des murailles, ou à des hayes vn peu haut efleuées.
Puis ils recouurent cefte chaine, commençants au milieu, &
fe referuants en quelque place à cofté vn petit trou en façon
de terrier. Ce qu'ayants faict, ils fe piétent au beau milieu, &
là ils guettent apres la proye, laquelle le plus fouuét eft d'vne
mouche ou moucheron qui par mefgarde fe iette au milieu
des rets, & eft entortillé & enuelopé fi bien, que ne fe pouuát
defendre, il eft fubitemét porté dedans le referuoir, ou bien
il eft fuccé fur l'heure, fi l'Araignée eft affamee. Cefte petite
befte eft encores beaucoup plus aduifée, car auant que de re-
commécer la chaffe, elle racouftre ce qui pourroit auoir efté
rompu. que fi dauéture elle fent quelque chofe de nouueau,
elle court premierement au milieu, puis elle fe iette la part
ou elle fçaura que la proye eft arreftee. Celles qui ont les iá-
bes longues, fe tiennent plus fouuét foubs leurs toilles, & là
guettent apres leurs proyes, de peut que par leur grandeut
les mouches ne foyent eftonnees. Mais les autres qui font
plus petites, fe cachent dans leurs troux au deffus de leurs
toilles, attendant ce qui fe peut arrefter en icelles. Voila à
peu pres ce qu'en dict Ariftote. Voyós ce qu'en dict Aeffé, lequel en a parlé tout autrement: c'eft à fçauoir des Araignees
venimeufes. Premierement il en nomme vne du nom commun d'Araignee; l'autre eft le Tetragnanthe, qui eft autant
à dire que ayant plufieurs machoires, lequel il dict eftre vne
efpece de Phalange blanchaftre, ayant les pieds rudes & afpres, auec deux petites enleueures aupres de la tefte, l'vne
droicte, & l'autre large, tellement qu'il femble qu'il ait deux
bouches, quatre machoires, & vne ligne efgalle par la bouche.

che. Au chapitre enfuyuant, il en raconte encores fix efpeces,
c'eft à fçauoir le Rhagion, lequel eft rond & noir, comme vn
grain de raifin, dont il porte le nom : il a la bouche foubs le
milieu du ventre, & les iambes courtes par les deux coftés.
L'autre eft le Loup ennemy mortel des mouches, il a le corps
large & facile à mouuoir, il a plufieurs decoupreures vers le
col, & trois enleueures vers la bouche . Le troifiefme eft le
Formillon, femblable à la formy; il a la couleur enfumee, & a
principalement fur le doz des marques en maniere d'eftoilles. Le quatriefme eft le Frappe-tefte, lequel eft vn peu lon-
guet: il eft vert, & a fon aiguillon vers la tefte, il frappe volontiers la tefte, dont il a efté nómé Frappe-tefte. Le cinquiefme
eft le Dure-tefte, ainfi nommé à caufe qu'il a la tefte fort
dure & pierreufe: il porte par tout le corps des marques femblables à celles que portent les petits papillons volants autour des chandelles. Le fixiefme eft le Scoletie ou le Vermi-
neux, lequel eft lóguet, & a des marques par le corps. Il nous
refte à parler de Pline, lequel femble auoir pris des vns & des
autres. Il en parle principalement en deux endroicts : le premier eft en l'onziefme liure, & l'autre au xxix. de l'hiftoire naturelle. Le paffage de l'onziefme eft pris d'Ariftote prefque de
mot à mot. Celuy du xxix. eft tout autre : car il dict, Entre
les Phaláges l'vn eft femblable à la formy, finó qu'il eft vn peu
plus grand, il a la tefte rouffe, & le refte du corps noir, excepté
quelques endroicts marquetés de blanc: fa morfure eft plus
douloureufe que celle de la Guefpe. Le fecond eft celuy lequel eft diftingué du nom du Loup. Le tiers eft nommé l'A-
raignee velue qui a grande tefte. Celuy qui eft femblable au
grain de raifin, eft nommé Rhagion : il a vne petite bouche
foubs le ventre, & les pieds fort courts, comme fils eftoyent
imparfaicts; il faict mefme douleur que le Scorpion. l'Eftoillé luy reffemble, finon qu'il porte des petites marques blanches . l'Afuré eft plus dangereux que ne font ces deux, il reffemble au Frefló, excepté qu'il n'a point d'æfles. Le Myrme-
cion eft femblable à la formy, quant à la tefte; il a le ventre
noir

noir marqueté de blác: il faict mesme douleur que les Guef-
pes. Il y a deux Tetragnathes: le plus dangereux a vne ligne
blanche, qui paffe droict par le milieu de la teste,& vne autre
en trauers. Le Cendreux ou grifaftre blanchift vers la partie
de derriere, & eft beaucoup plus tardif que l'autre: il y en a
encore vn autre de mefme couleur, lequel n'eft dangereux, il
tend fes toilles au long des parois pour prédre les mouches.
Voila quafi de mot à mot ce qu'en ont efcript ces excellents
perfonnages. Il nous faut maintenant retirer quelque affeu-
rance de cefte diuerfité d'opinion. Le premier, dont parle
Nicandre, eft le Rhagion, lequel reffemble à vn grain de raifin noir, il a beaucoup de pieds, & a la bouche au milieu du
ventre. En la defcription et nomination de ceftuy-cy, Aeffe
& Pline faccordent auec Nicandre, finon en ce qu'ils nomment Rhagion ce que Nicandre a nommé Rhox, Aelian le
nomme Rhax. Ie penferois facilement que ce foit celuy
qu'Ariftote a nommé le Noirmordát. Le fecond eft l'Eftoillé qu'il nomme Afterie, à caufe qu'il porte des petites marques comme eftoilles, ainfi que nous auons def-ia dict, & par
lefquelles feules il eft recongneu d'auec le Rhagió, felon Pline, lequel faccorde auec Nicandre en ceft endroict. Aeffe
n'en faict point de mention: comme auffi eft il difficile de le
rapporter aux defcriptions d'Ariftote. Le tiers eft l'Afuré, lequel porte vne laine heriffee & noire, feló Pline. Il a les iambes longues, dont Nicandre dict, qu'il a des deux coftés vn
marcher efleué. Pline dict qu'il eft plus dangereux que les
deux precedents. Aeffe ny Ariftote n'en ont point parlé. Le
quatriefme eft nommé le Veneur, pourautant qu'il chaffe
apres les mouches, les thaons, & telles petites beftes. Il eft
femblable au Loup, qui eft vne efpece de mouche felon l'interprete de Nicandre. Ie penferois bien q ce fut celuy qu'A-
riftote a nómé Pulce: car il dict, qu'il eft femblable au Loup.
Aeffe le nomme fimplemét Loup, en quoy certes il fe pourroit bien auoir trompé: car Ariftote les a diftinguez. Pline luy
a baillé le mefme nom. Le cinquiefme eft nommé par Ni-
                                                        candre

candre Dyſder, qui eſt vn mot, duquel les autres eſcripuains
n'ont vſé. Il eſt nommé proprement Sphicie, qui eſt autant à
dire que Gueſpier, pourautant qu'il eſt ſemblable à la Gueſpe. Ie n'ay point trouué ny le nom, ny la deſcription de ceſtuy-cy en Ariſtote, ny en Pline, ny en Aeſſe. Le ſixieſme eſt
le Fourmilló, ainſi nómé à cauſe qu'il eſt ſemblable à la fourmy : il a l'encoleure rouſſe, & tout le reſte du corps enfumé.
Aeſſe adiouſte, qu'il a des petites marques, principalement
ſur le doz, leſquelles ſont ſemblables à des eſtoilies. Pline
s'accorde en cela : mais il ſemble qu'il ait eſte abuſé du nom
Grec & Latin. Car il dict que le premier Phaláge ſe nomme
Formillon, & le deſcript ainſi : puis quatre ou cinq lignes plus
bas il en nomme vn autre Myrmecie, qu'il dict eſtre ſemblable à la fourmy, quant eſt de la teſte, ne la diſtinguát du premier, ſinon entant que la morſure de l'vn eſt plus doulou-
reuſe que celle de la Gueſpe, & celle de l'autre faict meſme
douleur. Toutefois le mot Myrmecie ne ſignifie autre choſe que Fourmillon. Le ſeptieſme n'eſt point nómé d'vn propre nom par noſtre poëte. Il dict ſeulement qu'il eſt ſemblable à la Cantharide, & qu'il a la couleur belle & eſclerante. Il
eſt par les champs entre les bleds là ou les eniaueleurs en
trouuent en abondance parmy le grain. C'eſt celuy dont Pline a parlé au XVIII. liure : Lon trouue, dit il, ſi l'hyuer eſt pluuieux, parmi les bleds vn Phalange, qui eſt vne petite beſte
de l'eſpece d'Araignee. Ie ne trouue point qu'il ſe puiſſe rapporter à aucune eſpece d'Ariſtote ou d'Aeſſe.

    IL ſe trouue vne araignee principalement a l'entour de
Tarante en la Pouille, laquelle pour ceſte cauſe eſt nommee
la Tarantule : elle ſe rencótre ordinairemét parmy les bledz,
& les champs, comme ceſte araignee de Nicandre. Matthioli en raconte des accidents fort admirables & diuers en diuers hommes qui en ſont bleſcez : car quelques vns, dit il, chá-
tent perpetuellement, les autres rient, les autres pleurent,
les autres crient, les autres dorment, les autres veillent in-
ceſſamment, les autres vomiſſent, les autres ſautent, les autres

La Tarantu-
le eſpece d'a-
raignee en la
Pouille.

tres fuent, les autres tremblent, les autres font eſpou-
uentez, les autres font tourmentés d'autres douleurs &
font faicts ſemblables aux phrenetiques, lunatiques & ma-
niacles, le tout ſelon la diuerſe complexion des malades.
Si ces accidents ſont eſtranges & admirables, certainement la gueriſon ne l'eſt point moins : car la ſeule muſique
a la puiſſance d'adourcir ces maux, tellement qu'apres que
lon a vſé des remedes acouſtumez, comme de theriaques
& autres remedes applicqués : on faict ſonner quelques
chanſons ſur des inſtruments, & à l'heure meſme le mal
leur ceſſe, & commancent à danſer : ce qu'ils continuét iuſques à ce qu'ils ſoyent tout en ſueur & tellement laſſez que
plus ils n'en peuuent. En ce faiſant vne partie du venin ſeſ-
uanouit par les ſueurs. Et ce qui eſt encore plus admirable
en cecy, c'eſt que ſil aduient que les inſtruments ceſſent deuant qu'ils ſoyent du tout gueriz, ils recommencent à ſentir les meſmes accidents que deuant : pour ceſte cauſe ils
ont des meneſtriers à gaige, leſquels ſonnent les vns apres
les autres.

Le huictieſme Phalange n'eſt point nommé par Nicandre. Toutesfois par ce qu'il dict eſtre nourry en l'arbre Per-
ſeen, nous pouuons coniecturer, que c'eſt celuy dont Dioſcoride a parlé en la deſcription de ceſt arbre, & lequel il nomme Frappe-teſte, à cauſe qu'il frappe volótiers les paſſans par
la teſte, laquelle il rencontre la premiere fondát du haut de
l'arbre. Il a la teſte dure & ſeiche, laquelle ſemble touſiours
eſtre courbee contre bas : il a le ventre gros, & eſt vn peu lon-
guet, il eſt de couleur verde, & a ſon eſguillon pres le col, ainſi qu'a eſcript Aeſſe. Nicandre le faict ſemblable à la Phalene, qui eſt vne eſpece de papillon voltigeant de nuict à l'entour de la chandelle : il a l'æſle cendreuſe, tellement qu'en y
touchant il ſemble qu'elle ſoit plaine de cédre, il eſt de couleur griſaſtre tirant du verd au blaffart, ainſi q ſont les fueilles de l'Origan ſauuage. Or en tout ce diſcours nous pouuós
voir, comment Aeſſe & Pliné, voire meſme Ariſtote a laiſſé

des

des especes de Phalanges, lesquelles parauant auoyent esté escriptes par Nicãdre,& en ont adiousté d'autres nouuelles. Auicéne en a ramassé à tort & à trauers des vns & des autres: en quoy certes il y a si peu d'asseuráce,que qui penseroit retirer quelque chose certaine, celuy se mettroit en vn chaos de diuerses opinions. Ie ne diray point, combien legierement Matthioli en a parlé asseurant de les auoir touts veuz en Italie, & toutesfois n'accordant point ces premiers autheurs qu'il allegue.

MAIS venons maintenant aux accidents, lesquels ont acoustumé de suruenir apres la morsure de chasque espece de Phalange, ce que plus facilement nous expliquerons, si premierement nous recongnoissons la nature de leur venin estre non seulement par vne proprieté particuliere ennemie des hommes, mais aussi par vne qualité froide & seiche,ainsi qu'ont escript touts les medecins Arabes. Apres dõques que le Rhagion a blecé, la playe est bien peu apparoissante : car aussi l'ouuerture ne peut estre grande à raison de la petitesse de touts Phalanges. Les yeux & les ioües du malade rougissent, qui est vn signe de la malignité du venin conioincte auec les qualitez froides & seiches, comme i'ay dict, par lesquelles l'horreur est faicte par tout le corps auec vn refroidissement & conuulsion de toutes les parties d'iceluy, faicte par les nerfs qui desia sentent non seulement la froidure du venin:mais aussi sa malignité, dont les parties dediees à la generation blecées & affoiblies laissent escouler la semence. Pour ceste mesme froidure ceux qui sont blecés par l'Estoillé, tremblent incontinent,& ont la teste assommee & touts les nerfs ou liens du corps lachez & affoiblis. l'Asuré comme estant le plus dangereux de touts, est aussi cause de plus estranges accidents : car il donne vn mal de cœur (ce que nous auons dict estre cómun en touts venins malicieux pour leur vertu cachee)& outre la nuict vmbreuse,c'est à dire le sommeil, il faict vomir vne matiere semblable aux toilles des araignées, ce qui se faict par la vertu du venin,lequel

a desia

Nuict vmbreuse.

a defia conuerty les humeurs du corps en fa propre nature.
Le Guefpier outre les accidents fufdicts faict efleuer vne
groffe enfleure à l'entour de la morfure : ce qui furuient à
raifon qu'il faict beaucoup plus de douleur en la partie qu'il
blece : car la douleur eft caufe qu'il fy affemble du fang, lequel la faict groffir. Les accidents du Fourmillon font femblables. Mais celuy qui reffemble à la Cantharide empefche le parler : ce qui fe faict par le venin, lequel eft communiqué non feulement à la langue, mais auffi aux polmons & au gofier, qui font les inftruments de la voix, & de
la parolle. Tels auffi peuuent eftre les accidents du Frappe-
tefte : car, comme dict Aeffe, les accidents des Phalanges
ne different finon en ce que les vns font plus vehements que
les autres. Diofcoride en a encores adioufté dauantage, comme la rougiffure de la playe, la fueur froide de tout le corps,
les larmes cheantes des yeux, & quelques autres, dont
les raifons fe peuuent aifement tirer de ce que nous auons
dict. Aeffe en adioufte auffi quelques vns : qui aura enuie de
les veoir, les pourra retirer du chapitre qu'il en a faict particulierement. Les remedes particuliers dont Diofcoride a
efté d'aduis que lon vfaft, font tels : à fçauoir, la cendre du
figuier auec du fel & du vin mis deffus la playe, de la Sarra-
fine auec de la farine d'orge & du vinaigre, & quelques autres encore, côme le Mulet de mer decouppé & applicqué.
Les remedes qu'il veut eftre pris par la bouche, font entre
autres deux dragmes de graine d'Auronne, ou d'Anis, ou
du Comin Æthiopique, beüe auec dix onces de vin. On en
trouuera dauantage aux chapitres que nous ferons tout expres pour les remedes generaux.

DES

DES SCORPIONS,
CHAPIT. XXIIII.

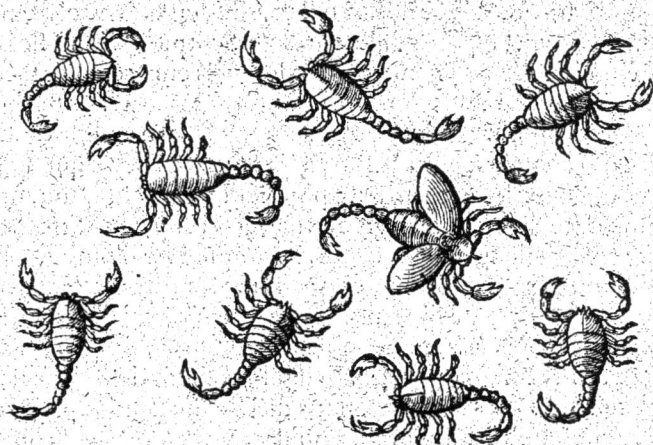

Σκόρπιος, *Scorpius, Scorpion.*

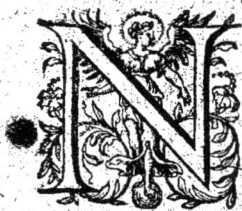OVS auons touché la fable des Scorpiós
au commencement de ce liure, à sçauoir
leur premiere naissance selon les poëtes :
maintenant il nous faut discourir de leur
nature & de leurs diuerses especes, desquelles les anciens se sont resouuenus, &
desquelles principalemét nostre autheur
a parlé en son liure. Le Scorpion donques est vn animal de
l'espece de ceux ḡ lon nomme entaillés. Ce que nous auons
expliqué par cy deuát,lequel seul entre touts autres de mesme espece porte vn long aiguillon:il a de chasque costé cinq
bras fourchuz en maniere de tenailles, le corps en ovalle, la
queuë longue faicte en maniere de patenostres, attachees
bout à bout,la derniere desquelles est plus grosse que les autres, & est vn peu longuette, au bout de laquelle il y a vn
aiguillon creux,&quelquefois deux,par lesquels le Scorpion

I picque

picque & iette le venin dans la playe faicte par ſa picqueure.
Les deux pieds qu'il a deuant, ſont beaucoup plus grands
que les autres, & ſont faicts en façon de ceux d'vne eſcreuiſ-
ſe. Il y a huict eſpeces differentes de Scorpion ſelon Nicandre, ou neuf ſelon les autres, tous leſquels encore qu'ils facēt
des diuers accidents, comme nous dirons, toutesfois ne ſont
recongneuz eſtre diſſemblables, ſinon en partie par la diuerſité des couleurs, & en partie par la ſemblance que quelques
vns ont auec les Cancres. Le premier donc eſt le blanc, que
Nicandre dict n'eſtre dágereux: le ſecōd eſt roux: le troiſieſme eſt noir: le quatrieſme vert: le cinquieſme plombé, qu'il
dict auoir le ventre plus gros que touts les autres, à cauſe, cōme il eſcript, qu'il eſt gourmand outre meſure : le ſixieſme
Cancre　　　eſt ſemblable au Cancre, qui eſt vne eſpece de poiſſon de
mer ronde & ſans queuë, ayant les deux pieds de deuāt faicts
en tenailles, comme nous auons dict des Scorpions. Quand
donques noſtre autheur dict qu'il y a vne eſpece de Scorpiō
ſemblable au Cancre, il ne veut pas entendre qu'il ſoit ſans
queuë: mais bien il veut entendre qu'il eſt plus rond que les
autres, & qu'il eſt de la meſme couleur que le Cácre. ce qu'il
entend auſſi de la ſeptieſme eſpece, laquelle il compare auec
Pagrure.　　le Pagrure, qui eſt auſſi vne ſorte de Cancre ayant l'eſcaille
de deſſus dure, renforcee, & rude à cauſe de quelques petites
enleueures piquantes qu'il y porte . Il dict donc qu'il luy eſt
ſemblable en cela. Et eſcript dauantage q̄ d'vn Pagrure mort
ceſte ſorte de Scorpion a acouſtumé de naiſtre ſur les riuages
de la mer. Le meſme a eſté eſcript par Ouide en ces vers:

　　　Si tu oſtes les bras au Cancre riuager.
　　　Enterrant le ſurplus, tu le verras changer.
　　　En vn fier Scorpion menaçant de la queuë.

　　LE huictieſme eſt iaune & eſt nommé Melichote par les
Grecs à cauſe qu'il eſt de la couleur de miel . Il a la queuë
noire par le bout, & ſi a des æſles ſemblables à celles des Sau-
tereaux. Aelian eſcript que ceux cy ſont en Aegypte & qu'ils
portent deux aiguillons. Et meſme Strabon a eſcript que par
　　　　　　　　　　　　　　　　　　　　　　le moyen

le moyen de leurs aiſles ils vollent de pais en autre. Aelian a
faict neuf ſortes de ſcorpions toutes differentes, leſquelles,
ſelon mon iugement, il confond, n'entendant le paſſage de
Nicandre : car entre autres il faict deux eſpeces du vert &
du ventru, & toutesfois noſtre autheur n'en a faict qu'vne :
meſme il diſtingue les aiſlés d'auec ceux qu'il nomme enflá-
mez & qui ne ſont autres que les iaunes, que Nicandre dict
eſtre eſclerants comme feu. Entre les Scorpions les maſles
ſont les plus dangereux, & ceux encores dauantage leſquels
ont ſept entre-nœuds en la queuë comme ſont les verts, ſelon Nicandre, leſquels il dict auoir neuf entrenœuds, c'eſt a
dire, pluſieurs, prenant vn nombre certain pour vn incertain:
car les Grecs vſent ſouuent du nombre de neuf pour dire
pluſieurs. Le téps auquel ils mordent plus dangereuſement,
eſt l'eſté pendant les grandes chaleurs, & lors qu'ils ſont affa-
mez : ce qui eſt auſſi commun en touts autres animaux venimeux, comme deſia nous auons remerqué au commencement de ce liure. Ces choſes ainſi peſees, il nous faut venir
aux accidents & à la guariſon. Les accidents ſont diſſemblables aucunement ſelon la diuerſité des Scorpions, comme
nous pouuons retirer de Nicandre. Toutefois Dioſcoride &
ceux qui en ont eſcript depuis luy, ne les ont diſtinguez, ains
ils en ont parlé en general. Mais puis que noſtre autheur en
a parlé particulierement, nous le ſuyurons le plus pres qu'il
ſera poſſible. Le blanc donques eſt du tout incoupable, c'eſt
à dire ſa morſure n'eſt point dangereuſe. Le roux au contraire ayant laſché ſon venin, eſmeut tellement les humeurs du
corps, qu'eſtans mis en fureur & en perpetuel mouuemét, &
ainſi ſe corrompants & pourriſſants malicieuſement, ils excitent des accidents pareils à ceux d'vne ſiebure ardente, leſquels toutefois ſont d'autant plus malicieux & vehements,
que la cauſe eſt plus eſtrange & mortelle. Car certainement
en ceſtuy-cy la vertu & malignité cachée a plus d'efficace
que la qualité manifeſte, laquelle eſtát froide (ainſi que nous
auons dict au commencement expliquant le mot Greſleux)

Neuf entre-
nœudz.

Incoupable.

I 2   excite

excite dedans le corps vn grand tremblement, comme si l'on estoit touché de la gresle. Et mesme elle est cause d'vn retirement de nerfs, dont il ensuit vn ris communement nômé Sardonien, c'est à dire, vn ris forcé, lequel vient à cause des nerfs retirez vers leur commencement. Cela aduient principalement en la piqueure du noir, & du vert aussi, lequel est plus dangereux que touts autres à cause de sa queuë qui est plus longue. Le plombé a vne chose particuliere outre les autres, c'est qu'il mord en picquant à cause que de sa nature il est gourmand. Ceux qui sont semblables aux Cancres & Pagrures & les iaunes font mesmes accidents que les autres, au moins nostre poëte ne les specifie point, sinon q̃ les iaunes laissent vne plus grande douleur au lieu ou ils mordent, & font mourir les enfants plustost que les hommes desia aagez. Voila ce qu'en escript Nicandre de chasque espece. Les autres autheurs en ont escript en general encores d'autres, côme la dureté & rougeur de la playe, le changemét de chaud en froid, & du bon portement en mauuais, la sueur, les vents sortants par bas, le herissement de cheueux, la couleur palle de tout le corps, l'enfleure des aines, la chassieure des yeux, les larmes espesses, la dureté des ioinctures, la saillie du siege, l'escume sortant de la bouche, les grands vomissements, les sanglots & conuulsions ou retiremẽts de nerfs vers les parties de derriere: & quelques autres, desquels Dioscoride principalement & Aesse ont parlé és lieux desia alleguez. Entre les remedes particuliers on dict que le Scorpion mesme est tressouuerain estant broyé & appliqué dessus sa morsure: tout ainsi comme dessus la playe faicte par le chien on escript, & dict on communement que le poil du mesme chien est vn remede excellent, ce qui se faict comme dict Dioscoride par vne occulte discorde des natures que les Grecs ont nommé Antipathie, c'est a dire côtrepassion. Il ordonne aussi le Scorpion escaché auecque du sel de la graine de lin & de la guymauue, du souffre vif & de la therebentine appliquee en maniere d'emplastre: & plusieurs autres remedes. Il ordonne

donne dauantage à prendre par la bouche deux dragmes de escorce de Sarrazine, & vne infinité d'autres, dont il se souuient en touts ses liures.

DES MOVSCHES. CHAP. XXV.

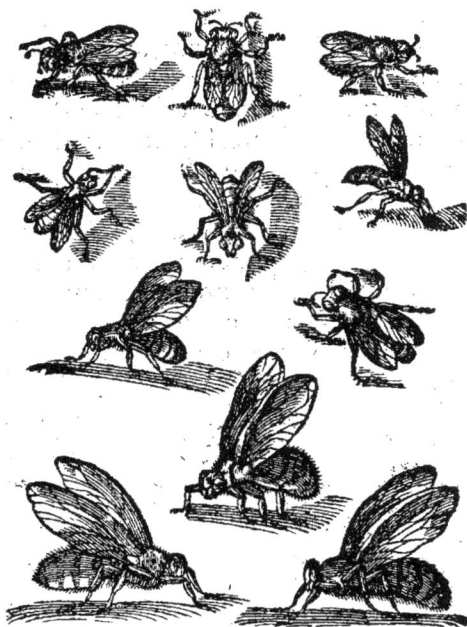

Muïa, *Musca*, *Mousche*.

E mot de Mousche en Frāçois est vn mot general comprenāt touts les animaux insectes ou detaillés, lesquels sont faicts en maniere de la petite mousche domestique que nous auōs ordinairemēt en esté. Il y en a de plusieurs sortes : les vnes sont domestiques, desquelles nous ne faisons icy mention: les autres sont estranges, entre lesquelles il y en

I 3   a de

a de compagnables, qui se retirét ensemble & font des bour-
nails & gauffres pour se loger : les autres sont vagabondes.
Aristote les a toutes distinguées par noms propres. Ce que
lon n'a encore faict en nostre langue Françoise : toutefois
nous auons quelques noms, lesquels se peuuent rapporter à
ceux des anciés tant Grecs que Latins. Entre celles qui sont
compagnables nous auons les premieres & les plus proufitables que nous nommons Auettes, Abeilles ou mousches à
miel, lesquelles toutefois ne se ressemblent en tout & par
tout : car les vnes sont dissemblables en corpulence, & les autres le sont en couleur. Entre lesquelles aussi les vnes sont
nommées roynes & princesses, pourautant qu'elles sont plus
belles & plus grandes vne fois que ne sont les autres. Il y en a
quelques vnes qui sont du tout inutiles, pourautant qu'elles
ne font point de miel, & sont nommées imparfaictes en ce
qu'elles n'ont point d'aiguillon : elles mengét le miel des autres, & estant prises sur le faict, elles sont chastiées & mises en
exil, ainsi qu'escript Aelian au premier liure. Ce q toutefois
elles ne font toutes : car quelques vnes d'entre elles seruent
d'apporter à boire aux roynes & princesses & aux vieilles qui
sont destinées pour la garde d'icelles. Les guespes sont côpai-
gnables, côme aussi sont les Tenthredôs, lesquels n'ont encore receu mots propres en nostre lágue & les Crabrons, q nous
nômons Frellôs. Celles qui sont vacabôdes, sont les Tahons,
Escarbots & Bourdons & quelques autres, dôt il n'est necessaire parler plus amplement, attendu q ce n'est nostre but de
parler des especes de mousches : dont Aristote & Pline se sont
fort empeschez en quelques passages qu'Odouart VVotton a
ramassez en son liure de la differéce des animaux. Columelle
a discouru amplement de la nature des mousches à miel au
neufiesme liure de son agriculture. Toutefois pour ne laisser
rien à expliquer de ce q nostre poëte a escript, ie parleray de
la naissance des mousches à miel & de celle des guespes. Columelle en racôte plusieurs opiniôs toutes poëtiques : La premiere est, qu'vne ieune dame, nommée Melisse, fut ancien-
                                                        nement

nement conuertie en Auette par Iupiter: l'au tre qu'elles furent engendrées des frelons & du Soleil & qu'elles nourirent
Iupiter en la cauerne Dictee. Les autres poëtes, comme Nicandre, & Virgile apres luy, ont escript que les mousches à
miel sont engendrées de la charongne d'vn veau, ou d'vn
taureau. Ce passage de nostre poëte est escript aux contrepoisons en ces vers:

Tu y pourras mesler la tasche quelquefois
Des Abeilles d'Hymette ouurantes dans les bois:
Où du corps d'vn Taureau elles prindrent naissance,
Et dans vn chésne creux feirent leur demourance.

VIRGILE voulant monstrer le moyen de repeupler les
ruches au deffaut de mousches, escript la maniere d'acou-
strer le veau ou le taureau mort, au quatriefme des Georgiques. Les Guespes sont engendrees de la charongne
d'vn cheual, ainsi que nostre poëte escript aux Theriaques
en ces vers :

Le Dysder vient apres que l'on nomme en vulgaire
Le roux Guespier, ayant de la Guespe le nom,
Pourtant qu'il luy ressemble : elle a le cœur felon
Du Cheual qui l'a faict: Car des Guespes la race
Descend du Cheual mort, dont elle tient l'audace:
Comme l'Auette faict du Taureau pourrissant.

AELIAN l'a escript en son premier liure, & dict qu'elles
sont subites & legeres, côme le Cheual, duquel elles naissent:
toutefois il y a diuersité d'opinions entre ceux qui en ont escript : Car les vns disent que les Abeilles n'engendrêt point
& qu'elles apportêt leurs petits de dessus quelques fleurs ou
elles les treuuent. Les autres escriuent le contraire, & disent
qu'elles engendrent, & q̃ les masles ne font point de miel, &
sont nommees par les Latins Fuci (nous les pouuons nômer
mousches ocieuses) ou bié que celles cy sont les femelles, &
que les autres sont les masles. Quelques vns encore ne se cô-
tentans de ceste opinion, ont dict que les princesses & reines
engendrent les abeilles : & que les abeilles engendrent les

I 4   otieuses.

otieuſes. Mais quoy que ce ſoit, pour cela que nous en auons
à faire, il ſuffit d'entēdre que les abeilles, les gueſpes, les frel-
lons, les bourdons & les pemphredons que je penſe eſtre les
tahons, portent des æguillons fort douloureux : ce qui ne ſe
peut faire autrement, qu'il n'y ait en iceux quelque malignité cachee, laquelle toutefois n'eſt mortelle : car il ne ſen eſt
point encores trouué qui ſoit mort pour auòir eſté touché
d'vne mouſche. Les accidens qui ſuyuēt ceſte pointure, ſont
vne grande douleur, vne rougeur a l'entour, & vne enfleure.
Ces deux derniers procedent de la douleur : car il aduient
bien peu ſouuent que là ou il y a douleur vehemente, qu'il
n'y ait rougeur & enfleure. Ces accidens ſont plus veheméts
en la gueſpe, dont Aelian a eſcript qu'elle a ceſte malice, que
voyant vne vipere morte, elle va tremper ſon æguillon au venin d'icelle, & de là, dict il, les hommes ont apprins à empoi-
ſonner les fleſches. l'Auette a vne particularité que n'ont pas
les autres, c'eſt qu'en piquant elle laiſſe ſon æguillon en la
playe, ce qui eſt cauſe de ſa mort, ne pouuant viure ſans iceluy. Pour ceſte cauſe noſtre poëte dict que l'æguillon luy dō-
ne la mort & la vie. Les remedes propres & particuliers à ceſte douleur, ſont la maulue, la farine d'orge auec du vinaigre
appliquee en façon de cataplaſme ; du laict de figuier di-
ſtillé dedens la playe, & vn eſtuuement faict d'eau marine,
ou d'eau ſallée. Aeſſe ſayde de quelque charactere negro-
mantique, dont il n'eſt meſtier ſe ſoucier beaucoup, attendu
que nous auons ces remedes plus faciles & aſſeurez. En quoy
certes ie ne puis, que ie ne m'eſmerueille qu'vn ſi docte per-
ſonnage, comme ceſtuy-la, ſe ſoit amuſé à eſcrire vne telle
baguenauderie indigne d'vn philoſophe & medecin ſi bien
experimenté, comme il eſtoit.

DES

DES SCOLOPENDRES ET DV IVLE.
CHAPIT. XXVI.

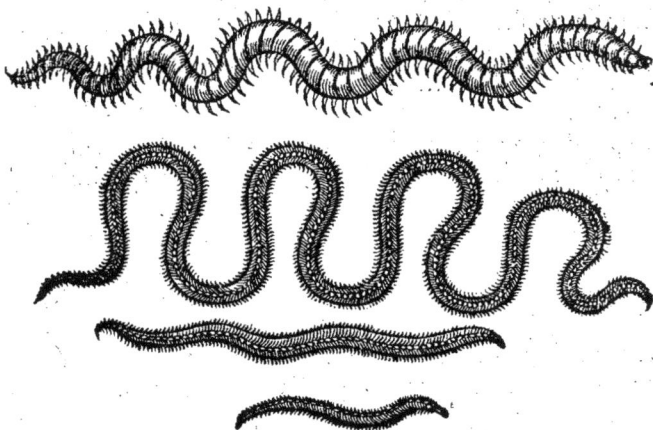

Σχολοπένδρα, *Scolopendra, Scolopendre.* Ιοῦλος, *Iulus, Iule.*

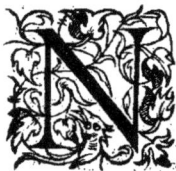

NOVS auons de deux fortes de Scolopédres, les vnes font terreſtres, & les autres font marines, toutes les deux font de l'eſpece des animaux entaillés: & ne font diſſemblables finon en ce que les terreſtres font plus grandes que les marines, & font de diuerſe couleur. l'vne & l'autre eſt ſemblable à vn ver fort long excepté qu'elle eſt velue & a des pieds en grand nombre, dont elle eſt ſouuentesfois nommee millepieds. Elle marche en deuát & en arriere: ce qui a eſté cauſe que quelques vns ont penſé, qu'elle euſt deux teſtes. Nicandre auſſi pour ceſte raiſon la nomme Double-teſtue: & en faict vne cóparaiſon auecque vne Gallere en ce qu'elle a les pieds ſituez aux deux coſtez, comme font les rames en vne Gallere, eſcriuant ainſi:

La Scolopendre auſſi qui deuant & derriere
Pour picquer iuſque à mort porte vne teſte fiere:

I 5

Et qui

Et qui se meut des pieds, comme lon veoid sur mer
   Auec des asterons la gallere ramer.

Ce qui a encore augmenté dauátage ceste opinion, a esté
pourautant qu'elle blesse & mord autant du costé de derriere, que de celuy de deuant: & qu'estant couppee en deux, elle
ne laisse pas de marcher en ses parties, dont l'vne se coule
d'vn costé, & l'autre de l'autre. Il y a encore vne espece de
Scolopendre, laquelle a esté nommée par les anciens Ophio-
ctene, c'est à dire Tue-serpent, pourautant qu'elle faict
mourir les serpens.

La Scolopendre marine est semblable à ceste cy, comme
nous auons desia dict: toutefois elle est plus rougeastre & a
dauantage de pieds: elle se grossist & s'amenuise selon qu'elle
s'estend peu ou petit, ainsi comme nous voyons les vers de
terre, ce qu'elle a aussi de commun auec les terrestres. elle a
les pieds plus deliez & menuz que l'autre. On en raconte vne
chose estrange : c'est, qu'ayant auallé vn hameçon, elle iecte
tout ce qu'elle a dens le corps, pour s'en descharger : puis
ayant couppé ses entrailles, elle ne laisse pas d'estre autant viue & puissante comme deuát. La saliue humaine ne leur est
non moins ennemie qu'aux serpens : car Ælian escript qu'en
estant mouillees, elles se rompent en deux. Elles sont toutes
deux venimeuses ; toutefois la marine l'est dauantage en ce
qu'elle enuenime non seulement ceux qu'elle mord, mais
aussi ceux qu'elle touche, leur faisant vne telle cuisson la part
ou elle les aura touchez, que faict l'ortie. Le Iule est vn petit

Le Iule.

ver qui n'est gueres dissemblable de la Scolopendre, si bien q̃
les Scolopendres mesmes sont nommees Iules par quelques
vns. Il est toutefois plus petit, & n'est gueres moins dangereux. La Scolopendre, principalement celle qui est surnom-
mee Tue-serpent, est tellement pernicieuse que toute la partie voisine de sa morsure ou picqure deuiét noire & se pourrist : quelquefois elle rougist & est toute plaine de bourbe.
elle s'enleue & est fort difficile à guerir. Il faut appliquer dessus la playe du sel bien delié auec du vinaigre, ou de la rue

                                            sauuage

sauuage, l'estuuer d'eau sallee, & donner en bruuage de la
Sarrasine auecque du vin, ou de la rue sauuage, ou de la mente ou de l'aluyne. Ainsi se doibt guarir la morsure du Iule.

DE LA RABLETTE OV MVSARAGNE.
CHAPITRE XXVII.

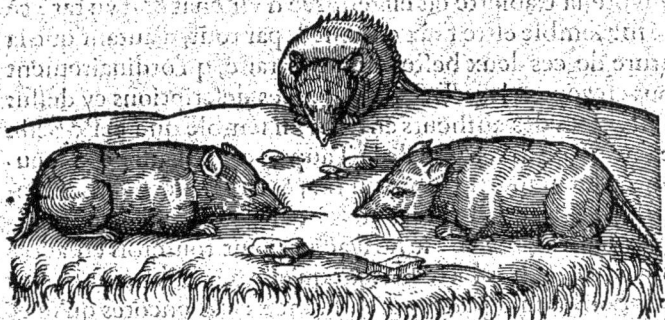

Μυγάλη, Mus araneus, Rablette, ou Musaragne.

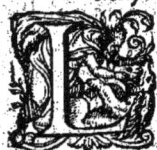

LA Musaragne a esté nómee par les Grecs My-
gale, c'est à dire Rablette : ils l'ont aussi nómee
Scytale, ainsi qu'a escript Columelle au dixse-
ptiesme chapitre de son VI. liure. Ce nom luy
a esté dóné pouraurát qu'elle est grande, cóme
vn rat, & qu'elle est de la couleur d'vne Belette. C'est vne beste qui a le museau fort long, faict par le bout presque en la
maniere de celuy d'vn porc : elle a la queuë petite & les dents
fort menues disposées par deux ragées à chasque machoire,
tellemét qu'il est facile de discerner ceux qui en sont blessez :
car lon veoit a l'endroict de la morsure quatre diuerses fou-
lures des dents, lesquelles y sont empraintes. On escript que
ceste beste a la propriete de l'atacher plustost aux couillons
qu'en autre partie du corps de celuy qu'elle veut mordre,
soit vn homme ou soit vne beste brute. Nicandre a escript
qu'elle est aueugle & qu'estant cheute dedens vne orniere
de charette, elle ne s'en peut retirer. pour ceste cause Pline a
dict qu'elle ne peut passer l'orniere. Aelian en escript autant :

Ce que

Ce que Matthioli penſe eſtre fabuleux encore qu'il ſemble
qu'il n'en ait point veu,quád il diĉt,qu'il a emprunté le pour-
traiĉt qu'il en donne , ce qui me faiĉt eſineruieller comme
il deſment ces bons autheurs ſans amener aucune raiſon.
L'interprete Grec eſcript que ſelon l'opinion d'vn nommé
Amynte,la Rablette eſt engendree d'vn chat & d'vn rat : ce
qui me ſemble eſtre faux en tout & par tout, d'autant que la
nature de ces deux beſtes eſt ſi contraire, qu'ordinairement
nous en voyons les effeĉts. Or ſelon les deſcriptions cy deſſus
tranſcriptes des autheurs anciens , il ſemble que ceſte beſte
ne ſoit guere differente de la Taupe : car la Taupe eſt aueugle,elle eſt grande comme vn rat, & n'eſt guere diſſemblable de la Blette. Quelques vns ont eſcript qu'elle eſt fort cómune en Angleterre : ie ſçache point toutefois en auoir
iamais veu:& ſuis bien content qu'elle ne paſſe point la mer
pour nous venir guerroyer en France : car encores qu'elle
ayent les déts fort deliées:ſi eſt ce qu'elle ne laiſſe pas d'eſtre
dangereuſe & fort pernicieuſe,attendu les accidents qu'elle
eſmeut, leſquels ont eſté eſcripts par Dioſcoride en ceſte façon : Il ſ'eſleue a l'entour de ſa morſure vn enflammement
& des puſtulles noires enflées de pourriture boueuſe:les autres parties circonuoiſines pourriſſent,& apres que les puſtulles ſont ouuertes, il ſe faiĉt vn vlcere chancreux . Il ſ'eſleue
vne cholique dedens les boyaux, vne retention d'vrine, &
comme a eſcript Aeſſe,vne corruption & pourriture: car ſon
venin a vne vertu pourriſſante.Parquoy les remedes doiuent
eſtre ſemblables à ceux, dont nous auons parlé au chapitre
du Pourriſſeur. Mais lon pourra particulierement appliquer
la Rablette meſme bruſlée & meſlée auec du vinaigre ayant
premierement ſcarifié la playe : & prendre par la bouche
vne drachme ou deux de poudre de petites fueilles de laurier meſlee auecque du vin. Il y a encore pluſieurs autres remedes particuliers, leſquels ont eſté eſcripts par Dioſcoride
& Aeſſe. Celuy qui plus curieuſemét les voudra veoir,pour-
ra auoir recours a ces deux autheurs.

DV POVRRISSEVR ESPECE
DE LAISARD.

CHAPITRE XXVIII.

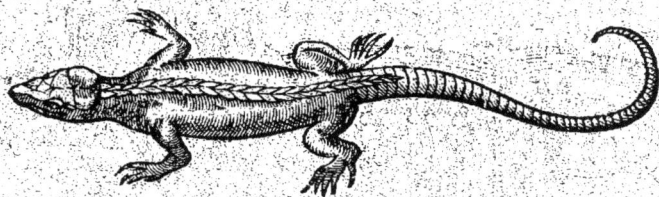

Σήψ, Seps, Pourrisseur.

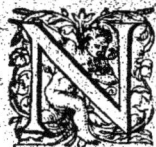

NOVS auons entamé le propos de ce Laisard au chapitre treziéme de ce liure: & auons monstré, comme il y a deux especes de Pourrisseur, l'vne qui est sans pieds, dont nous auôs discouru: & l'autre qui en a quatre. Nous nommons du nom de Laisard toutes manieres de serpens qui ont quatre pieds: car ce mot n'est particulier à vne seule beste, mais à plusieurs qui sont dissemblables en grandeur, en couleur, en corpulence & en nature. Ce Pourrisseur est aussi nommé Laisard Chalcidique pourautant qu'il a des marques dessus le doz, lesquelles sont de couleur de cuiure que les Grecs nomment Chalque. Il est quelquefois pour ceste mesme raison nommé simplement Chalcide. Ce Laisard entre touts les autres est venimeux, ainsi que nous pouuons retirer tant du passage de nostre poëte, que de Dioscoride, lequel escript qu'estant pris en bruuage il guerist sa morsure. Ie n'ay point leu quels accidents il esmeut: toutefois ie penserois bien qu'ils ne sont gueres dissemblables de ceux du serpent qui porte le mesme nom. Parquoy il faudra recourir au chapitre que i'en ay escript cy deuant.

DE LA

DE LA SALEMANDRE.
CHAPITRE XXIX.

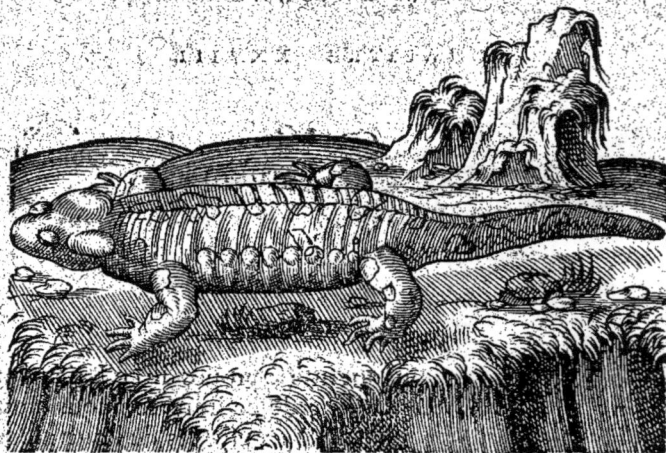

Σαλαμάνδρα, *Salamandra*, Salemandre.

LA Salemandre a esté fort renommee en nostre France pendant le regne du grand Roy François, lequel l'auoit choisie en sa deuise : toutefois pour tout cela elle a esté seulement commune par le nom & non autrement. Car toutes les peintures que lon en a faictes, sont aussi peu ressemblantes à la vraye Salemandre, qu'est vn Asne à vn Cheual. ce qui est facile à iuger si lon les veut collationner auecque la figure apposee au commencement de ce chapitre, laquelle i'ay empruntee de Matthioli pourautant que ie n'en ay peu recouurer lors que i'ay faict imprimer ce liure. Il m'est aduenu quelquefois d'en veoir vne en ceste ville, laquelle estoit en tout & par tout semblable à ceste cy, excepté qu'elle n'estoit si grande & n'auoit les marques du corps si apparoissantes. elle estoit fort noirastre & moins distinguee de ses membres : elle auoit le corps fort limoneux : tellement qu'en cela elle ressembloit fort a ces gros limaçons grisastres que

lon

lon rencontre quelquefois dans les caues. Or la Salemandre
est vne espece de Laisard, ayant la peau creuacée, fort rude
& rabouteuse : elle est pesante & tardiue & a quelques taches par tout le corps, que Pline compare à des estoilles : ie
ne sçay pas pour quelle raison : car ne ceste cy, ne celle que
i'ay veue, ne les auoyent faictes en telle façon. Ceste beste ne
s'engendre point sinon en temps fort pluuieux & se meurt
ou se cache en quelques troux tout le long de l'esté qu'il
faict beau, & le long de l'hyuer a raison des grandes froidu-
res. Elle n'est engendrée par son semblable non plus qu'elle
engendre, ains seulement elle est faicte d'vn limon de terre,
comme plusieurs autres animaux. Ce limon se reserue encore tellement en toute sa peau, qu'elle peut se tenir long
temps dedens le feu, sans estre endommagee, à sçauoir iusques a ce qu'il soit consumé: & lors si elle y arreste dauantage, elle se brusle: ainsi que souuentesfois lon a experimenté,
pour sçauoir si l'opinion d'Aristote estoit vraye : car Aristote
passant plus outre que les poëtes mesmes, a escript qu'elle se
tient dedens le feu & qu'elle l'esteinct par sa grande froidure. Autant en a escript Aelian ensuyuant plustost l'opinion
d'Aristote que l'expérience qu'il en eust peu faire. Ceste beste est merueilleusemét ennemie des hommes : car non seulement en mordant, elle les faict mourir : mais aussi elle empoisonne tellemét, auecque sa saliue qui est blanche, les herbes, les pommes & autres choses, dont lon vse en viande, que
ceux qui en mangent, meurent incontinent. Elle empoisonné aussi les eaux estant cheute dans les puits ou dedans les
fontaines : Bref les sorciers & empoisonneurs en font des
boucons fort dangereux: ainsi qu'escript Nicandre en ses côtrepoisons, là ou il donne les moyens d'y remedier, & descript
la Salemandre en ceste façon :

S'il vient que l'on ait pris la boisson dangereuse
Du venimeux Laisard qui a la peau glueuse,
Dont le poison infect apporte grands douleurs,
Il a nom Salemandre à qui les grands chaleurs

Du feu

Du feu ne feirent mal &c.

LE venin de la Salemandre tant en morfure qu'en poifon eft contraire de toute fa nature à celle de l'homme, dont il me femble qu'il ne fe faut arrefter à recercher la caufe des accidents en la meflange des quatre premieres qualitez ou en la complexion refortiffante d'iceux : comme a faict Auicenne. Noftre poëte donques efcript qu'il enfuit vn grand enflammement au profond du gofier, auecque vne defaillance de cœur, vn froid & tremblement de toutes les parties exterieures, conioinct auec vn endormiffement & perte de l'entendement : dont nous auons fouuentesfois dóné les raifons és chapitres precedents : Ce venin auffi porte quant & foy vne malignité tellement pourriffante, que les parties plus humides du corps & celles aufquelles il farrefte dauantage, fe noirciffent premierement, & par l'abfence de la chaleur naturelle vaincue elles fe pourriffent & iectét vne boüe fort puante, telle apparoift la partie en laquelle cefte malheureufe befte aura faict vne playe : & par la communication du venin efpandu par tout le corps, les mefmes accidéts fefleuent en iceluy, comme en l'homme empoifonné : car auecque cefte malignete naturelle, elle ronge & vlcere les parties du corps à caufe de fa grande chaleur acquife de fa complexió. Pline adioufte encore vn autre accident, a fçauoir la cheute du poil de tout le corps : ce que ie penfe auffi bien aduenir par le venin, comme par l'huile qui en eft faicte, laquelle a la vertu de faire tomber le poil, ainfi qu'a efcript Diofcoride. Les moyens de remedier à ces accidents font femblables à ceux par lefquels on guerift les hommes qui font empoifonnez par les Cantharides : & lefquels nous deduirons amplement en noftre fecód liure. Les particuliers remedes toutefois qui femblent combatre naturellement encôtre la Salemandre, ont efte efcripts par noftre poëte en fes Contrepoifons. dont la plufpart a la vertu de digerer & refoudre les humeurs efpais, qui font caufes des endormiffements & des troublements du corps : telle eft la refine de Pin meflee

auecque

auecque du miel, que Nicandre nomme le gras labeur des
auettes, telle eſt auſſi l'Iue artetique, nommée autrement Iue arteti-
Camepite, ou pin terreſtre, pourautant qu'elle a les feuilles que.
faictes, comme celles du Pin, & a la ſenteur pareille, il la faut
meſler auec des pommes de Pin, telle eſt la graine d'ortie &
d'orobe, ou l'ortie bouillie auecque de l'huile & de la farine:
telle eſt la racine de Galban. Et telle eſt la chair & les œufs
des tortues tant marines que terreſtres auecques leſquelles
on adiouſtera la chair de porc, laquelle a la vertu d'adoucir
l'ardeur eſmeuë dedás les boyaux. Tel eſt auſſi le contrepoiſon proprement ainſi nommé, pourautant qu'il participe de
la nature venimeuſe & de celle du corps humain, cóme nous
expliquerons au premier chapitre de noſtre ſecond liure. le
contrepoiſon eſt faict de grenouilles bouillies auecque de la
racine de Panicaut, & auecque de la Scamonée : au defaut
duquel Auicenne conſeille d'vſer de Theriaque ou de Mithrydat. Ces remedes ont eſté tranſcripts de mot à mot par
Dioſcoride, qui les a pris du lieu de Nicãdre, comme auſſi a
il faict la pluſpart de ſon ſixieſme liure: là ou de Gorris a fort
bié corrigé le paſſage dudict Dioſcoride au chapitre de la Salemandre, quand il eſcript qu'il faut cuire les feuilles de l'ortie auecque l'huile & des Liz: car noſtre poëte n'a point parlé de Liz, mais de farine. Ceſte faute eſt venue à cauſe de la Κρίνον.
grande ſemblance qu'il y a entre les deux mots Grecz, dont Κρίμνον.
l'vn ſignifie, farine & lautre Liz: car il n'y a à dire que d'vne
lettre de l'vn à l'autre, laquelle facilement a eſté oſtée par
l'imprudence ou ignoráce des eſcriuains. Ie pourrois icy tráſ-
crire vne infinité de receptes, dont les anciens ont vſé : ſi ie
penſois que celles cy ne fuſſent ſuffiſantes. Parquoy il me ſuffira d'expliquer vne fable, de la quelle Nicandre parle en paſſant touchant la tortue & touchant l'inuention du Lut: elle
eſt telle. Mercure eſtant encore ieune enfant (dont il eſt nómé innocent) rencontra de fortune vne tortue, laquelle il Innocent.
priſt & en vuida toute la chair de dedans le tet : puis il y attacha deux braz que Nicandre a nommé Coudes, pour au- Coudes.

tant qu'ils eſtoyent courbez comme le coude : ayant faict
cela il la monta de ſept cordes, & en feit vn inſtrument fort
approchant du Lut, lequel depuis il donna à ſon frere Apollon : ainſi donques il donna la voix à la Tortue qui parauant
eſtoit muette, comme eſcript noſtre poëte. Quelques autres
ont eſcript qu'il print ſeulement occaſion de faire vn Lut de
l'eſcaille d'vne Tortue, qu'il trouua morte, dõt la chair eſtoit
toute mangee, & n'y reſtoit que les nerfs, leſquels rendirent
quelque ſon alors qu'il les lâcha, tellement que cela l'eſmeut
de paſſer plus outre & d'y mettre des cordes. Ceſte fable eſt
eſcripte fort au long par Homere en l'hymne de Mercure :
par Hyginus, & par Lucien en vn dialogue des dieux. Elle eſt
alleguee par vne infinité de poëtes, & me ſouuient l'auoir
touchee en paſſant en l'hymne du Luc qui eſt parmy mes
poëmes François, en ceſte maniere.

> Le grand meſſager des Dieux,
> Le facond nepueu d'Atlante,
> Mercure qui ſeul ſe vante
> Pere des induſtrieux,
> Trouua du Lut l'accordance
> Sur le mont Arcadien,
> Qu'il donna en recompenſe
> A ſon frere Delien :
> Et luy premier ſceut bien dire
> Sur ceſte facónde lyre,
> Faiſant vn accord de vers
> Auecque les ſons diuers.

Et puis vn peu apres parlant au Lut :

> Si tu le ſas, ie diré
> Comme de l'eſcaille nue
> D'vne noiraſtre tortue
> Ton beau pourtraict fut tiré.

VOILA quant à ce qui appartient pour l'intelligence des
La Saleman-
dre aquati-
que. vers de Nicandre eſcripts au liure des Contrepoiſons. Il y a
encore vne beſte venimeuſe que lon nomme la Salemandre
aquati-

aquatique, pourautant qu'elle vit & habite ordinairement dans les estangs & dans les fontaines, dont elle sort qnelque fois & se met en terre. Elle est faicte en façon d'vn Laisard, excepté qu'elle a la teste beaucoup plus large & la gueulle ronde & fort grande, comme celle des grenouilles : elle a la queuë en pointe & assez longue, telle que le docte Rondelet en a donné le pourtraict en son liure des poissons, là ou il dict que son venin est beaucoup moins maling que celuy de la Salemandre terrestre: & monstre par raisons fort pertinentes & necessaires qu'elle n'est pas le Scinque ainsi comme plusieurs apoticaires ont pensé.

DE LA MVRENE. CHAP. XXX.

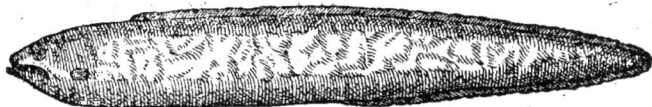

Μύραινα, *Mur.ena,* *Murene.*

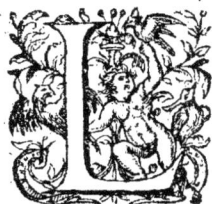

L E s animaux venimeux ne se font seulement cachez dans les bois & dans les cauernes pour guetter les passans: mais aussi ils se sont retirez aux plus profonds gouffres de la mer, à celle fin de punir bié souuent les hommes trop curieux, lesquels ne se contentants des biens que la terre leur apporte, veulent, par maniere de dire, comme forcer la nature, & encore laquelle leur ait fermé & emmuraillé la terre auecque vn si espoüuentable element, comme est la mer; ils passent toutefois par dessus & entrent dedans pour dérober ce qu'elle a voulu nous estre caché. Or l'ayant bien preueu, elle a mis leans entre plusieurs autres poissons venimeux pour punir ceux qui les vont recercher, la Murene, la Pastenaque, la Viue, la Turpille (desquels ie parleray presentement)

K 2 tement)

tement) & le Lieure marin, que ie declaireray au ſecond liure. La Murene eſt vn poiſſon de mer ayant la corpuléce aſſez pres approchante de la Lamproye ou de l'Anguille. Elle
eſt toutefois beaucoup plus large & a la gueulle plus grande.
ſa machoire de deſſus eſt aquiline ayant au bout deux petites ſaillies ou verrues. Elle a les dents fort longues, aigues &
recourbées en dedens, les yeux blancs & ronds. Elle eſt de
couleur brune, dốt Oppian meſme l'a ſurnommee noire. ſa
peau eſt douce & fort gliſſante, couuerte de petites taches
blanchaſtres. Elle a le doz fort couppant; & tout le corps lốg
de deux coudees. Elle n'a point d'æſlerons pour nager comme les autres poiſſons. Mais en leur deffaut la nature luy a
faiƈt vn corps fort long, duquel elle ſ'ayde en mer, comme les
ſerpens ſont du leur en la terre. telles ſont les Anguilles, les
Lamproyes & les ſerpens aquatiques, leſquels auſſi eſtants en
terre rampent comme noz ſerpens, ſốn maſle eſt nommé par
Ariſtote Smyre au cinquieſme liure de l'Hiſtoire des animaux, là ou il monſtre la difference des deux, eſcriuant que
le maſle n'eſt tacheté comme la femelle, qu'il eſt beaucoup
plus fort, qu'il eſt de la couleur de l'arbre que lon nomme le
Pin; & qu'il a les dents dehors & dedés. Il a le corps long, cố-
me eſcript Rondelet, noiraſtre, menu, rond, ſans tache & ſans
eſcaille: il a le muſeau fort aigu & reſſemble mieux à vn ſerpent qu'à la Murene. Cela a eſté cauſe que le vulgaire a pếſé
que la Murene frayoit auecque le ſerpent: ce que toutefois
Pline eſcript eſtre faux, encore qu'il ſe plaiſe ſouuếtefois a eſcrire des fables. Athenée, alleguất vn André, eſcript ɋ les Mu
renes engédrees par la vipere ſont fort mordantes & qu'elles
ſont mourir: dont il ſemble ɋ ceſt André n'ait eſté de pareille opiniố au liure qu'il auoit faiƈt Dẽs beſtes venimeuſes. Il eſcript dauantage que Soſtrate l'auoit ainſi pếſé: & allegue les
vers de Nicandre eſcripts aux Theriaques, en ceſte maniere:

Ie ſçay l'eſmerueillable & le diuers tourment
Que porte la Murene alors qu'elle ſ'eſlance
Sur le peſcheur qui pene, & ſa dent elle aduance

Tant

Tant qu'elle le contrainct de laiſſer le batteau,
Et ſe iecter ſouuent a l'appetit de l'eau.
S'il eſt vray ce qu'on dict en laiſſant le repere
De la Mer, elle va frayer à la vipere.

AELIAN l'a eſcript au premier liure des animaux, diſant meſmes enſuyuant noſtre poëte, que la Murene ſe iecte ſur terre, & qu'elle va cercher la vipere iuſques dedens ſa cauerne. Ceſte fable a eſté fort bien eſcripte par Oppian au premier liure des poiſſons, laquelle i'ay tournee des vers Grecs comme il enſuit:

Il court de la Murene vn bruit tout aſſuré,
C'eſt qu'vn ſerpent l'eſpouſe, & que de ſon plain gré
Elle ſort de la mer:puis toute deſireuſe
Elle va ſaccoupler à la beſte amoureuſe.
Le ſerpent tout amer reſent iuſques au cœur
Du plaiſir deſiré la bruſlante fureur
En ſerpentant au bord,& ſubit il regarde
Quelque rocher creuſe, pour luy donner en garde
Son poiſon venimeux qu'il vomit la dedans,
En crachant le venin qui repoſe en ſes dents,
Et qui eſt furieux ſa richeſſe mortelle:
A fin qu'apres plus doux il ſe couple auec elle.
Arreſté ſur la riue il va ſifflant vn bruit
Conuiant l'amitié: puis la Murene ſuit,
Auſſi viſte qu'vn traict, ayant ſa voix reçue:
Et lors qu'elle apparoiſt en la mer eſtendue,
Le ſerpent ſe conduict ſur les flots blanchiſſants,
Et va laiſſant la terre:alors touts iouiſſants
Enuieux de frayer ils ſe ioingnent enſemble:
Quand la nouuelle eſpouſe ainſi qu'elle ſaſſemble
Engoule en ſon goſier la teſte du ſerpent.
Puis eſtant l'vn & l'autre appaiſé & content
Aux manoirs de la mer ſubit elle ſe ſerre,
Et le train du ſerpent le conduict en la terre:
Ou il va relecher ſon poiſon aduiſé,

K 3

Qu'il

Qu'il auoit parauant de ses dents espuisé.
Mais ne le retrouuant (ainsi que d'auenture
Vn passant aura veu & laué ceste ordure)
Il se bat tout le corps tourmenté doublement
Iusqu'a tant qu'il ait pris pernicieusement
De la Parque prochaine vne mort incongnue;
Honteux de se veoir estre en telle inconuenue,
Que marcher desarmé des armes qu'il auoit,
Qui le rendoyent serpent, & dont il s'asseuroit.
Ainsi, desesperé contre la roche dure
Il pert auec le corps sa venimeuse ordure.

CECY toutefois a esté escript poëtiquement tant par Nicandre que par Oppian, approchants en cela de la commune opinion du vulgaire, selon laquelle les poëtes entrelacent tousiours quelques fables parmy leurs poëmes. L'interprete Grec dict que Archilas l'a ainsi pensé, & qu'André l'estime estre faux au passage que Athenee a allegué d'vn liure intitulé, Des choses que lon croit faussemét. Dont ie pense que ce que le mesme autheur auoit escript au liure des bestes venimeuses estoit en ensuyuant l'opinion du vulgaire. La Murene vit ordinairement en la grand mer le long des rochers qui sont en la riue, & le long des bouches des riuieres. Les anciens les prisoyét beaucoup en viandes, tant à raison qu'elles sont d'vn bon goust : que pourautát qu'elles sont si viues que lon les peut longuement garder dans les viuiers & boutiques pour s'en seruir en temps : car nous lisons que Hyrcie en auoit reserué six mille, lesquelles il donna à Cæsar. Et dict on encore dauantage qu'elles sont faciles a s'appriuoiser, tesmoing celle de Crassus & d'Antoine. Paul Ioüe a faict vn liure des poissons Romains, là ou il dict q̃ la Murene de l'eau doüce est le poisson que nous nommons Lamproye : toutefois quelques vns ne le veulent accorder. Ie pourrois alleguer en cest endroict vne infinité d'authoritez des anciens, touchant la bonté des Murenes & en quels lieux elles sont meilleures, si ce n'estoit que i'ay entrepris de descouurir plustost
　　　　　　　　　　　　　　　　　　　sa mali-

sa malineté que sa bonté. La Murene est ennemie mortelle
du Congre, & de la Poulpe ou Pourpe. Le combat de la Murene & de la Pourpe est merueilleusement bien descript par
Oppian au second liure des poissons; dont Aelian a pris ce
qu'il en a escript. La Murene est si viue & furieuse qu'estant
prise elle contrainct souuentesfois les pescheurs de se iecter
en l'eau depuis qu'elle eschappe de leur baquet. Car on dict
aussi qu'elle enrage quelquefois, comme les chiens, & excite
les mesmes accidéts que faict la Vipere : pour ceste raison sa
morsure se guerist par les mesmes remedes. La morsure du
Smyre est fort dangereuse & se guerist en prenát sa teste & la
faisant brusler pour en appliquer la cendre dessus la playe.

DE LA PASTENAQVE. CHAPIT. XXXI.

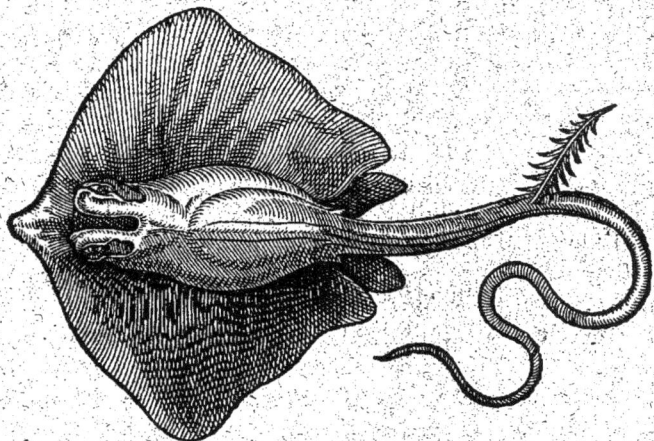

Τρυγών, *Pastinaca,* *Pastenaque.*

A Pastenaque est nommee diuersement selon
les pais : le vulgaire des François la nôme Raye,
a cause qu'elle est fort approchante de la Raye.
Les Grecs la nommét Trygonne & les Latins
Pastenaque, dont i'ay pris & retenu le nôm.
C'est vn poisson plat, large, fort tendronneux, licé, sans escail-

le &

le & fans aiguillons, excepté celuy qu'elle a en la queuë faict
en maniere d'vn lóg poinçon, aigu & crenelé ou dentelé des
deux coftez, ainfi qu'vne fie. Elle a la queuë fort longue & li-
cee, amenuifant toufiours vers le bout, comme celle d'vne
fouris ou d'vn rat, dont les Flaméts la nomment en leur langue Queuë de fouris, ou de rat. Le poinçó fort du milieu de
la queuë, l'endroict auquel elle eft encore fort groffe: il a toutes fes dents tournees vers haut, lefquelles font dautant plus
grandes qu'elles approchent vers le bout. Cefte feule partie
eft venimeufe: car eftant couppee on mange fans danger le
demourant de tout le poiffon. Il y a de deux fortes de Pafte-
naques, de la premiere eft le pourtraict icy deffus, & icy en-
fuict celuy de la feconde.

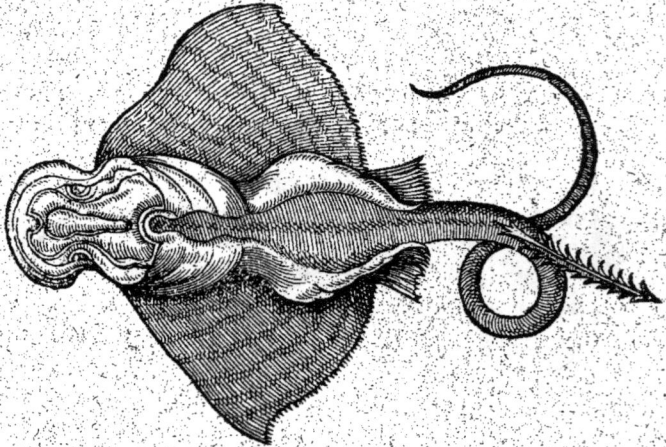

LA feconde n'eft diffemblable à la premiere, finon en ce
qu'elle a la tefte feparee dauantage du demourant du corps,
& eft faicte prefque, comme celle d'vn crapaut: car la premiere efpece l'a du tout retiree en dedens au deffous de la
continuation de fes coftes aboutiffante en pointe. Les coftés
auffi de celle de la feconde efpece font beaucoup plus approchants de la façon des æfles des oyfeaux, & pour cefte
cauſe

caufe les Romains & Neapolitains la nomment Aegle ; differente toutefois de celle laquelle eſt nommée par les Latins Aegle, & laquelle n'a point de poinçon. Oppian raconte
vne choſe admirable de la malice de ce poiſſon, c'eſt que iamais il ne mange, que premierement il n'ait bleſſé quelque
autre poiſſon ou animal. Ainſi congnoiſſons nous facilement
qu'il vit de proye, & q̃ pour ſuppleer à la viteſſe q̃ la nature luy
a oſtée, il ſe met en embuſches arreſtant auec ſon poinçon,
qui luy ſert d'eſpée, le plus ſubit animal qui ſoit en la mer.
Aelian eſcript que non ſeulement la Paſtenaque a l'addreſſe
de nager : mais auſſi de voller, & qu'elle eſt fort amoureuſe
de la muſique, tellement que les peſcheurs la leuent au haut
de l'eau en chantant, & qu'en ce faiſant ils la prennent plus à
l'aiſe. Il diɗ dauantage qu'elle prend plaiſir à veoir danſer.
ce qui me ſemble auoir eſté eſcript fabuleuſement par ceſt
autheur, lequel ramaſſe pluſieurs telles choſes pluſtoſt pour
monſtrer quelque exemple de vie que peſer ou faire a croire
que la choſe ſoit vraye : & ainſi il monſtre que ſouuentesfois
noz plaiſirs ſont cauſes de noſtre mort . Il n'y a autheur ancien qui ait eſcript de ce poiſſon, qui n'ait parlé de l'incom-
parable malineté de ſon poinçon. Oppian diɗ qu'il eſt plus
dangereux que toutes les eſpées forgées pour la guerre , &
plus pernicieux que les fleiſches enuenimees . Pline la diɗ
eſtre plus execrable que toute autre choſe : & Aelian eſcript
qu'il eſt ſi dangereux que la playe qu'il faiɗ, eſt incurable ;
toutefois il ſabuſe en ce dernier point ; car il y a pluſieurs remedes propres à ceſte gueriſon, comme nous dirōs cy apres,
leſquels n'euſſent eſté eſcripts ſi ſa playe euſt eſté telle. Ce
poinçon n'eſt ſeulement venimeux pendãt qu'il eſt attaché
à la Paſtenaque viue : mais auſſi eſtant tiré il retient la meſme
malineté contre les hommes & contre les autres animaux, &
qui eſt encore plus admirable, côtre les arbres & les plantes :
Car eſtant fiché dedens le tronc d'vn arbre, il le faiɗ mourir,
comme eſcript Nicandre, & Oppian apres luy, lequel a ſeulement amplifié le paſſage de noſtre poëte touchant ceſte

K ſ

maline-

malineté & touchant la mort d'Vlyſſe. Car Homere raconte qu'apres la deſtruction de Troye, Vlyſſe penſant retourner en ſon païs fut tellement agité des tempeſtes qu'il vint ſurgir en Italie, là ou il fut receu par vne enchantereſſe nommee Circé, auec laquelle il coucha & l'engroſſit d'vn enfant, qui depuis fut nommé Telegon. Ceſt enfant, comme dict Oppian, eut enuie d'aller veoir ſon pere Vlyſſe, qui eſtoit retourné en ſon païs, & au partir ſa mere luy donna vn baſton, au bout duquel eſtoit emmanché vn poinçon de Paſtenaque. Luy eſtant donques arriué en Grece, il aduint de fortune qu'il s'addreſſa ſans y penſer à prendre quelques ouailles qui appartenoyét à ſon pere, lequel venant au ſecours de ſes troupeaux fut ſouſtenu par Telegon, lequel ne le congnoiſſant pour tel, le bleſſa auec ſon baſton, dont il mourut. Lycophron poëte Grec fort ancien introduict Caſſandre prediſant ceſte mort par ces vers :

L'aiguillon peſtilent du poiſſon incurable
Auecq ſon bout aigu tura le miſerable,
Alors qu'a ſon coſté il le viendra toucher:
Ainſi le filz ſera du pere le boucher.

VOYLA ce qui me ſembloit neceſſaire pour l'explication de la fable alleguee par noſtre poëte. Il reſte à expliquer les accidents de ce poiſſon ennemy de toute ſa nature, qui par vne malineté particuliere pourriſt les parties, auſquelles il s'attache, eſmeut de fort grandes douleurs, retire & esbranle les nerfs, laſſe & rend imbecile le corps, faict faillir le cœur, faict perdre la parolle & obſcurciſt la veue, toutes les parties circonuoiſines de la playe noirciſſent & perdét ſi bien le ſentiment qu'elles ne ſentent ce qui les touche: eſtants preſſees elles iectent vne boüe qui eſt eſpeſſe & qui ſent mal, à cauſe des raiſons leſquelles nous auons deſia deduictes au chapitre de l'Aſpic, de la Vipere, du Pourriſſeur & d'autres. Les remedes ſont ſemblables à ceux, dont nous auons parlé au chapitre de la Vipere. On pourra toutefois vſer particulierement du poiſſon meſmes couppé en deux & appliqué ſus la playe

                                          & de

& de la prefure de lieure, de cheureau ou d'aigneau pris par la bouche, le pefant d'vne drachme. Rondelet raconte auoir gueri vn homme de ce mal, en appliquant deffus le foye de la Paftenaque & la cendre du poinçon bruflé & meflé auec du vinaigre.

DE LA VIVE, OV DRAGON MARIN.
CHAPITRE XXXII.

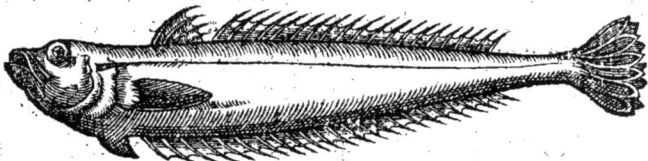

Δράκων θαλάσσιος, *Draco marinus*, Viue.

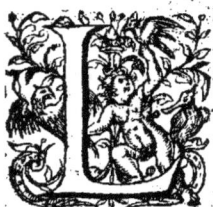

L E Poiffon que nous nommons ordinairement Viue a eu ce nom à raifon de fa grande viuacité : car la Viue eftant tirée de la mer demeure long temps en vie, & eft tellement habile que mefmes eftant fur la greue elle faict vn trou dedans, & fe cache parmy le fable : pour cefte raifon Pline l'a nommée Aranee ou fablonneufe. Les Grecs confiderants la grande fimilitude de fon œil auecque celuy du Dragon, l'ont nommée Dragon marin. Et la plufpart du Láguedoc & de Prouence retenants le nom de Pline la nomment Araigne. Elle eft fort commune par la France à caufe de l'vfage & de la commodité que lon en reçoit és viandes : car entre les autres poiffons elle eft requife pource qu'elle a la chair ferme & fort bonne au gouft. celle qui fe peche en la mer Oceane, a cómunement huict ou neuf pouces de lóg & quelquefois dauantage. celle de la mer mediterranee ne paffe guere demy pied de long. Elle eft toutefois femblable en tout & par tout a celle dont nous vfons à Paris. Elles ont

la tefte

la tefte affez groffe, la machoire d'embas fort longue & fpa-
cieufe au pris de celle d'enhaut, elles ont deux æfferons au
deffoubs de la gorge, & deux efloingnés dauantage aux deux
coftés. Elles ont le long du doz & du ventre des aiguillons
penchez vers la queuë, lefquels font attachés les vns aux autres iufques à la moitié de leur longueur, par le moyen d'vne
peau deliée : toutefois les quatre, ou cinq premiers du doz
font fort aiguz & diftinguez d'auecques les autres : car le cinquiefme eft fort petit & ne fort guere hors le doz : le quatriefme eft vn peu plus long, & les trois autres font prefque
d'vne mefme grandeur, finon que celuy du milieu les fur-
paffe vn petit. Touts les autres aiguillons tant de haut que
du deffoubs font fort mouffes. Elles ont vne ligne depuis les
ouyes iufques au bout de la queuë, laquelle femble feparer
le doz d'auecque les coftés & le ventre, comme certainemét
ils le font, principalement par diuerfité de couleur : car tout
ce qui eft au deffus de la ligne eft plus rouffaftre & tacheté
de couleur bleue & dorée : & ce qui eft au deffoubs eft beaucoup plus blanc. l'vn & l'autre eft recouuert de fort petites
efcailles. Elles ont les yeux verts, tirants fur lazuré : & fort efleuez vers haut.

L A Viue eft au nombre des poiffons defquels les aiguillons font venimeux : ce qu'ordinairement plufieurs experimentent à leur dam. Les plus venimeux font ceux qui font
pres de la tefte, & principalement celuy qui eft au bout de
l'ouye, & lequel eft fort long, aigu & couché le long d'icelle,
tellement que bien fouuent il n'apparoift côme point : pour
cefte caufe on a accouftume de coupper la tefte de la viue
auant que de la feruir fur table.

L E s accidents de fa poincture font vne grãde douleur en
la partie bleffée, auecque enflammemét d'icelle : ce que i'ay
veu aduenir quelquefois en ceux qui eftoyent piquez auecque vne fieure, & auecque des defaillances de cœur & des
mortifications du mébre bleffé, fi lon n'y remedie foudainement & dextrement. Parquoy il eft neceffaire d'y auoir l'œil :

ce qui

ce qui se fera en appliquant dessus la blessure la viue couppee en deux, comme escript Dioscoride & Galen, lequel
semble demander la viue encore estant viuante : ce qui me
semble estre beaucoup meilleur s'il estoit possible d'en recouurer. Le Surmulet aussi est fort bon appliqué en la mesme maniere : vn cataplasme faict de serpoulet, de sauge &
d'aluyne cuits auecque du vin & pétris auecque vn peu de
farine. Il faudra prendre par la bouce de la theriaque ou du
Mithridat auecque de l'eau d'aluyne. Dioscoride y ordonne
de l'aluyne, ou de la sauge, ou du souphre meslé auecque du
vinaigre . Voila les remedes les plus souuerains & particuliers, & desquels aussi on se pourra aider côtre la piqueure du
Scorpion marin, que lon nomme Rascase en Languedoc.

Scorpion marin.

DE LA TVRPILLE.
CHAPIT. XXXIII.

Νάρκη, *Torpedo*, *Turpille*.

LE s poissons, à qui Dieu ne donna le pouuoir,
Et à qui hors du corps l'aiguille on ne peut voir,
Receurent vn conseil qui tout plein de cautelle
Fut mis en leur esprit pour flesche naturelle,
Laquelle par finesse est apportant la mort
Bien souuent au poisson plus gaillard & plus fort.
Telle en eut la Turpille ayant la peau fort tendre,
Aprise d'elle mesme à sa force defendre,
Molle, pesante & foible elle se sent charger
De paresse, & encor on ne la voit nager:
Car à peine apparoist son chemin dans les vndes,
Lors qu'elle se conduict aux eaux les plus profondes:
Toutefois en ses flancs a vn chacun costé
Les forces & le dol de l'imbecilité
S'attachent en rayons, ou si lon vient atteindre
Approché de trop pres, vn homme sent esteindre

La for-

La force de son corps, lequel ainsi chargé
Ne le peut supporter: le sang en est figé.
Les folles pesanteurs dans le mourant se cachent
Dont les membres du corps peu a peu se relachent.
Elle donc congnoissant cela qu'elle eut de Dieu,
Couchée sur le sable elle ne part du lieu,
Immobile du tout comme s'elle estoit morte.
Tout le poisson alors qui à ses flancs se porte,
Perd sa force, empestré d'vn endormissement,
Dont par trop empesche il meurt subitement.
Elle se leue alors toute gaye, & encore
Que viste elle ne soit, pourtant elle deuore
Aussi bien le viuant que celuy qui est mort.
Elle arreste souuent le plus subit effort
Des poissons qu'elle touche, alors qu'elle rencontre
Ceux la qui par les flots luy viennent a l'encontre:
Ils demeurent touts secs, enlassés & douteux,
Ne se resouuenants, tant ils sont malheureux
De leur premier chemin, ny de se mettre en suitte:
Ainsi leur pauure vie est par elle destruicte
Sans s'ayder, ne sentir leur mal qui est rongeant.
Comme vn homme couché, plus souuent en songeant
Aux images de nuict, endormy ne s'aduance
Lors qu'il pense au courir gangner sa deliurance,
Et que son cœur tresaut, & que tremblant de peur
Ses genouils sont chargés par vne pesanteur,
Comme estants garrotez d'vn lien immobile:
Ainsi sont les poissons liés par la Turpille.

J'A Y translaté les vers d'Oppian le plus fidelement qu'il m'a esté possible, par lesquels la nature venimeuse de la Turpille est amplement discourue. Ce que j'ay faict pourautant que Nicandre ne s'en est resouuenu en son liure, selon lequel j'ay conduict la suitte de mon commétaire : & toutefois j'ay pensé que l'admirable vertu de ce poisson meritoit bien de estre congneue par noz François.

L A

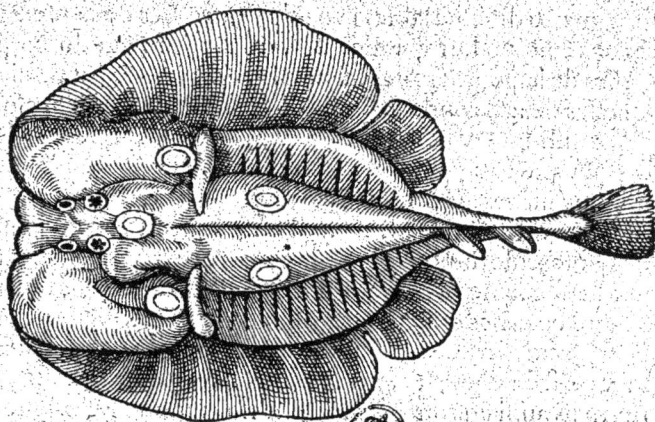

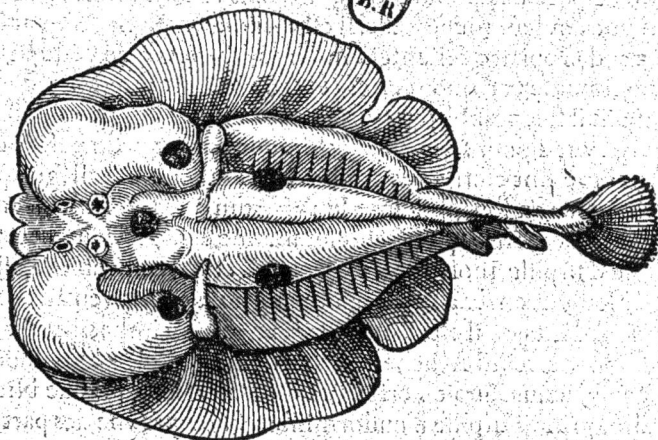

LA Turpille ou Torpille a esté nommee par les Grecs &
Latins Endormáte, pourautát qu'elle faict vne telle passion
à celuy qu'elle touche qu'est celle que nous endurons ordinairement lors que nous auós le pied ou la main endormie.
Il y a quatre sortes de Turpilles selon Rondelet, lesquelles ne
font

font gueres diſſemblables l'vne de l'autre. Les deux premieres ont cinq taches grandes & rondes au milieu du corps.
Celles de la premiere des deux ſont, diſtinguees par cercles,
& celles de la ſeconde ne le ſont pas. Les deux autres ne ſont
point diſtinguees par cercles, comme nous dirons au chapitre ſuyuant. Les trois premiers de ces cercles ſont en haut &
les deux autres au deſſous : ce qui eſt toutefois contraire en
la figure que Matthioli en a donnee en ſon commentaire
de Dioſcoride; ſur quoy ie ne pourrois donner iugement, attendu que ie ne ſache point en auoir iamais veu. & me ſuis
aſſeuré en celles qui ont eſté pourtraiȼtes par Rôdelet, comme i'ay faiȼt en tout ce qui appartient aux poiſſons, m'aſſeu-
rant qu'il eſt digne d'eſtre creu, non ſeulement en ceſte partie; mais auſſi en toute autre, dont il a eſcript. La Turpille eſt
de l'eſpece des poiſſons qui ſont plats & tendronneux & eſt
d'vne couleur rouge palle. Il eſt facile de congnoiſtre par les
vers d'Oppian quelle eſt la malineté du venin de ceſte beſte
venimeuſe : en quoy certes cela eſt plus qu'admirable, comment il ſoit poſſible que la vertu ſe coule le long d'vn baſton
ou d'vne ligne, & ſoit portee iuſques au bras du peſcheur,
comme ont eſcript les anciens, & Theophraſte allegué par
Athenée en ſon ſeptieſme liure : ce qui nous eſt auſſi prouué
par l'experience que Rondelet meſme eſcript auoir faiȼte en
vne Turpille morte. Ceſte vertu d'endormir ſemble eſtre
ſeulement en ſes æſlerons, ainſi que nous auons veu aux vers
precedents, ou il eſt diȼt que la force de ſon imbecilité eſt en
ſes flancs. Ainſi Athenee recite l'opinion de Diphile Laodi-
cenſe, lequel auoit eſcript au liure des Theriaques de Nicádre, que la Turpille n'endormiſſoit, ſinon par vne des parties
de ſon corps : ce qui ſe doibt rapporter aux æſlerons, car ſe
ſentant priſe a l'hameçon elle taſche d'entortiller la ligne en
iceux, à fin de ſe defendre par ſa vertu endormante, comme
la Seiche faiȼt de ſon encre, ainſi que diȼt Ciceron au ſecód
liure De la nature des dieux. Ceſte vertu n'a aucune puiſſance ſur celuy qui tiendra du benioin en ſa main, ſi ce qu'en a
eſcript

escript Aelian est vray: ce qui se peut faire aussi par vne con-
trepassion qui est entre la Turpille & le benioin. Les accidéts
que la Turpille esmeut en celuy qui en est enuenimé, sont
touts procedants d'vne extrême froidure, comme la force
esteincte, la pesanteur du corps, le sang figé, & l'endormissement de toutes les parties, lequel est faict par l'absence de la
chaleur naturelle: les remedes donques doiuét estre chauds
& auoir la vertu de resueiller les esprits tels q̃ nous en ordon-
nerons au second liure, chapitre de la Cicue, du Pauot & autres, ausquels le lecteur pourra auoir recours en son besoing.

DE LA TROISIESME ET QVATRIESME
ESPECE DE TVRPILLE.
CHAPIT. XXXIIII.

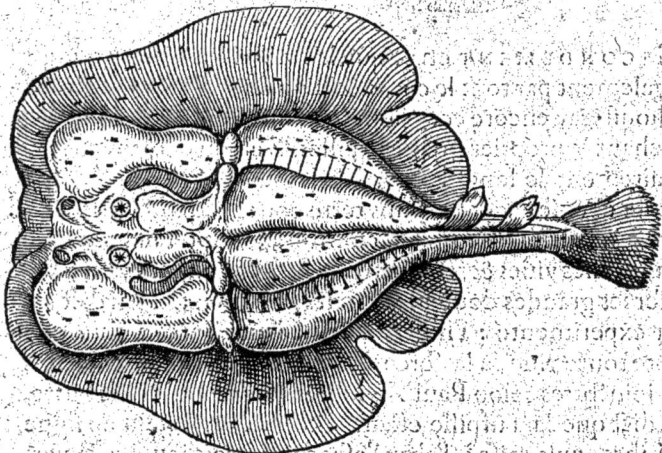

L A troisiesme & quatriesme espece de Turpille
ne sont en rien differétes des deux premieres,
quant à la vertu & proprieté naturelle: elles le
sont seulement en corpulence. Premierement
en ce qu'elles n'ont les grandes taches rondes
que nous auons dict estre aux deux premieres.

L   Secon-

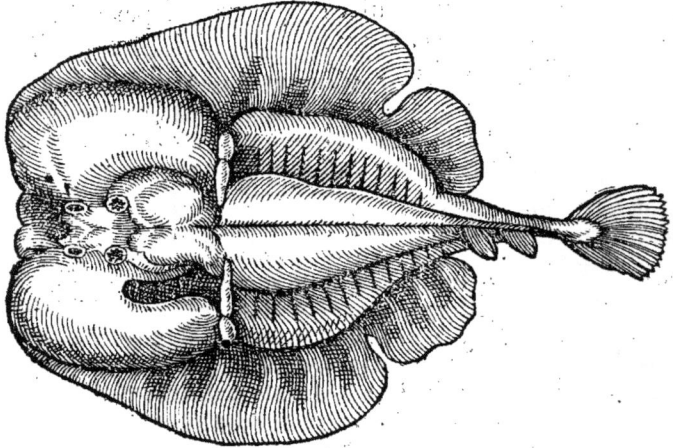

SECONDEMENT en ce que la troisiesme est marquetee
inegalement par tout le corps,& la quatriesme ne l'est point.
I'adiousteray encore cecy pour le contentement du lecteur,
touchant la propriété des Turpilles. C'est qu'elles viuent ordinairement le long des riues bourbeuses là ou le long de
l'hyuer elles se cachent soubs terre pour la crainte de la froidure qui leur est contraire, comme a escript Theophraste:
Estant prises viues & fendues en deux, elles ont la vertu d'appaiser les grandes douleurs de teste, selon Galen qui dict l'a-
uoir experimenté : l'huile aussi en laquelle elle aura esté
cuitte toute viue, a la force d'en faire autant aux douleurs
des ioinctures selon Paul Æginete. Pline a passé plus outre,
& a dict que la Turpille estant prise, la Lune estant au signe
de Libra, puis mise à l'abry l'espace de trois iours, a la vertu de rendre les trauails des femmes beaucoup plus faciles :
& que son fiel appliqué aux parties honteuses, empesche
d'engendrer.

D v

DV CHIEN ENRAGE.
CHAPITRE XXXV.

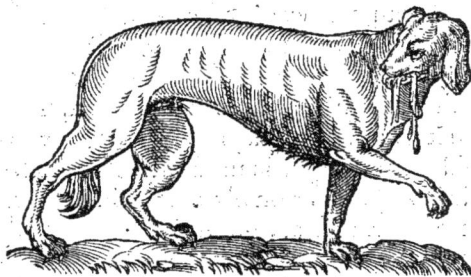

D'AVTANT que le Chien est domestique & familier de l'homme pendant qu'il est sain : d'autant luy est il ennemy depuis qu'il est sorti de sa nature acoustumee, laquelle il perd quelquefois par vne espece de maladie qui luy est fort commune & particuliere entre tous les autres animaux : & par laquelle il est faict non moins dangereux que les serpens & les bestes desquelles nous auons parlé cy deuant. Ce qui a esté cause que ie l'ay mis en ce liure, à fin qu'à bon droict il ne me fust reproché d'auoir expliqué ce qui est moins congneu & necessaire aux François, & auoir laissé ce dont ils ont le plus à faire. Car encores que, dieu mercy, nature ait tellement fauorisé nostre Gaule entre toutes les autres nations, que comme desarmant ces monstres venimeux, elle vueille que nous marchions par dessus sans crainte de leurs morsures : toutefois elle en a laissé quelques vns plustost pour les rédre soingneux que pour enuie qu'elle eust de leur faire mal. Entre lesquels d'autat que celuy qui ordinairement est à nostre suite, est le plus dangereux, d'autant deuons nous estre mieux preparez, si dauenture il eschet qu'vn tel malheur nous aduienne. Ie deduiray donques le plus brieuement qu'il me sera possible, la nature du chien enra-

L 2   gé, la

gé, la force de son venin, & les accidents suruenants apres sa morsure. puis ie parleray de la guerison.

L E Chien, lequel de sa nature est genereux, amoureux & flateur, & qui pour ceste cause est caressé de l'hóme plus que nul des animaux domestiques, est subiect à trois sortes de maladies, a sçauoir à la rage, à la squinancie & aux galles. desquelles les deux dernieres ne sont contagieuses, encore que le plus souuét il en meure. La premiere est contagieuse : tellement qu'il communique la mesme affection en celuy qu'il mord (si de bonne heure on n'y met ordre) soit vn homme ou vne autre beste. ce mal toutefois gaingne bien plustost la nature des autres animaux que celle de l'homme : pour ceste cause Aristote escript que les chiens & les autres bestes meurent de la rage deuant l'homme (car ainsi faut il selon Leonicene corriger le passage d'Aristote, & ne penser qu'il eust esté si peu experimété que d'auoir voulu dire que l'homme ne meure point de la rage, comme il semble à ceux qui lisent & retiennent le mot Grec qui signifie *excepté* au lieu qu'il faut mettre celuy qui signifie *deuant*) Il y a deux causes pour lesquelles les chiens deuiennent enragez, toutes deux contraires. La premiere est la grande chaleur : la seconde est la grande froidure. Ainsi les anciés ont escript que le plus souuent ils enragent és iours caniculaires, & en hyuer durát les grandes gelées, principalemét és regions, ausquelles il y a de grandes & subites mutations des saisons. Ce qui aduiét pour autant que les chiens sont de leur nature chauds & secs, & par consequent ils ont beaucoup d'humeurs melancoliques bruslez, lesquels s'augmentent par les mutations subites, telles que nous les apperceuons en automne, & se bruslans dauantage par les grandes chaleurs ils esmeuuent vne fiebure ardante & vne phrenesie dans le corps du chien, laquelle nous nommons rage : & est distinguee en deux par les veneurs, en chaude ou desesperee : & en celle qu'ils nomment rage courante. Ceste chaleur est augmentée en esté par l'air penetrant iusques au dedans de leurs humeurs, & en hyuer

par l'a-

par l'abondance de la chaleur de dedans, laquelle eſtant re-
pouſſee à raiſon de l'air froid ſ'augmente & ſ'alume & auecque ſoy faiɛt allumer les humeurs pourriſſants, leſquels ſont
d'autant plus dangereux que ne pouuáts ſ'eſuanouir par les
pertuis du cuir (qui pour lors ſont du tout fermez) ils demeurent dedans & ſont les meſmes accidents que la grande
chaleur de l'eſté . Ceſte raiſon me ſemble eſtre plus approchante de la verité que celle de quelques vns, leſquels ont
eſcript que la rage ſe fait en hyuer par la vertu de la froidure
qui gele le ſang : car tant ſ'en faut que le ſang gelé puiſſe eſmouuoir vne telle fureur qu'au cõtraire il engourdiroit tellement les eſprits qu'il faudroit à l'inſtant que le chien mou-
ruſt, voire deuant qu'il fuſt gelé; ioinɛt auſſi que le ſang ne ſe
peut geler dans le corps que premieremẽt la vie appuyee en
la chaleur naturelle n'en ſoit du tout dehors. Il ne faut point
doubter toutefois qu'auecque ceſte cauſe extérieure il n'y
ait vne promptitude ou aptitude de la nature du chien par
laquelle ceſt humeur, eſt engẽdré: à laquelle Galen ayant eſgard a eſcript au ſixieſme liure Des parties malades, qu'entre
touts les animaux il n'y a que le chien lequel de ſoy-meſme
enrage. ce qui ſemble auoir grãde apparence: encore ɋ pluſieurs ayent penſé qu'il y euſt des autres animaux de pareille
nature. Mais ie ne me veux arreſter à demeſler ceſte queſtiõ,
à ſçauoir ſi les autres animaux qui enragét, ont eſté premierement morduz par les chiens enragez ou ſ'ils le deuiennẽt de
leur propre nature. Tant y a ɋ le chien ainſi malade a la vertu
non ſeulement de faire enrager ceux qu'il mord , mais auſſi
ceux contre la peau, deſquels il aura ieɛté de ſon eſcume: car
elle retenant la nature des parties, dont elle procede (ainſi ɋ
i'ay diɛt en vn autre endroiɛt) porte ce venin tellement ſubtil, que facilement il paſſe par les pertuis du cuir, & eſtant attiré dans les arteres par le continuel mouuement d'icelles, il
eſt conduiɛt en la parfin au demourant du corps. L'on a encore adiouſté d'autres cauſes auecques les deux premieres :
leſquelles ont vertu de faire pourrir les humeurs des chiens:

L 3   comme

comme l'vsage des charongnes qu'ils mangent ordinairement & des eaux pourries qu'ils sont contraincts de boire
quelquefois. Pline a escript que les fleurs des femmes faict
enrager les chiens qui en goustent, & que tel venin est incurable: ce qui me semble auoir esté dict plustost par vne enuie
qu'il a d'en mal dire, que pour quelque experience qu'il en
eust faicte . Car c'est vne chose asseuree que le sang de soy-
mesme n'est vicieux, sinon en quantité, pourautant que nature l'a destiné pour la nourriture de l'enfant dedans le ventre, au defaut duquel il est necessaire qu'il soit iecté hors. bié
est il vray que si par quelque inconuenient il est retenu, il se
gaste & se pourrist, tellement qu'il est cause de fort grandes
maladies, telles que nous voyons ordinairement aduenir aux
ieunes filles à marier & aux veufues. Lon dict encore dauátage q̃ les chiés qui mangét des choses fort chaudes, sont facilemét pris de ceste maladie, à cause qu'eschauffant leur sang,
lequel de soy est prompt à sesmouuoir , elles engendrent la
fieure. Il se faut donc bien garder de faire manger aux chiens
les viandes pourries, espicées & autres telles, lesquelles sont
chaudes & eschauffent merueilleusemét. Mais ce n'est assez
de cógnoistre les causes de ce malheur, si estát aduenu, nous
ne sçauons les moyés de bié recognoistre le chien ainsi malade, à fin de nous en garder. Les signes par lesquels nous nous
en pouuós apperceuoir, ont esté escripts assez amplemét par
Dioscoride, Galen, Aetse & Paul Æginete en ceste façon. Le
chien enragé a la queuë & les oreilles fort pédantes, il regarde de trauers & plus melancoliquement q̃ de coustume: Il se
iecte indifferément sur tous ceux qu'il rencôtre, soyét bestes
ou hómes, autant sur les congnus q̃ les estrangiers:& ce sans
abayer premieremét. Il escume fort par la gueulle & les na-
seaux : il ne veut ne boire ne manger : il est communement
gresle & sec: il a les yeux rouges, & haletát il tire le plus souuent la lague hors de la gueulle toute roussatre ou noiratre:il
marche pas à pas, & est quasi cóme tout endormy. Sil se met
à courir, il va d'vn costé & puis d'autre, & court plus vistemét
　　　　　　　　　ε ſ
que

Moyen de
congnoistre
le chien en-
ragé.

que de couſtume. Les ſignes du chien enragé ont eſté cōpris
en vne reſpōſe faicte aux calōnies d'vn meſdiſant,en ces vers:

Retirez vous arriere, à fin que voſtre veüe
Ne ſe ſouille, voyant vne beſte incongneue,
Qui pleine de cholere & d' vn cœur forcené
Se iette à trauers champs d' vn pas abandonné.
Elle a l'œil de trauers & la gueulle eſcumante,
Ses naſeaux ſont remplis d' vne eſcume ſanglante,
Le boire & le manger luy ſont à contrecœur,
Son œil eſt eſclerant plein de haine & rancœur:
Elle mord vn chacun, ſans faire difference
Des incongneuz, à ceux dont elle a congnoiſſance:
Elle eſt maigre de corps & ſans ceſſe luy pend
Du goſier deſeiché la langue d' vn ſerpent:
Elle baiſſe la queuë, & de ſes grands oreilles
Elle bat ſon muſeau plein de groſſes abeilles,
Qui ſans fin la piquants de leurs grands aiguillons
Luy ſont prendre chemin, ores par les ſeillons
De nouueau labourez, ores par les bruyeres,
Ores par les foreſts, ores par les iacheres.

VOYLA les moyés qu'il y a de recongnoiſtre le chien qui
eſt enragé. Toutefois il aduient bien ſouuét que les hommes
ſont bleſſez par ceux auſquels ils n'auront apperceu tels
ſignes, comme n'y ayant pris garde de ſi pres. Parquoy il eſt
treſneceſſaire d'y aduiſer diligemment, à cauſe du grand inconuenient qui en aduient : car cela ne ſe peut congnoiſtre
par la playe, laquelle eſt en tout & par tout ſemblable à celle
qu'vn chien non enragé auroit faicte, ainſi qu'eſcript Galen
au liure des Sectes. Pour ceſte raiſon quelques vns ont eſcript
des moyens de la congnoiſtre : c'eſt que ſi l'on met l'eſpace
d'vne nuict des noix deſſus la playe, & que le lendemain on
les baille à manger aux poulles, on les trouuera mortes le
iout enſuyuát, ſi la morſure eſt d'vn chien enragé. Item ſi l'on
met du ſang ſortant de la playe deſſus du pain, & que l'on le
preſente à vn chien fort affamé, tant ſen faut qu'il le mange

que

que mefmes il ne daignera le fleurer. Cefte experience toutefois ne me femble affez fuffifante, encore que Oribafe &
plufieurs apres luy l'ayent efcripte. Dont il fera neceffaire de
f'enquerir diligemment du chien par lequel lon aura efté
bleffé: à celle fin de ne cheoir aux inconueniens de la maladie parfaicte, que les Grecs ont nommé Hydrophonie: c'eft
à dire crainte d'eau: pourautant que ceux qui en font malades ont l'eau en horreur fur toutes chofes, encore qu'ils foyét
extremement alterez. Car le venin eftant entré par la playe
ou par les pertuis du cuir, gangne peu à peu fans aucunemét
f'arrefter és parties, par lefquelles il paffe, tellement que lon
eft quelquefois quarante iours fans y rien apperceuoir, quelquefois deux mois, ou fix : & quelquefois vn an tout entier.
Lon a mefmes efcript de quelques vns, lefquels fept ans apres
auoir efté bleffez, tumberent en ceft inconuenient: toutefois
il f'en rrouue quelques vns lefquels peu de temps apres qu'ils
font bleffez commencent à craindre l'eau & toutes autres
chofes humides. Le venin donques eftant paruenu iufques
aux grandes veines & au cerueau commence à gafter l'ima-
gination, la raifon & la memoire: tellement que l'homme en
deuient fol & fe defchire foy-mefme . Il mord & efgratigne
les premiers venuz: il hurle, il crie, & endure des retirements
des nerfs. Il eft rouge par tout le corps, & principalement par
la face : il a de grandes fueurs & des defaillances. Il fe tourmente & entre en fureur lors qu'il voit l'humidité, & les chofes refplendiffantes, comme les miroirs à caufe de l'horreur
& la crainéte qu'il a de foy-mefme, lors qu'il fe voit là dedés:
& a caufe auffi (comme aucuns des anciens ont efcript) qu'il
penfe veoir toufiours vn chien dedans l'eau óu dedás les miroirs. Auffi Aeffe raconte d'vn philofophe, lequel commençant a eftre malade de cefte maladie, fe voulut mettre au
baing, là ou apperceuant la figure d'vn chien, raifonna en foy
mefme, & dict: Qui a il de cómun entre vn baing & vn chié?
lors il f'affeura, entra dedás, & beut de l'eau, dont il fut guery. Auecques touts ces accidents le malade fent vne grande
                                                    feiche-

seichereſſe de toute la bouche, &, comme i'ay dict, vne ſoif
non étaindible ſans appetit de boire, pourautant q̃ deſia ſon
corps a pris vne affection contraire à la naturelle, dont il aduient qu'il ne deſire les choſes qui naturellement appaiſent
la ſoif. Il eſt tellement tourmenté par ces accidents qu'en la
parfin vaincu de douleur & de trauail il meurt : principalement alors que le venin eſt entré dens le cœur. Car il ne ſe
trouue point de remede, depuis qu'ils ſont cheuts en ceſte
rage telle que nous l'auons deſcripte: & ne ſe liſt point q̃ perſonne en ſoit eſchappé, ſinon vn ou deux leſquels auoyét eſté
bleſſez par des hommes enragez & non par des chiens. Auſſi
la rage qui ſuruient en ceſte maniere n'eſt pas ſi dangereuſe
& vehemente que l'autre: car le venin a perdu quelque partie de ſa force, tellement qu'encore ſeroit elle moins dangereuſe en celuy qui auroit eſté bleſſé d'vn homme, auquel vn
autre auroit donné ſon mal. Or encores que ces maux ſoyent
tels, ſi ne faut il penſer qu'ils aduiennent tous en vn coup :
car premierement l'homme deuiét penſif, & murmure entre ſes dents : il reſpond ſans propos, & commence à deuenir
cholere plus que de couſtume : il voit en dormant vne infinité de ſonges fantaſtiques. quelques vns ſont encore paſſez
plus outre & ont eſcript qu'il iecte en vrinant des morceaux
de chair faicts en maniere de petits chiens. ce qui aduient
pluſtoſt, (ſi lon doibt croire qu'il aduienne) par vne oculte
& indicible cauſe, comme auſſi la pluſpart de celles qui eſ-
meuuent les actions des venins ne ſe pouuoit tirer d'ailleurs,
& ſommes contraincts au defaut des naturelles d'auoir recours à celles qui ſont par deſſus la nature. Mais à fin de ne
cheoir en ces inconuenients tant eſtranges, il faudra mettre
ordre de bóne heure que les remedes neceſſaires ſoyent cerchez, leſquels ont eſté experimétés & approuués, tant par les
anciens que modernes. Ie ſçay bien que les hommes addonnez naturellement aux ſuperſtitions ont inuenté vne infinité de remedes autres que Dieu n'a ordonnez : & ſe ſont deſ-
bordés iuſques la, qu'ils ont penſé n'y auoir autres moyens

L 5   d'eſtre

d'eſtre garenty de ceſte maladie que par imprecations: donc
ils ſ'aydentt en la guariſon : non ſeulement de ceſte cy,
mais auſſi d'vne infinité d'autres . comme ſi Dieu prenoit
plaiſir à tourmenter les hommes & à les faire courir ça &
là , pour cercher ce que dés le commencement du monde
il leur bailla en leur puiſſance : & penſer auſſi qu'il ait aſ-
ſubiecti ſon pouuoir a quelques parolles particulieres : luy
qui eſt infini en touts lieux & qui a poſé le monde dans l'infinité de ſon vouloir , par lequel il a voulu borner noz affections,à celle fin que nous ne penſaſſiós que ſa puiſſance fuſt
attachee en quelque endroict. Les hómes donc detracquez
de ceſte voye,ont laiſſe les naturels moyens & vertus diuines
que Dieu a miſes aux herbes & ſont entrez dans la ſpacieuſe
campagne de leurs ſottes intentions & volontés effrenees ;
là ou eſtants desbridez par l'auarice de ceux qui y penſent
auoir proufit, ils ſe ſont iectez dans les fillets des eſprits malings qui les attendent au paſſage. Car il ne faut point doubter que puis qu'ils ne ſe fient aux moyens que Dieu a ordonnez , & que puis qu'ils abandonnent , ſans exemple & teſ-
moignage ſuffiſant, ceſte reigle vniuerſellement eſtablie,
pour ſe forger à l'appetit des nouueaux medecins : il ne faut
point doubter, diſ-ie , que les malings eſprits ne ſe ſoyent
mis en peine de les y tenir,leur donnant,ainſi qu'on dict,en-
tre deux vertes vne meure. Ils ſe ſont fiez par ce moyen en la
vertu des parolles & characteres,ainſi que les ſorciers & ſont
venuz iuſques à dire qu'ils ne ſe ſoucient qui les gueriſſe &
fut-ce le Diable. Qui eſt vn prouerbe auſſi peu reſſentát ſon
Chreſtien que bien peu eſt aſſeuree la guériſon qui ſ'en en-
ſuit.Ie ne dis point cecy ſans en auoir veu vne infinité d'exéples,& ſans premieremét eſtre fondé ſur la parolle de Dieu,
par laquelle nous auons appris que nonobſtant la belle apparence que les choſes ayent, ſi n'y faut il adiouſter foy ſi nous
les voyons peruertir l'ordre que Dieu a eſtably entre les hómes,ou eſtre cótraires à la parolle qu'il nous a laiſſee. Toutefois ceſte diſpute appartient pluſtoſt aux Theologiés qu'aux
									mede-

medecins, lesquels pourtant establiz de Dieu, ont trouué
les remedes qu'il luy a pleu leur manifester encontre ce mal,
non vn remede pris d'alieurs que de sa main, voire de sa bouche, par laquelle dés le premier iour qu'il feit les herbes, il leur
donna la puissance de multiplier en leur graine, laquelle
d'an en an a donné la mesme vertu qu'elles auoyent, à toutes celles qui depuis sont venues, & qui d'orenauant accroi-
stront iusques à la consommation du monde.

Nous ne nous arresterons donques à ces enchantemēts
si mal fondez, pour laisser les remedes par lesquels vne infinité de malades ont esté garentis deuant que telles superfti-
tions fussent mises en auant au grand contēnement de Dieu
& dommage de la republique. Mais auant que passer plus
outre ie parleray vn peu des plus communs moyens desquels
ces abuseurs de peuple s'aydent ordinairement en quelques
endroits. Car ils n'ont pas esté du tout si lourdaux qu'ils ne
se soyent aydes de remedes propres a teste maladie. Les vns
font vne certaine composition de pain, dedans laquelle ils
meslent quelques contrepoisons propres & en font manger vn long temps: les autres donnent de l'eau à boire:
les autres des bruuages composez: les autres appliquent
des fers chauds qui sont fort conuenables, comme nous
dirons cy apres: les autres les font baigner, & vsent des
mesmes remedes, desquels les medecins ont accoustumé
d'vser & lesquels toutefois ils deguisent de characteres, de ceremonies, de parolles non entendibles & d'vne infinité d'autres bouffonneries qui rendent quelque admiration aux
pauures ignorants, & qui les entretiennēt en leur fausse opinion. Ie pourrois alleguer vne infinité de telles impietés dōt
quelques vns s'aydēt en la guerison des fieures & autres maladies, comme de versets & sentences rompues de la saincte
escripture, des suspēsions au col, & toutes les sorcelleries que
Fernel a ramassé en son liure des causes cachees: si ie ne pensois trop ennuyer le lecteur. Parquoy ie viendray à la guerison, laquelle se doibt poursuiure tout le plustost qu'il sera

possible

poſſible tant par medicaméts appliquez ſur la playe que ceux
que lon doibt prendre par la bouche. Premierement donques ſi la playe eſt grande, il la faudra laiſſer ſaigner le plus
long téps qu'il ſera poſſible, à celle fin qu'vne partie du venin
ſorte auecque le ſang : & la ou elle ne ſera aſſez grande, ou
bien que ſeulement il y ait eu de l'eſcume, il faudra ſcarifier
la partie en rond, & appliquer des vétoſes; puis apres mettre
vn cautere actuel & faire cheoir la crouſte le pluſtoſt que
faire ſe pourra, puis entretenir la playe ouuerte iuſques à tant
que les quarante iours ſeront expirez, voire dauantage ſ'il eſt
poſſible. Ce temps pendant il faudra appliquer des medicaments propres pour irriter la playe, cóme des ails, des ongnós
broyez, & de la poudre de Mercure. par ce moyen la playe
ſera touſiours ouuerte & le venin ſ'euacuera touſiours de
plus en plus, ſi lon adiouſte des remedes plus particuliers à
ceſte maladie, comme l'emplaſtre que Galen compoſe ſelon
l'ordonnance de Menippe & ſes maiſtres Aeſchiron & Pe-
lops: elle eſt faicte d'vne liure de bóne poix de Calabre, trois
vnces ou quatre d'Opopanax & d'vne liure, huict onces de
vinaigre. Il móſtre la maniere de le faire au liure Des cótre-
poiſons chapitre ſeptante quatrieſme, dont lon pourra retirer pluſieurs proufitables receptes pour ceſte meſme intention. Lon pourra auſſi appliquer de la Theriaque, ou de bon
Mitridad diſſout auec de l'huile roſat, & beaucoup d'autres
emplaſtres & vnguents, leſquels ont eſté ordonnez par les
bons autheurs anciens, & qui ſeront retirez par le medecin
diligent, comme de Dioſcoride, Galen, Oribaſe, Aeſſe, Paul
Æginete, Pline, Auicenne & autres. Le plus excellent remede qui ſe baille par la bouche eſt eſcript par Galé apres l'ordonnance d'Aſinie en ceſte maniere. Prenez dix dragmes de
cendre de Cancres bruſlés, ſept dragmes de gentianne & vne
dragme d'encens, & en donnez trois dragmes touts les
iours auecque de l'eau par l'eſpace de quarante iours. Dioſcoride en faict vn qui n'eſt gueres different de ceſtuy-cy. il
commande de faire bruſler des Cancres auecques du ſermét
de vigne

de vigne bláche pour en garder la cendre bien deliee auecque de la racine de gentianne bien fort batue & paſſee. puis
quád lon en aura à faire , il veut ǵ lon prenne trois dragmes
de cendre de Cancre & vne dragme & demye de poudre de
gentianne, en ſix onces ou ſix onces & demie de bő vin pur:
ce qu'il veut ǵ lon continue par quatre iours,& là ou il aduié-
dra qu'il y ait deſia trois ou quatre iours ǵ le mal ſoit cőmen-
cé, il veut que lon double ou triple le poix ſuſdict; & dict que
ce ſeul remede eſt ſuffiſant . Ce remede entre pluſieurs autres a eſté eſcript en vers par Damocrate , leſquels ſont alleguez par Galé au liure des Contrepoiſons . L'Ozeille appliquee ſur le mal & le bouillon d'icelle pris par la bouche, eſt
de gráde vertu, cőme eſcript Aeſſe, diſant qu'il a cőgneu vn
vieillard , lequel n'vſoit d'autre remede que de ceſtuy-cy.
Qui en voudra veoir dauátage, celuy le pourra en Aeſſe: toutefois ces remedes ſont fort faciles & ſe peuuent recouurer
ordinairement ſans ſe trauailler, ainſi que lon a accouſtumé
de faire ſans occaſion & encore moins ſans raiſon . Il y en a
encores d'autres deſquels on pourra vſer, cőme du foye d'vn
chien enragé mis en cendre & du ſang du chien pris par la
bouche ce pendát que lon vſera des autres remedes en tout
& par tout ſuffiſants : car ces derniers-cy ſont vn peu douteux à ceux qui ſ'y veulent fier du tout. Il faudra en ces en-
trefaictes ordőner de la maniere de viure & des choſes qui
ſemblent eſtre generalles. Il faudra dőnques nourrir le ma-
ladé de viandes de bon ſuc, leſquelles ſoyent pluſtoſt humi-
dés que ſeiches, luy tenir touſiours le ventre laſche, & luy faire vſer de racines ouurantes qui ont la vertu de faire vriner.
Si lon voit que rien n'empeſche & que le corps ſoit fort ſan-
guin, il ſera bő de tirer du ſang. Au reſte ſ'il eſt poſſible; il faut
tant faire qu'il ne voye point ce qu'il buura, ne ce qu'il man-
gera. Voila les choſes qui ſont neceſſaires pour ceſte maladie. Il ſera facile de ſe gouuerner au demourant par l'aduis
du bon medecin, ſans lequel il ne faudra ſe hazarder à faire
choſe dont il puiſſe venir inconuenient.

L A

L A morſure du chien non enragé eſt aucunement venimeuſe, pourautant qu'elle eſt plus douloreuſe & difficile à
guerir qu'vne playe ſimplement faicte: toutefois elle n'eſt
mortelle. On y remedie auecque vn cataplaſme faict de
noix, d'oingnon, de miel & de ſel cuits enſemble, & pêtris
auec de la farine de fourmét ou d'orobe. Il faudra toutefois
premierement eſtuuer la playe auecque du vinaigre & du
nitre, & mettre vne eſponge deſſus, laquelle ſoit mouillee en
vinaigre. Ce remede eſt bon auſſi contre la morſure de l'hôme, laquelle on dict auoir vne pareille malineté, cóme auſſi
ont le Cheual, le Mulet, l'Aſne, le Regnard, le Loup, le Cha-
meau, le Singe, le Chat, le Rat & la Blette. Bref, il ne faut
doubter que la morſure des animaux ne ſoit plus douloreuſe & difficile à guerir que les playes ordinaires. Ce qui aduiét
à raiſon de la ſaliue, laquelle induict vne mauuaiſe qualité en
la partie bleſſee. Telle eſt l'opinió de ceux qui en ont eſcript:
toutefois la ſaliue de l'homme appliquée ſur les vlceres, ne
les rend point plus difficiles: mais au contraire elle les ſeiche
pluſtoſt, & a dauantage vne certaine proprieté de guerir ceux
ou lon ſe doubte qu'il y a quelque venin: ce que i'ay ſouuentefois experimenté & trouué eſtre vray. Galen l'a móſtré au
chapitre qu'il en a faict au liure des Simples. Parquoy il me
ſemble que la douleur & difficulté de la gueriſon de la morſure de l'hóme, vient en tout & par tout à cauſe de la meur-
triſſeure qui ſe faict au moyen des déts qui ſont eſpeſſes, leſquelles ne peuuét entrer en la chair ſinon en eſcachant. ainſi voyons nous les coups orbes & les playes faictes auecque
des pierres & des baſtons, eſtre plus douloureux & difficiles
à guerir que celles qui ont eſté ouuertes auecques des glaiues trenchants & poingnáts. Quant eſt des autres animaux,
ie penſerois bien qu'ils auroient en leur ſaliue quelque choſe contraire à noſtre nature, par laquelle les morſures ſe rendent plus douloureuſes & rebelles aux remedes: ce que non
ſeulement nous apperceuons en icelles, mais auſſi aux eſgra-
tigneures de ceux qui ont les ongles aiguz, comme les chatz
　　　　　　　　　　　　　　　　　　　　　& autres

& autres, lesquels laissent vne douleur auecque vne rougeur
en la playe qu'ils esgratignent.

DES REMEDES PROPRES CONTRE
TOVS VENINS, CHAPITRE XXXVI.

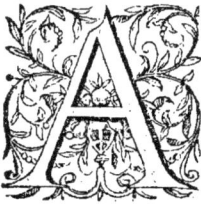

PRES que Nicandre a discouru en ses
Theriaques vne chacune espece de serpens sans auoir parlé des moyés pour guerir leurs venins, il donne des remedes generaux, desquels on peut vser contre toutes morsures de serpens. Il nomme premierement trois herbes, lesquelles d'elles
mesmes estant appliquees sur les morsures, ou estant beuës
auecque du vin, peuuent garentir vn homme de la mort.
Mais auant il faict vne reigle generalle : c'est qu'il faut que
les herbes, dont on se veut ayder, soyét le plus nouuellemét
cueillies que faire se pourra, & appliquees incontinent apres
que la playe est receue. La premiere herbe des trois est nommee la Panacee, c'est à dire, toute bonne ou toute salutaire. La Panacee.
Ce nom luy a esté donné pour la gräde vertu qu'elle a à guerir les maladies: on la nomme autrement le Panace de Chiron, pourautant que le Centaure Chiron fils de Saturne my Chiron Cë-
homme & my cheual, fut le premier qui la trouua en la mö- taure.
tagne Pelion, & la remerqua en ce qu'elle porte vn tige long
& menu. Ce Chiron fut vn grand medecin de son temps, lequel monstra l'art de medecine à Æsculape, & la science des
Astres à Hercule. La Panacée est vne herbe que Dioscoride
descript mot à mot, selon que Nicandre l'a descripte : a sçauoir ayant les feuilles semblables à celles de la marjolaine,
vne fleur dorce & la racine petite & poignante au goust.
nous ne sçauons au iourdhuy que c'est en France. La seconde herbe est la Sarasine que les Grecs & Latins ont nommé La Sarasine.
Aristoloche. Il y en a de deux sortes. La premiere est le masle
que nous nommons vulgairement la longue : à cause qu'elle
a sa racine fort longue, d'vne coudee de profond en terre ;

                                              ainsi

ainſi que dict noſtre poëte. L'autre eſt la femelle que nous nommons la ronde, à raiſon de la façon de ſa racine qui eſt toute ronde. l'vne & l'autre a la feuille ſemblable à la Vinciboſſe que les Grecs & Latins ont nommé Periclymene, aſſez pres approchante de celle du Lyerre. la fleur eſt rougiſſante comme l'Hyſgin, qui eſtoit anciennemét vne eſpece de taincture pourpree, comme eſcript l'interprete Grec. Elles portent vn petit fruict lequel eſt faict en façon de petites pierres. Il le compare à celles du poyrier mirteen ou du bacche, qui ſont eſpeces de poiriers ſauuages. les racines ſont de couleur de buys par dedens, nommé buys d'Horicie, c'eſt à dire de Crete, pourautant qu'en ceſte region il y en a en abondáce. Le moyen d'vſer de ceſte herbe eſt qu'il faut prendre vne dragme de ſa racine & la racler en du vin, puis la boire . Le Trephle eſt la troiſieſme herbe, a ſçauoir celuy que lon ſurnomme bitumineux, à cauſe que quand il eſt en perfection de feuilles & de fleurs, il ſent le bitume. Lors qu'il eſt encore petit, il a couleur de Rue, il a les feuilles ſemblables au Lobe ꝗ quelques vns diſent eſtre noſtre melilot vulgaire : ce qui me ſemble toutefois eſtre fort doubteux, pourautant que noſtre melilot a les feuilles longuettes, & ce Trephle les a courtes, il les a attachees à vne longue queuë qui eſt vn peu velue, & ſont diſperſees trois à trois, & pour ceſte cauſe il eſt nommé Troiſueillu, comme ſont toutes les autres eſpeces de Trephle : leſquelles toutesfois ont les feuilles plus en pointe & eſtroictes que ceſtuy-cy. Il a la fleur pourpree, comme dict Dioſcoride : dont quelques vns le nóment fleur vermeillónee au lieu que ie l'ay nommé petite fleur ; car le mot Grec ſignifie l'vn & l'autre. Nicandre veut que lon prenne de ſa graine autant qu'il en peut tenir dans vn poſſon, ou le creux de la main, & que lon la broye & boyue auec du vin ou du vinaigre meſlé, comme dict Dioſcoride, lequel auſſi donne la meſme vertu à ſes feuilles. Cela faict, noſtre poëte nous ordóne vne Theriaque compoſée de racine de Thapſe, de Roſagine, de Rue, de graine de Vitéx, de Serriette, d'Aſphodelle

Marginalia

Vinciboſſe.

l'Hyſgin.

Poyrier mirteen ou Bacche.

Horicie.

Le Trephle.

Troiſueillu.

Μινυάνθος.

phodelle & de Paritoire, lesquels il veut estre broyez & pris
auecque chopine de vin,ou de vinaigre,ou d'eau. Le Thapse ·Thapse.
estoit vne herbe anciennement que nostre autheur nomme
Thrinacie, cest à dire Sicilienne, pource qu'elle fut premierement congnue en Sicile (car Sicile a esté nommee Thri- ·Thrinacie.
nacie) Leonicere pense que le Thapse soit ce que Dioscoride nomme Thapsienne, en quoy certes il me semble qu'il
s'est abusé d'autant que la Thapsienne est fort poignante &
venimeuse.La Rosagine est vn petit arbrisseau que les Grecs ·Rosagine.
& Latins ont nommé Nirie ou Nerie & Rhododeude : elle
est fort approchante du Laurier & porte des fleurs semblables à des roses rouges : pour ceste cause quelques vns la nóment Laurier-rose . Elle est venin aux mules, aux chiens &
aux asnes : & au contraire elle guerit les hommes de la morsure des serpés estant meslee auecque de la Rue,& beu auecque du vin. Les autres herbes ont esté expliquees cy deuant.
Outre les remedes cy dessus Nicandre ordonne la Viperiere
ou Buglose sauuage,de laquelle nous auons parlé cy deuant.
Elle a esté nommee Alcibienne pourautant qu'vn homme ·Alcibienne.
nommé Alcibie la trouua, & experimenta le premier quelle
force elle auoit contre la morsure des serpés,ainsi que nostre
poëte l'a descript. . Il l'a depeint merueilleusement bien en
trois ou quatre vers,& encore mieux lors qu'il en faict deux
especes qu'il semble seulemét distinguer par la hauteur. Car
aussi n'en recongnoissons nous qu'vne non plus que Dioscoride,lequel toutefois s'est monstré grand obseruateur de Nicandre . Il ordonne aussi du Marrubin pris auecque du vin ·Marrubin.
blanc, & dict que les bergers le nomment Melisse ou mielleuse,non toutefois qu'ils soyent distingués: mais cela aduiét
à raison de la grande similitude qui est entre le Marrubin
blanc & la Melisse. Ainsi l'a il nommé aux Cótrepoisons entre les remedes contre l'Asconite. La petite peau qui couure
le ceruèau de la poulle est bonne contre les serpens: aussi est
toute la ceruelle prise auecque du vin . L'herbe Polinecme ·Polinecme.
nous est auiourdhuy incongnue. Elle est nó seulement bóne

M   contre

contre les morsures des serpens:mais aussi contre les poisons,
ainsi que luy-mesme l'a ordonné en la guerison de l'Aconite.
Il ordonne encores l'Origan que i'ay expliqué cy dessus, &
quelques parties du foye d'vn sanglier,qui iadis estoyent ob-
seruees par les deuins & pronostiqueurs. Elles estoyent nômees particulierement par les Grecz Trapezes,Pyles & Ma-
chaires. Ces parties sont assez pres du fiel & des veines que
lon nomme portieres, à cause qu'elles portent la matiere du
sang dedens le foye. Le poix d'vne dragme de couillon de
Bieure ou du cheual d'eau pris auecque de l'eau est vn reme-

Le Bieure. de excellent contre les serpens. Le Bieure est vn animal de
double vie : car il vit partie en l'eau & partie en terre : il est
semblable au loutre,mais il est vn peu plus gros: il a les pieds
de derriere faicts en patte d'oye,la queuë escaillée,& les dêts
fort tranchantes. Le cheual d'eau est nómé par les Grecs &

Hippopo- Latins Hippopotame. c'est vn animal qui habite ordinaire-
tame. ment dans le Nil,principalement au dessus de la ville de Sais
Sais la bru- que nostre poëte nomme bruslante, à cause que le territoire
slante. d'alentour est fort noir: comme s'il estoit bruslé. Ce cheual
sort souuétesfois hors du Nil, alors qu'il est affamé, & va pai-
stre les bleds semiez le long du riuage de ceste riuiere. Pour

Faux me- ceste cause Nicandre dict qu'il y met vne faux meschante,
schante. c'est a dire, sa dent. Les autres remedes sont, l'Autonne, la
graine de Laurier,la marjolaine,la presure d'vn Leuraut,d'vn
fan de biche,d'vn dain, & la caillette & le mébre de Cerf,le
Polion, le Cedre, le Genieure, la graine de Plane, de Cypres

Bupleure. & de Bupleure,qui nous est incongnu aussi bien que la Pu-
Pulybatee, lybatee, dont il faict vne Theriaque auecque du vin & de
l'huile de chacun vne chopine,& trois chopines de Ptisanne.
Il met en apres vn autre Theriaque composée de Poix, de
mouelle de Ferule, de racine de fenoil sauuage nommé par
les Grecs & Latins Hippomarathre : de Persil de maraiz ou

Persil aux d'Ache,de graine de Cedre,& de Persil aux cheuaux,autre-
cheuaux. ment nommé par les Grecs & Latins Hipposelin : de Mirrhe,de graine de Commin & de chair de Vipere.

EXPLI.

EXPLICATION DES AVTRES PLANTES
ET REMEDES DONT NICANDRE A PARLE EN SES THERIAQVES.
CHAPIT. XXXVII.

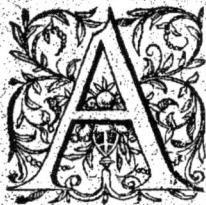

A FIN que ie ne m'arreste trop long temps à repeter ce qui a esté escript par nostre poëte, i'expliqueray sommairement ce qui reste au denombremét des remedes, sans parler derechef de ceux lesquels nous auons desia expliquez par cy deuant, ou q́ parauenture nous deduirons en nostre second liure. Le Glayeul qu'il dict estre nourry sur le riuage des riuieres, Drilon & Naron, est celuy que nous nommons vulgairement Glayeul Illyrique: car ces deux riuieres passent en ceste regió en laquelle est situee la ville de Ragousse. Naron a esté nommé Nere par Pompone Mela. Les poëtes escriuét que Cadmé & sa femme Armone furent chassez de Thebes qu'ils auoyent edifice, & se retirerent vers les Illyriés ou Damaciens, là ou par la compassion des Dieux, ils furent conuertis en deux dragons. Cadme est nommé Sidonien, à cause qu'il estoit fils du Roy de Phenicie, en laquelle est la ville de Sidon. *Naron. Cadme Sidonien. Armone.*

LA Bruyere & le Tamarisq sont assez vulgaires. Les anciés ont estimé qu'il y eust quelque vertu au Tamarisq touchant les propheties, & pour ceste cause les magiciés & les Scythes voulants predire l'aduenir, auoyent accoustumé d'vser des branchages de cest arbrisseau. *La Bruyere & le Tamarisc.*

LE Cytise nous est incongnu. Le Thytimal est nommé Thymalide par les Grecs: c'est vne herbe assez commune par les champs, laquelle iecte du laict. Dioscoride en faict sept especes. *Le Cytise. Le Thytimal.*

LE Sureau est nommé par les François Suseau, Suyer & Seu. Il est vulgaire.

LES Grenouilles que nostre poëte a nommé ancestres crieurs *Ancestres crieurs des Grenouillons.*

M 2

crieurs de Grenouillons, eftants cuictes en eau, ou en vin ou auecque de l'huile, & du fel, côme dict Diofcoride, font propres contre la morfure des ferpens, ainfi que nous dirons en noftre fecond liure : auffi eft le foye & la tefte de la Vipere eftant prife auecque de l'eau, ou du vin, pour les raifons deduictes au commencement de ce liure. Nicandre, par le mot

Beftes. de befte, entend la Vipere ou le ferpent qui aura bleffé. Il ne faut pas toutefois penfer que lon puiffe vfer de la tefte ou du foye de Vipere fans qu'ils foyent premierement preparéz.

La Doree. LA Doree eft vne herbe affez commune en France, laquelle iecte des tiges droicts & blanchaftres, ayant des petits bouquets de feuilles par interualles femblables a celles de l'Auronne. Elle a au fommet de fon tige plufieurs petites queuës, au bout defquelles il y a vne petite tefte rôde, iaulne & efcleráte, comme le foleil. pour cefte caufe ie l'ay nommé Doree: les Grecs la nomment Helichryfe.

La Burguef- LA Burguefpine, ou Burguefpin eft nômee par les Grecs
pine. & Latins Rhamnus, dont il y a trois efpeces felon Diofcoride. La troifiefme defquelles eft noire, & produict des feuilles larges & aucunement rouges: fes branches font longues enuiron de cinq coudees : elles ont des efpines dauantage que les deux premieres efpeces : toutefois elles ne font fi fermes ne fi piquantes. fon fruict eft large & blanc, faict en façon de petites bourfes. pour cefte caufe noftre poëte l'accôpare aux petits pauots. Ceft arbriffeau eft fort commun en Lydie pres le mont Thenolien & Parthenien, là ou Gyges regna anciennement.

Le Panicaut. LE Panicaut eft vne efpece de Chardon que les Grecs & Latins ont nommé Erynge: quelques vns le nommét Chardon à cent teftes.

Le Bafilic a- LE Bafilic aquatique eft femblable au Commin, excepté
quatique. qu'il a les feuilles plus petites & vn peu decouppees: les Grecs le nomment Erine.

l'Ennecme. L'ENNECME nous eft incongnue.
l'Anis & brã-
qu'vrfinne. L'ANIS & la Branqu'vrfinne font affez communs.

L'HER-

L'HERBE recognue par le nom d'Alcibie est la seconde espece d'Orcanete, q̃ Dioscoride dict estre nõmee Alcibienne. Ceste herbe croist volontiers és lieux sablonneux tels q̃ sont les champs pres Troye la grande, la ou Nicandre dict, qu'elle fut trouuee par vn chien blessé d'vne Vipere. Crymnes & Grase sont noms propres de deux terroirs voisins de Troye, la ou les Grecs firent le cheual de bois : assez pres de la est la montagne Phalacree. Les Chiens sont nommez Amycleens, à cause de l'vne des cent villes de Laconie, laquelle estoit nommee Amyclee : les bons chiens de chasse venoyent de ceste ville. Crymnes. Grase. Amycleens.

LA Paulme-Dieu autrement nommee vulgairemẽt Palma Christi, est fort commune en France. La Paulme-Dieu.

L'HERBE qui est commune par le nom de retour du soleil, est celle que les Grecs nomment Heliotrope, pourautant comme dict nostre poëte, qu'elle suit le soleil, ainsi que nous disons de nostre Soucy. Elle a aussi esté nommee scorpieuse, pource qu'elle a la fleur faicte en maniere de la queuë d'vn scorpion. Ses feuilles sont assez approchátes de celles du Basilic, sinon qu'elles sont plus grãdes, plus velues & plus blanches. Ceste mesme vertu de suyure le soleil, est attribuee aux feuilles d'Oliuier. l'Herbe nõmée par le retour du soleil.

LE nombril de Venus est ce que les Grecs ont nõmé Cotyledon. C'est vne herbe qui ne croist guere haut. elle a les feuilles toutes rondes, fort vertes & creuses vers le milieu, la ou la queuë est attachee : elle iecte trois ou quatre petits tiges, lesquels sont enuironnez de petites fleurs. Le nombril de Venus.

L'HERBE d'Aesculape est la seconde espece de Panacee, laquelle a esté nommee Aesculapienne, pourautant qu'Aesculape la trouua & en guerit, comme disent les poëtes, Iolae fils d'Iphicle lequel auoit esté blessé de l'Hydre qu'il tua & brusla auec Hercule. l'Herbe d'Aesculape. Iolae fils d'Iphicle.

LA Scolopendre est ce q̃ les Apoticaires & le cõmun nõment Ceterath. Elle a esté ainsi nõmee à raison de ses feuilles qui ressemblent la Scolopendre terrestre que nous auons expliquee La scolopendre.

M 3

pliquée entre les beftes venimeufes. Elles font longues, comme le petit doid, velues par deffoubs & rouffes : mais vertes par deffus. Elle ne iecte ne tige ne fleur, ne graine, & croift aux murailles, parmy les rochers & aux lieux vmbrageux.

La Quinte-feuille. LA Quinte-feuille a efté ainfi nommée pour autant que c'eft vne herbe qui porte fes feuilles cinq à cinq. Elles font femblables à celles de la Mente, & dentelées tout à l'entour.

L'arction. Cicame, Ordile, Leucas, Iafime, Thriacle, Bulbe, Sida. Pfamatheien. L'ARCTION eft vne herbe femblable au bouillon, cóme dict Galen, nous n'en auons point non plus que de Cicame ne d'Ordile, ne le Leucas, ne le Iafime, ne le Thriacle, ne la Bulbe, ne le Sida nommé Pfamatheien à raifon d'vne fontaine de Beotie nommée Pfamathe.

Lycopfe. LE Lycopfe n'eft autre chofe qu'vne efpece d'Orcauette, laquelle a les feuilles femblables à la Letue, excepté qu'elle les a plus lógues, plus larges, plus afpres, plus efpeffes, & le tige fort long, ainfi que dict Diofcoride.

La baffepiniere. LA baffepiniere eft celle herbe que nous auons nommée en vn autre endroict Pin de terre, ou l'Iue artetique.

Perfil baftard. LE Perfil baftard ou fauuage eft nómé par les Grecs Caucale. Il a les feuilles d'embas femblables à celle de l'Ache, & celles du haut du tige vn peu plus chiquetées, comme font celles du fenoil : au refte il porte la graine comme le Perfil, & fent fort bon.

Le Panais. LE Panais eft nommé Paftinaque par les Grecs & Latins : aucuns des François le nomment Paftenade. Il y en a de plufieurs fortes, lefquelles font fort bónes & cómunes en Fráce.

Terebinthe. L'ARBRE Terebinthe eft celuy dont diftile la Terebenthine que nous auons. Il nous eft incongnu en France.

Le Cheueil de Venus. LE Cheueil de Venus eft nommé Adiante par les Grecs. c'eft vne plante qui a les tiges noirs, fort deliez, & les feuilles petites vn peu dechiquetées, femblables à celles de Coriandre, elle n'a ne fleur ne graine, & croift és lieux ombrageux & le long des murailles moiftes, comme celles des moulins à eau. Elle a cefte proprieté qu'encores qu'elle foit près de l'eau, fi eft ce que iamais elle n'eft mouillée à raifon de l'eau

qui ne

qui ne peut tenir deſſus: on la nomme vulgairement Capil-
li Veneris.

LE Maceron eſt nommé Smyrne par les Grecs. Il porte Le Maceron.
vn tige ſemblable à l'Ache & les feuilles vn peu plus larges.
Il a le haut de ſon tige, ou vient la graine, faict comme celuy d'Anis.

IL y a deux eſpeces de Pauot diſtinguees par noms diffe- Pauot one-
rents, ſelon Nicandre. Celuy qui a la teſte lóguette, eſt nom- reux,
mé Thylaque, & l'autre Epitele. Il nóme le Pauot onereux,
à cauſe qu'il charge la teſte & endort.

L'ARTICHAVT ſauuage eſt ce que les Grecs ont nom- L'artichaut
mé Pyracanthe ou Achante Leuce: c'eſt à dire, Eſpine blan- ſauuage.
che. ſa graine priſe en bruuage eſt bonne contre la morſure
des ſerpens, ainſi que dict Dioſcoride.

L'AVERON eſt ce que les Grecs ont nommé Ægilops,&
quelques François Coquiole & Aueneron. c'eſt vne petite
herbe qui a les fueilles ſemblables au fourmét: elle a le tuyau
fort menu au haut, duquel elle iecte deux ou trois graines
rouges & longues, auecque des barbes longues & menues,
comme cheueux. Elle croiſt ordinairement parmy l'orge,
laquelle comme dict Galen, ſe conuertiſt en ceſte herbe,
comme le fourment en yuroye lors qu'il eſt ſemé en lieu
trop humide.

LA Matricaire eſt nommee par les Grecs Parthenie. Elle La Matricai-
a les feuilles menues & ſemblables au Coriandre: ſa fleur eſt re.
blanche en dehors,& iaune au dedens. Elle eſt fort amere au
gouſt,& puante en odeur. Fuſche la prent pour la ſecóde eſpece d'Armoyſe.

LE rouge lemnien eſt ce que vulgairement nous nom- Le rouge
mons Terre ſeélée, laquelle nous eſt apportee de Turquie. lemnien.
Elle vient en l'Iſle de Lemnos, autremét dicte Stalimène, la
ou anciennement les paiſans amaſſoyent ceſte terre en quelques endroicts d'vn marais, comme eſcript Dioſcoride. On
nous l'apporte au iourdhuy de Turquie merquee de certains
characteres Turqueſques. Et en faict on grand cas. Matthioli

ſouſtient

fouſtient que ce n'eſt la rouge terre ſeelee : mais que ce que nous nommons bol de Leuant, eſt la vraye.

Le Paliure. L'E Paliure a eſté deſcript aſſez diuerſement par les anciens, tellement que nous ne le pouuons au iourdhuy rapporter aſſeurement à aucũs de noz arbres ou arbriſſeaux, ſi ce n'eſt au houx.

l'Orobãche. L'OROBANCHE a la tige d'vn pied & demy de haut, rougeaſtre, ſans feuille, comme les Aſperges qui commencent a pouſſer : velu, mol & gras. ſa fleur eſt blanchaſtre, ſa racine eſt de la groſſeur d'vn doid, & eſt fort ſpongieuſe. Elle croiſt ordinairement entre les Legumes, les Bleds, les Châures & les Lins. toutefois quelques vns ont doubté ſi Nicandre veut entendre ceſte plante, attendu que nul des anciens ne luy a baillé la vertu encontre les ſerpens, ou bien, ſi par ce mot grec Orobanche il veut entendre les fleurs de Grenadier, leſquelles ſont quelquefois ainſi nommées, cõme dict l'interprete Grec. Quand eſt de moy, ie ne puis penſer qu'il les entendit, pourautant qu'il parle incontinét du petit vaſe rougiſſant, & des fleurs du Grenadier, au vers qui ſuit.

La Bugrõde. LA Bugronde ou Bugrane eſt fort commune, on la nomme autrement Arreſte-bœuf, pourautant qu'elle a la racine longue & forte, laquelle eſtant priſe & enlacée dans le Socq d'vne charrue, arreſte les bœufs ou les cheuaux. Elle a les tiges couuerts de petits eſguillons & les feuilles ſemblables au Melilot.

Le porreau Stratien. LE Porreau eſt nommé Stratien, à cauſe d'vne ville d'Arcadie nommee Stratie, en laquelle les Porreaux eſtoyent excellens entre tous autres.

l'Herbe ſurnõmée du nõ du dragon. L'HERBE ſurnommee par le nom du Dragon, eſt nommee Serpentine en François, pourautant que ſon tige eſt tacheté, ainſi que la peau d'vn ſerpent. Elle eſt fort commune.

La racine ſemblable à l'eſguille poingnante d'vn ſcorpiõ. IE ne puis ſçauoir ce qu'il veut entédre par la racine ſemblable à l'eſguille poingnante du Scorpion. Nous auons parlé cy deuant de la Scorpieuſe, ainſi nommee à raiſon qu'elle a les fleurs ſemblables a la queuë d'vn Scorpiõ. Le Soucy a la graine

graine faicte en ceste façon auffi a la scorpioide. Mais ie ne
trouue point d'herbe qui ait ainfi la racine, fi ce n'eft la premiere espece d'Aconite, dont nous parlerõs au second liure:
toutefois ie m'asseure bien qu'il ne l'ontend pas: car c'eft vn
poifon. Et penferois pluftoft que prenant abufiuement la racine pour l'herbe entiere, il voulfit entendre le Scorpioide
que Diofcoride dict auoir la vertu de guerir les poinctures
des serpens.

L E Lychne a vne grande vertu contre les Scorpions, ain- *Le Lychne.*
fi que dict Diofcoride. Matthioli la defcript d'vn tige velu,
paffant vne coudee de haut, au bout duquel il y a des fleurs
rouges femblables au Violier, ses feuilles font cottonnees,
longues & blanches.

L E Iacinthe autrement nommé en François Vacier, eft *Le Iacinthe.*
vne herbe qui croift es forefts & parmy les bleds. Il a la racine groffe & ronde comme vn oignon, les feuilles fort longues & eftroictes, lefquelles commencent dés la terre, & vn
petit tige qui monte du milieu d'icelles de la hauteur d'vne
bonne paume. Il iecte dés le milieu de fon tige des petites
fleurs rouges: nous en auons en abondance par la France.

L E s poëtes efcriuent que Iacinthe fut vn fort bel enfant,
lequel eftant aymé par Phebus Apollon, fut par vn inconuenient tué en iouant auecque luy au Difque, qui eftoit vn *Difque.*
fer tout rond que lon iectoit en l'air. ce fer rebondiffant de
vne pierre, bleffa le ieune enfant en la tefte, dont il mourut.
Cela aduint, difent ils, fur le fleuue Eurotte, autrement *Eurotte.*
nommé Amyclée, c'eft à dire Laconien, à caufe qu'il paffe
par Laconie. Cefte fable eft auffi fort bien defcripte par Ouide en fes Metamorphofes.

P A R la racine Libyque il entend la racine de Lafer qui *Racine Li-*
croift en Libye. *byque.*

L E Cal des Cheuaux eft vne partie qu'ils ont endurcie *Le Cal des*
vers les genoils & vn peu plus haut que le paturon. *Cheuaux.*

L E Pain de pourceau eft vne herbe que les Grecs ont *Le Pain de*
nommée Cyclamine: elle a les feuilles femblables au Lier- *pourceau.*

re, rougeaſtres & tacheteés. ſon tige eſt lõg de quatre doids,
& ſans feuilles. ſes fleurs ſont rouges : ſa racine eſt groſſe &
noire. quelques vns la nomment nombril de terre.

Le Cinamo-
me.

LE Cinamome n'eſt pas noſtre Canelle encore, que vulgairement elle ſoit ainſi nommee : il eſt bien vray qu'elle en
approche de bien pres, & qu'au defaut d'iceluy on en vſe ordinairement.

Le Baulme.

LE Baulme que i'ay ſurnommé d'Arabie a la difference
de noſtre vulgaire, ne ſe trouue point auiourdhuy en noſtre Europe.

NICANDRE a compoſé diuerſes Theriaques de la me-
lange des herbes precedentes, & autres, leſquelles i'ay expliquees en aucuns endroicts. La maniere de les faire eſt aſſez
amplement monſtree par les vers meſmes, ce qui a faict que
ie ne me ſuis voulu arreſter a la tranſcrire derechef. Ie prie
le Lecteur de vouloir pluſtoſt ſuppleer au defaut ſi aucun il y
en a, que de ſe mettre en verue contre moy, tant a cauſe des
diuers noms & ſurnoms impoſez aux plantes ; que des trop
brieues explications d'icelles.

FIN.

LE SECOND LIVRE DES
VENINS, QVI EST DE LA NATVRE
DES POISONS ET CONTREPOISONS:
par Iaques Greuin de Clermont en Beauuaisis,
Medecin à Paris.

DES POISONS ET CONTREPOISONS EN
GENERAL. CHAPITRE I.

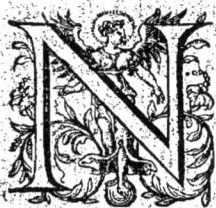

OVs auons amplement difcouru en noftre premier commentaire, tant de la nature des beftes venimeufes & morfures d'icelles, que des remedes propres & conuenables pour nous garentir de leurs venins. Nous auons auffi au premier chapitre esbauché generallemét la nature des venins: & aux chapitres fuyuants monftré auecques Nicandre les moyens de nous contregarder des beftes venimeufes, tant par fumigations & ionchées, que par vnguents : & ce auant que parler de la particuliere nature de chafque animal. Il eft donques neceffaire, fi nous voulons pourfuyure ce mefme ordre, que nous parlions de ce qui femble auoir efté obmis par noftre Poëte, a fçauoir de la preferuation & guarifon generalle des poifons, pour l'explication defquels nous auons ordonné ce fecond liure: auquel (comme au premier) difcourants librement, nous expliquerons les matieres & les mots plus difficilles de Nicandre. Mais auant que d'entrer, d'autant qu'il eft icy queftion des côtrepoifons, nous tafcherons premierement de faire congnoiftre leur nature ; puis nous viendrons à la preferuation, & de la aux fignes & à la guarifon vniuerfelle. Puis apres nous particularilerons chafque poifon à l'imitation de noftre autheur. Le mot de Contrepoifon fignifie autant que le mot Grec Alexipharmaque, par lequel nous entendons proprement le medicament qui fe prend contre les poifons. Les Grecs l'ont auffi nommé Alexi-

Definitiõ de Contrepoifon.

Alexithere, iaçoit que ce mot soit attribué proprement aux
medicaments prins en bruuaige contre la morsure des serpens: à raison qu'il est composé d'vn mot Grec, lequel signifie (comme i'ay dict au premier liure) beste venimeuse: toutefois l'on en vse indifferemment. L'vn & l'autre est nommé
par Galen Antidote, à cause que l'on le donne contre les ve-
Quelle est la nins. Le mot ainsi expliqué, il reste de parler de la nature des
nature des contrepoisons, laquelle est de deux sortes. Car il y a des con-
contrepoi- trepoisons, lesquels rabattent & rompent les coups du poi-
sons. son: & les autres le tirent hors du corps auquel il est entré.
Les premiers ont telle vertu ou à cause de leurs qualitez &
complexions: ou bien à raison de leur particuliere nature.
Ainsi les seconds iectent hors les poisons, ou à raison de quelque similitude de substance qu'ils ont ensemble, par laquelle ils les attirent: ou bien par leur chaleur subtile & deliee:
ceux qui agissent par qualitez & complexions, ont leur actió
apparente. Car comme ainsi soit que les cótraires soyent remedes à leurs contraires: il est tout manifeste que si le poison est nommé tel à cause de sa chaleur ou froidure, ou seicheresse, ou humidité excessiue; le contrepoison le doibt có-
batre par froidure, ou par chaleur, ou par humidité, ou par
seicheresse. Que s'il aduiét que le poison soit ou chaut & sec,
ou chaut & humide, ou froid & sec, ou froid & humide, le
contrepoison sera froid & humide, ou froid & sec, ou chaut
& humide, ou chaud & sec: & ainsi son action sera manifeste,
comme estant tirée des qualitez que les philosophes ont nó-
mees apparentes. Et quant est de la nature particuliere du
cótrepoison, elle est telle qu'il ensuyt. Le cótrepoison lequel
rabat & rompt les coups du poison, est tellement participant
de double contrarieté, qu'autant il est contraire aux corps
comme au poison: car il y a mesme proportion entre le corps
& le contrepoison, comme entre le poison & le contrepoison: Et mesme aussi entre le poison & le contrepoison, comme entre le contrepoison & le corps. Cecy semble de prime-
face vn peu difficile & quasi repugnát: toutefois la raison est
                                                        telle

telle, que si le contrepoison estoit semblable au corps, il n'auroit non plus de vertu a chasser le venin que le corps mesme, & ainsi il ne seroit mestier de cercher ailleurs ce que le
corps auroit en soy. S'il estoit aussi du tout côtraire au corps,
tant s'en faut qu'il luy seruist de quelque chose, que plustost
il ayderoit a le faire mourir. Nous disons donc que le côtre-
poison tient le milieu entre le corps & le poison, & ce pour
bonne cause, si exactement & proprement il doibt estre nômé contrepoison. Car autrement d'autant qu'il se retireroit
du milieu pour encliner en l'vne ou l'autre part, d'autant
moindriroit il de sa puissance, attendu que s'il approche de la
nature du corps, desia il commence à s'amoindrir en ce que
le venin, de sa propre nature, va corrumpât tousiours la substance du corps & de tout ce qui en participe, s'il n'est se-
couru par quelque chose qui soit d'autre nature que de la
sienne. Pareillement, s'il s'enclinoit d'aduantage vers le poison, d'autant qu'il participeroit de la nature d'iceluy,
d'autant augmenteroit il sa force. Aussi n'est il pas bon, à
raison de la premiere cause que i'ay dicte, d'vser en trop grâ-
de abondance de ces contrepoisons. Car certainement ils of-
fenceroyent la nature du corps, encore qu'ils fussent maistres
du poison : Il n'est pas aussi bon d'en prendre en trop petite
quâtité, de peur que la vertu du poison ne soit plus forte. Or
les côtrepoisons, que i'ay dict auoir la force de tirer le poison
entré dans le corps, ont la vertu de ce faire par vne semblâce
de nature que l'on nomme és escolles similitude de substâ-
ce, de laquelle ils participent : non qu'elle soit suffisante de
tuer le corps, mais seulement (comme i'ay dict des premiers
contrepoisons) de luy faire quelque tort, si on les prend en
trop grande quantité. Quelques autres ont aussi telle vertu
à cause de leur chaleur. Car la chaleur attire a soy, ainsi comme nous experimentons en plusieurs actions naturelles.

　　Mais auant que d'entrer en l'explication des autres matieres mises en auant, nous esclercirôs vne question, laquelle
peut estre proposée en ceste sorte. Comment se peut il faire

Dispute sus l'action du poison & cô-trepoison.

　　　　　　　que

que le poiſon baillé en petite quantité, monſtre ſes effects en
ſi peu d'heure par toutes les actions du corps, tant voulon-
taires ou animales, que vitales & naturelles? comment auſſi
ſe peut il faire que le contrepoiſon puiſſe rabattre vne telle vertu, veu qu'il eſt impoſſible qu'vne petite liqueur ſe
tranſporte par tant de parties? Il n'y a point de doubte, que
cecy ne ſoit difficile a raiſonner: car de dire auec Galen, que
la ſubſtance du poiſon & contrepoiſon n'eſt point diſtribuee
par le corps, mais ſeulement la qualité d'iceluy, certes ce ſeroit faire tort aux commencements de nature, par leſquels
nous auons apris que les qualitez ne peuuét eſtre ſans corps.
Et principalement encores celles-cy, leſquelles ſemblent ſortir des premiers effects de la propre ſubſtance de leurs corps,
non autrement que la chaleur eſt vne qualité preſque natu-
raliſante le feu. Nous dirons donc, que ces qualités ſont tellement diſtribuees par tout le corps, qu'il n'eſt pas neceſſaire
que la petite portion de poiſon ſoit partie en tant & tant de
pars (car il ſeroit impoſſible:) mais il nous faut entendre que
quant & quát ǵ ce peu de poiſon eſt entré dás le corps, ainſi
comme vn ennemy, lequel a coniuré la perte d'iceluy, il
gaigne & conuertit en ſa propre ſubſtance ce qui de prime
face luy vient au deuant, ſoit le ſang dans les veines, ſoit du
phlegme dans l'eſtomach & dans les boyaux, dont puis apres
il ſ'ayde à gaigner le reſte du corps: ainſi que le capitaine,
voulant liurer vne ville entre les mains d'vn ennemy, taſche
d'attirer le plus d'hommes qu'il peut, pour ſe ſeruir au coup
donné. Le poiſon donques augmenté par ce moyen que i'ay
dict, commence à ſ'eſpandre par les veines, arteres & nerfs: &
ainſi ſe communicque facilemét au foye, au cœur & au cerueau, meſme conuertit en ſa nature le demourant du corps.
Et quant eſt du contrepoiſon, pourautant qu'il eſt pris en aſſez ſuffiſante quantité, eſtant deſcendu dans l'eſtomach, & là
ſ'eſchauffant il eſleue des vapeurs, leſquelles ſeparees & eſ-
parces par tout le corps, combatét, par leur vertu pareille au
corps, dót elles ſont eſleuees, la force du venin, en quelǵ part
qu'elle

qu'elle foit rencontree. C'eft pourquoy le contrepoifon prins
en petite quantité, ne peut vaincre le poifon, à fçauoir à caufe que les vapeurs ne font fuffifantes pour eftre enuoyez en
tant d'endroicts, aufquels le poifon eft porté par le moyē que
i'ay dict : ioinct qu'il ne peut (cōme le poifon) conuertir en fa
nature aucune partie du corps : auffi n'eft il neceffaire ny expedient : car au lieu de fecourir la vie, il l'endommageroit.

Reuenons donques au premier fil de noftre difcours, & La prefeua-
tion contre
les poifons.
monftrons le moyen par lequel nous nous pourons prefer-
uer des poifons. Ce moyen eft diuifé en trois parties. La premiere concerne la police de la maifon : la fecōde eft appuyee
en la maniere de viure : & la tierce aux medicaments. Il faut
donc que celuy, lequel fe veut garder des poifons, mette toute diligence de choifir des feruiteurs aufquels il fe puiffe fier,
les ayants congnus de longue main, & rendus obligez par
quelques bienfaicts : comme il eft facile aux Rois & Princes, Aduertiffement aux
grands fei-
gneurs.
lefquels principalemēt ont befoing de ces preceptes, eftants
enuiez & crains de plufieurs. Car comme nous auons dict
quelquefois en noftre tragœdie de Cefar :

Celuy qu'vn chafcun crainct, fe doibt garder de tous :
Car vn chafcun voudroit le maffacrer de cous.

LE premier precepte donques que doibt garder vn grand
feigneur, c'eft de fe faire aymer de fes fubiects par vne bonne
vie & bon exemple. Et d'autant que peu fouuent il aduient
qu'vn homme de grand cœur f'oublie iufques à ce point que
de faire vn mefchant acte : le Prince mettra ordre de fe feruir de gens de marque, & qu'il aura congnus eftre de bonne
part, fideles & craignans Dieu. Il doibt auffi choifir des medecins, lefquels principalemēt foyent bien entendus en cefte
partie de medecine, que nous nommons la congnoiffance
des Simples. Il fe faudra garder de mettre la vefelle de table en vn lieu découuert, à celle fin que l'occafion de l'empoifonner, foit ofté aux efpions. Il la faudra auffi tenir nette & couuerte, lors qu'en icelle il y aura du vin ou de la viande, de peur qu'il n'y tombe quelque befte venimeufe, ou que
l'odeur

l'odeur du vin n'aleche quelques ferpens. Car de leur nature ils ayment le vin comme ont efcript les anciens en plufieurs hiftoires, lefquelles nous doiuent feruir d'exemple. Il
faudra auffi que les feelles & les brides des cheuaux foyent
foigneufement gardees, de peur qu'elles ne foyét empoifon-
nees. pourautant que fouuentefois le poifon caché en icelles, & efchauffé foubs les cuiffes, ou dans les mains du che-
ualier, entre par les pertuis du cuir & ainfi l'empoifonne. Ces
chofes ainfi bien reglees rendront les empoifonnemêts plus
difficiles. Toutefois la malice des hommes eft venue iufques
à ce point, que mefme les domeftiques f'oublient iufques à
bailler le poifon a leurs maiftres : à quoy il eft impoffible de
remedier, fi ce n'eft par vne grace particuliere de Dieu, qu'il
voit & defcouure toutes chofes, voire les plus cachees. Les
grands feigneurs y penfent bien remedier, lors que par leurs
efcuyers ils font goufter leur boire, & leur manger, auát que
de le prendre : ce qui eft toutefois incertain & de peu d'af-
feurance. Car fi l'efcuyer ou aultre a enuie de dóner le bouc-
con à fon maiftre, il n'y a point de doubte, qu'il ne puiffe goufter du mefme poifon fans danger de fa vie, f'eftant au para-
uát garny d'vn preferuatif, lequel empefchera la vertu du poifon furuenant : ou il en prendra en fi petite quantité, qu'il ne
fera fuffifant de l'offenfer : ou il prédra de l'endroict non empoifonné : ou bien, n'eftant confentant du faict, il en prédra,
& toutefois cela n'empefchera pas que le maiftre n'en mange apres luy. Car communement les bouccons ainfi baillez
ne monftrent pas leur force fi foudainement, ains demeurent quelque temps dedans le corps auant que l'on f'en puiffe apperceuoit. Pour ces caufes l'homme n'eftant du tout affeuré, fe doibt garder en fa maniere de viure, qui eft le fecond
moyen. Parquoy il doibt vfer de toutes chofes mediocres en
leurs qualitez, tát premieres ḡ fecondes, c'eft a fçauoir de celles qui ne font trop chaudes, ou trop froides, ou trop feiches,
ou trop humides, ou trop douces, ou trop ameres, ou trop
falees, ou trop ægres : car cómunement les poifons font tels

（principa-

Couftume
peu certaine.

(principalemét ceux qui agiſſent par qualitez exceſſiues) &
a on auſſi ſouuentefois accouſtumé de meſler les poiſons dás
les choſes douces. Il ſe faudra dauantage garder de manger
de choſes trop blanches; car en icelles aucuns des metaux
venimeux ſe peuuent cacher: ou d'vſer d'herbes, car parmy
les bonnes lon peut meſler pluſieurs herbes venimeuſes. Il
ſe faut quát-&-quát abſtenir des viádes non accouſtumées,
leſquelles nous peuuént tromper par vn gouſt non accouſtumé: il faut euiter l'vſage du ſang, pourautant que parmy celuy duquel nous vſons, lon peut facilemét meſler celuy des
beſtes venimeuſes. Toutefois, le plus aſſeuré remede de pre-
ſeruation, eſt de n'endurer lóg temps la faim ou la ſoif: & ce
pour deux raiſons. La premiere, pourautant que les premieres veines deſamplices & affamees ſe ieĉtent ſans aucun eſgard ſur ce qui leur eſt offert premierement, & ainſi remon-
tant le poiſon dedans l'eſtomach ou ailleurs, elles le portent
plus ſubitement par tout le corps, cóme ſi ce eſtoit vne viande propre pour la nourriture d'iceluy. L'autre raiſon eſt, que
le poiſon rencontrant l'eſtomach plain, ſe meſle bien ſouuét
parmy les viandes, par leſquelles ſa force eſt rabatue, ſi bien
que auant qu'il ſe puiſſe r'auoir, on a loiſir d'y remedier: il eſt
meſme ieĉté quelquefois auecques les communes & ordinaires ordures du corps. Le remede qui ſuit ceſtuy-cy en excellence, eſt de n'vſer de viandes miſtióncees, ou aſſaiſonnees
par diuerſes ſauces: car en icelles il eſt plus facile de meſler
les poiſons.

I L nous reſte, touchant ce point, à parler des medicaméts que nous nommons communément preſeruatifs, c'eſt à di-   Medicaméts
preſeruatifs.
re, propres pour nous contregarder: ils ſont de deux ſortes,
c'eſt à ſçauoir, ou ſimples, ou compoſez. Des Simples (cóme
auſſi des compoſez) nous en vſons par la bouche, ou nous les
portons, ou nous les auós preſens. Ceux deſquels nous vſons
par la bouche, ſont les figues ſeiches, les noix, l'eſcorce du
milieu des chaſtaignes, l'ache, la racine du refort ſauuage, les
feuilles de rue auec du vin, le diĉtame & la graine de laurier:

l'odeur

l'odeur des couillons d'vn bieure, & celley du ferpollet commun: la betoine, la nielle, la racine d'Afphodele, auecque de
l'eau tiede, la graine de comin, l'oliban, le bois d'aloes, l'anis,
l'aigremoine auecque de vin, les citrons crus, la graine de na-
uet auecque du vin, les feuilles du poulliot fauuage ou calament, la terre feelee, la terre lennienne, prife feulement le
poix d'vn efcu, l'armoife, l'aluyne, le fenoil, la graine de ge-
neure, & plufieurs autres herbes, lefquelles ont receu cefte
vertu de la bonne nature pour furuenir aux inconueniés des
poifons. Le Mithrydat & la Theriaque fidelement difpenfee
emporte le prix, par deffus tous les contrepoifons compofez.
Toutefois il fe faut garder d'en prendre en trop grande quátité. car comme i'ay dict cy deuant, les côtrepoifons proprement ainfi nommés font aucunement contraires à noftre
nature. Il y a auffi vn autre contrepoifon affez commun, lequel toutefois eft de grande efficace, & duquel anciennemét
Mithrydate Roy de Pont fe contregarda longuement (côme quelques anciés ont efcript.) Il eft côpofe de cinq feuilles de rue, de deux noix, de trois figues feiches, & d'vn gros
grain de fel, & eft nommé le petit Mithrydat, à la difference
du grand, dont Galen a donné la compofition au premier
liure Des contrepoifons. Pline raconte que Pompee apres
auoir veincu Mithrydate, trouua au cabinet d'iceluy cefte
compofition efcripte de fa propre main. Voila donc quát aux
medicaments tant fimples que compofez pris par la bouche.
Car auecque les fimples on pourra faire des diuerfes côpofi-
tions felon qu'il femblera bon au medecin experimenté.

I l refte à parler de ceux que l'on porte ou que l'on a prefens pour defcouurir le poifon. aufquels toutefois (à la verité) il n'eft expedient de fe fier. Et quant à moy, ie ne doubte
point que en ce que les anciens & modernes en ont efcript,
il n'y ayt de l'impofture ou de la fuperftition meflee: toutefois pour contenter le lecteur, i'en efcriray quelques manieres auec proteftation de n'en croire rien, fi premierement on
ne l'a experimenté. Ils ont donques efcript, que la corne de
Ceraftes

Ceraſtes (que i'ay nommé Cornu au premier liure) ou ce
que communement nous nommós Langue de ſerpent, rend
vne ſueur en la preſence de la vipere, du Napellus, & du fiel
du Leopard, cecy a eſté eſcript par Pierre Apponenſis en ſon
traicté des venins. Les autres tiennent pour certain, que la
Turquoyſe perd ſa couleur en la preſence du venin : ce que
voulant experimenter ie n'ay apperceu, & encore moins de
la Crapaudine, qu'ils diſent bruſler le doigt à celuy qui la
porte en la preſence du venin. On adiouſte encore que la
chandelle miſe en vn chandelier faict du pied dextre d'vn
vautour, ſ'eſtainct : que le Perroquet crie plus haut que de
couſtume: & que la Perdris nourrie domeſtiquemét, en faict
autant, & que meſmes elle rompt ſa cage. Il y a encore vne
infinité d'autres menſonges miſes en auant par Piſon, Me-
nelbe, Simonide, Ariſtodeme, Pherecide (comme eſcript
Aeſſe) & par Guilbert Angloys, Pierre de Albano, Albert le
Grand, Pierre l'Eſpagnol & autres, leſquels n'ont oublié les
caracteres des Negromantiens: Comme l'image du ſerpent
auec ſes eſtoilles grauées en vne pierre precieuſe : item l'hôme à genoux ceint d'vn ſerpent & tenant la teſte d'iceluy
auecque la main dextre, & la queuë auec la gauche, le tout
faict ſelon l'obſeruation de l'influence d'aucunes eſtoilles.
Toutes leſquelles reueries, ont auſſi peu d'aſſeurance, q̃ bien
peu nous en aperceuons les effects. Ie ne veux pas toutefois
nier qu'il n'y ayt quelques pierres precieuſes, comme l'Eme-
raude, l'Agate, le Saphy, la Perle & autres, leſquelles miſes en
poudre peuuét garentir les empoiſonnez, c'eſt à ſçauoir eſtát
priſes par la bouche, car telles choſes ſ'experimentent ſouuentefois: mais de croire qu'eſtants portees elles ayent quelque vertu, ie n'y voy point de raiſon.

    Il nous reſte donc, apres auoir parlé des preſeruatifs, de De la guari-
ſon des em-
poiſonnez.
deduire en general la guariſon des poiſons, laquelle eſt telle-
ment neceſſaire, que ſouuentefois nous ſommes contraincts
y auoir recours, voire quaſi touſiours. Car quand vn homme
empoiſonné ſe preſente, il ne nous peut apparoiſtre de l'eſpe-

ce du

ce du poiſon baille. Parquoy, delaiſſants la particuliere methode de guarir, nous vſons de la commune. ſi eſt ce toutefois que le bon medecin recerchant ſoigneuſement, peut vn
peu plus exactement particulariſer le general par les choſes
apparoiſſantes a l'œil, comme ſont les ſignes exterieurs, leſquels ſe manifeſtent aux accidens ſuruenants apres le poiſon
baillé : ſi ne peut il eſtre pour tout cela acertené qu'en general, c'eſt à dire, de ceux qui ſont ou chauts, ou froids, ou
ſecs, ou humides. Car les enflammemens d'eſtomach, de
reins, de veſſie : & les eſcorcheures de langue & de goſier, ne
ſuruiennent tant ſeulement pour les Cantharides, mais auſſi
pour la Salemandre & l'Enflebœuf. Les esblouiſſements, en-
dormiſſements & refroidiſſements ne ſe font au corps ſeulement à cauſe de la cicue, mais auſſi à raiſon de la madragore.
Parquoy nous donneros premieremēt les ſignes, leſquels entre les generaux ſont plus particuliers, & leſquels ſe pourrōt
retirer des quatre qualitez premieres. Car par icelles communement la malineté du poiſon ſe deſcouure, & principalement de celuy lequel agiſt par exceſſiues qualitez ou ſeules
ou ioinctes auecque la particuliere contrarieté, dont nous
auons parlé au premier chapitre du premier liure. Ceux
donques leſquels ſont chauds, ſe manifeſtent communemēt
par vn ſubtil enflammement de tous les membres, lequel
principalement ſe deſcouure par vne ſoif non eſtindible, par
vne continuelle ſueur & courbature de tous membres. Et là
ou auecque ceſte chaleur y il y a vne inimitié particuliere,
comme en l'Arſenic, alors il ſuruient vn eſpoinçonnement
& vne douleur inſupportable de l'eſtomach & des boyaux,
vne deffailláce, & des ſueurs maintenāt chaudes, & maintenant froides. Le poiſon froid ſe manifeſte par vn profond en-
dormiſſement, voire tellement profond qu'à grand peine
peut on reueiller & retirer celuy qui en eſt attainct. Quelquefois auſſi le cerueau en eſt tellement trouble & aſſailli,
que le plus ſouuēt vne folie & vne rage ſ'en enſuyt. Tout le
corps ſe refroidit, le malade deuient terne & horrible à voir.

Il ſue-

Il ſue vne ſueur froide, & ſon corps deuient tout roide de
froid. Les poiſons ſecz ayants preſque touſiours la chaleur
pour compagne, rendét la bouche & le goſier deſeiché auecque vne ſoif qui ne ſe peut appaiſer. Et pourautant que la
ſeichereſſe retire les membres & les conduicts du corps, ainſi que le parchemin ſe retire deuant le feu, à ceſte cauſe l'vrine & les autres ordures ordinaires du corps ſont arreſtees, &
le malade ne peut dormir. Au contraire par le poiſon humide il enſuyt vn dormir perpetuel, ou flux de ventre auecque
vn relaſchement de tous les nerfs & ioinctures : tellement
meſmes que les yeux ſortent quelquefois hors la teſte. Il enſuit auſſi le plus ſouuét vne pourriture des mains, des pieds,
des oreilles, du nez & des autres telles parties pendantes au
tronc du corps. Or quant tels & pareils ſignes apparoiſtront,
il ſera facile de les combatre par leurs contraires : & encore
que nommément l'on ne congnoiſſe le poiſon, ſi eſt ce que
congnoiſſants ſon eſpece, la guariſon en eſt ſpecifiee : que ſil
aduient que tels ou ſemblables accidens ne ſuruiennent aux
malades; mais ſeulement quelques petites ſueurs froides, ce
ſera vn grand argument que le venin agiſt par vne ſeule
proprieté de ſubſtáce ſans aucune qualité exceſſiue : parquoy
l'on pourra vſer des choſes leſquelles leur ſont contraires. Ce
qui ſe fera par la prudence de bon medecin apres auoir vſé
des remedes communs à tous poiſons, leſquels ſe tirent premierement des choſes que les medecins nommét communement non naturelles : ſecondement des medicaments. Les
choſes non naturelles, ſont ſept en nóbre, c'eſt a ſçauoir l'ær,
le manger & le boire pris pour vn : l'exercice & le repos, le
dormir & le veiller, la faim & la repletion, les paſſiós de l'eſprit & l'vſage de Venus. Quand eſt de l'ær, il le faut eſlire le
plus clair, ſerein & doux qu'il ſera poſſible, mediocre en chaleur & froidure. que ſi le poiſon eſt froid, il faudra vn peu eſchauffer la chambre du malade, principalement par fumigations faictes de choſes qui ſont de bonne odeur. Et là ou il ſera chaud, il faudra auſſi le refraiſchir par cótraires, & toute-

N 3 fois re-

fois retenir touſiours quelque peu de fumigations faictes des
choſes ſuſdictes,comme de myrrhe de ſandaux, d'aloë,& de
telles choſes,leſquelles ont vne vertu agiſante contre les ve-
nins.Le manger doibt eſtre nourriſſant & faict de choſes leſquelles reſiſtent aux poiſons:comme eſt le laict d'aneſſe, de
chieure,de vache & auſſi celuy de la femme ſaine,& ce principalement és venins chautz & aigus . Il faut toutefois en
tous vſer de viandes leſquelles ſoyét graſſes & eſpoiſſes, pour
autant qu'elles eſtouppent les paſſages du corps , & empeſchent que le poiſon ne ſoit porté ſi facilement comme il ſe-
roit:ioinct qu'elles rabatent l'aſpreté des poiſons. Parquoy il
ſera bó d'vſer de mouelles,de beure, & de ceruelles de mouton, de poulles & autres: & auſſi d'aucunes herbes propres a
cela,deſquelles nous auons parlé au premier liure. l'vſage de
bon vin y eſt fort propre , comme ſouuentefois nous ſerons
aduertiz en ce ſecond liure.L'exercice n'eſt pas bon,& principalement au commencement:car il tire le venin dedans le
profond du corps,qui eſt le poinct que le medecin doibt noter entre tous,a ſçauoir de ſ'abſtenir de tout ce qui peut faire eſpandre le venin, pendant qu'il n'eſt encore que dedans
l'eſtomach . Le ſomne ſuperflu ſe doibt euiter : car en
dormant, toutes choſes ſe retirent au centre du corps plus
facilement & promptement qu'en veillant. Il ne faut auſſi
ſe tenir ſans manger : car le boire & le manger deſcédu dans
l'eſtomach,empeſche la malineté du poiſon. Il ſe faut garder
des paſſions de l'eſprit ; ce qui eſt commun en toutes maladies , & ſur tout de l'vſage de Venus. car nous n'auons rien
qui diſſipe dauantage de noſtre chaleur naturelle, laquelle
toutefois eſt la principalle deffence encontre les poiſons.

Maintenant il nous reſte a parler en general du moyen
de guarir par medicaments(car c'eſt le ſecond ǵ nous auons
propoſé) entre leſquels les vns ſont prins au dedás,& les autres appliquez par le dehors. Ceux qui ſont pris par le dedás,
ſe donnent pour deux cauſes:la premiere pour chaſſer le venin, ſ'il eſt poſſible; & l'autre pour le combatre. Or le venin
ne ſe

ne se chasse que par haut ou par bas. Ceux qui chassent par
haut, sont ceux lesquels font vomir, & desquels il est tresvti-
le d'vser incontinent que le poison a esté baillé: c'est a sçauoir
quand il est encore dans l'estomach : car depuis qu'il est descendu aux boyaux, il le faut auoir par clysteres. La chose qui
faict vomir, est le bouillon de graine de maulue, ou de lin, ou
de fenugrec, & de plusieurs autres telles choses, lesquelles,
auecques ce qu'elles font vomir, ont la vertu d'amortir la force du poison. Mais s'il aduenoit que le malade ne peut vomir
pour toutes ces choses, il seroit bon de luy donner vn medicament ayant la force de pousser hors par bas, comme est la
Rhabarbe. La seconde maniere par laquelle nous cōbattons
le venin, est accomplie par l'vsage de Theriaque ou Mythridat, ou d'autres telles compositions, lesquelles se peuuent
composer à la volonté du bon medecin, & selon que le faict
le requerra. Lon peut aussi quelquefois vser de remedes applicquez par le dehors, cōme sont les baings & les estuues seiches, lesquelles toutefois ne se doiuent prendre du commé-
cement; mais long temps apres, que lon aura esté empoisōn-
né : à celle fin ḡ par la chaleur exterieure, le venin soit retiré
aux parties de dehors. Pour la mesme raison, lon peut vser
de ventouses, alors que le venin sera desia entré dedans le
profond du corps : car autrement tant s'en faudroit qu'elles
fussent profitables, que mesme au contraire (comme nous
auons ja dict) elles aduanceroyent la mort du malade.

Ces choses ainsi discourues, il nous reste de parler particulierement de chacune espece de poison.

Mais auant que d'y entrer, il nous faut explicquer ce qu'il
y a de difficile en la preface du liure Des cōtrepoisons de Nicandre, laquelle il addresse à vn sien amy nommé Protagore Protagore.
demourant en Cyzice cité d'Asie, assise sur le riuage de la
mer Hellespōte, en vne isle aboutissante à la terre ferme par Hellespont.
le moyen d'vn pont. ceste ville est au dessoubs d'vne montaigne nommee par les Grecs Arcton, c'est à dire le mont Mont aux-
aux-ours : en cest endroict est la cauerne en laquelle Rhee ours.
Rhee.
N 4   mere.

Atthis.

mere des dieux, fonda anciennement vne chapelle en l'honneur d'vn ieune berger nommé Atthis, lequel elle aymoit,
pourtant que gardant ſes troupeaux, il chantoit inceſſam-
ment les louanges de ſa grandeur. Ce berger fut tué par vn
ſanglier, à la pourſuitte de Iupiter craignant le deshonneur
de ſa mere Rhee, ſurnômee Lobriéne, à cauſe qu'elle eſtoit
adoree aux monts Lobriés en Phrygie, ainſi que dict l'interprete Grec. Nicandre eſtoit de Colophon ville de Ionie region de l'Aſie mineur, nommee auiourdhuy Natolie. Pres
de Colophon eſt la ville de Claros, aſſez pres de laquelle il y
auoit anciennement vn temple dedié à Apollon, & vne Ma-
re, qui faiſoit rendre les oracles & reſponces à toutes demã-
des, lors que lon auoit beu de ſon eau : de la quelquefois
Apollon eſt nommé Clarien : il eſt auſſi nommé le Dieu qui
de long tire : pourautant que du haut du ciel (luy qui eſt
le ſoleil) il tire ſes rayons iuſques à nous qui ſommes icy bas
en terre. tel ſurnom luy eſt ſouuentefois donné par Homere, dont l'exemple eſt au premier de l'Iliade, parlant ainſi
de Calchas :

Lobrienne.

Clarien.

Il harengoit ſachant les propheties
Du loing tirant.

EN ceſte region Ion & Achæ, fils de Creuſe & de Xen-
the, firent le partage des terres, qu'ils auoyent en Epire region de Grece, auiourdhuy nômee Albanie. Nicandre donc
addreſſant ſon liure à Protagore, luy eſcript, qu'encores qu'ils
ſoyent eſlongnez l'vn de l'autre, ſi eſt ce qu'il luy veut bien
deſcrire le moyen de guarir les poiſons.

Creuſe.
Epire.

DE

DE L'ACONITE.
CHAPITRE II.

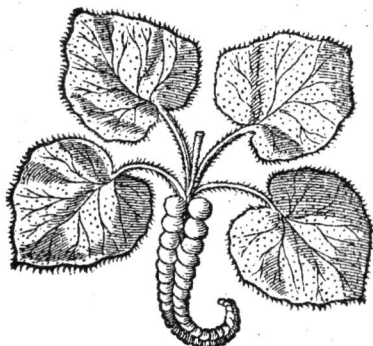

Αχόνιτον, *Aconitum,* *Aconite.*

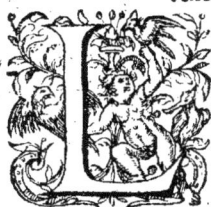

L'ACONITE a esté ainsi nommé par les Grecs à raison de la ville Acone situee le long du riuage de la mer Pontique, a l'entour de laquelle ceste herbe croist en abondance, & principalement le long de la riue d'Acheron, pres la cauerne Ache- Acheron. reuse, que les poëtes anciens disoyét estre l'entree de l'enfer. pour ces causes ils ont escript que l'Aconite est yssu de l'escume de Cerbere chien à trois testes, & portier des enfers, lequel estant encheiné par Hercule, & tiré hors de l'enfer, ne cessa d'escumer par la gueule; tant que l'Aconite fut engendré de son escume: dont Ouide au quatriesme de la Metamorphose voulant nómer l'Aconite, dict seulement les escumes de la gueule Cerberienne: c'est en la description du poison par lequel Athamas fut mis en fureur. Les autres ont dict qu'il est ainsi nommé à cause qu'il vient entre les caillous, nommez par les Latins *Cautes* . Ouide l'a escript au septiesme de la Metamorphose : & Nicádre a dict :

Dans les rochers pierreux en accroissant il sort.

N 5   IL peut

Iᴌ peut auſſi venir du mot Grec Aconite qui ſignifie ſans
poudre: & ce pour meſme raiſon, c'eſt à ſçauoir d'autāt que
croiſſant entre les caillous, il ſemble qu'il ſe nourriſſe ſans
poudre ou ſans terre. Voila quāt à la ſignificatiō du nom, laquelle i'ay retirée en partie de Theophraſte au neuſieſme
liure De l'hiſtoire des plantes: Et en partie auſſi d'Ouide au
lieu allegué, & de Pline en quelques endroiɛts. Il y a quatre
eſpeces d'Aconite. La premiere, ſelon Dioſcoride, porte
communement trois feuilles ſemblables à celles d'vn con-
combre; mais vn peu plus petites & heriſſees: ſon tige eſt de
la hauteur d'vne paulme, ſa racine eſt ſemblable a la queuë
du Scorpion, c'eſt à dire noüeuſe, ainſi comme ſi c'eſtoyent
petites pommes ioinɛtes les vnes aux autres. de ceſte eſpece
principalement Nicandre a parlé, voire comme ie croy,
ſeulement. Car auecques ce qu'il n'en diſtingue point, Dioſcoride luy a baillé les meſmes ſurnoms que noſtre poëte,
c'eſt à ſçauoir Tu-panthere, Malle-mort, Tu-femelle, Mort
aux ratz : & d'abondant il luy en a donné encor vn autre,
qui ſignifie autant que tueur de beſtes ſauuages : ce qu'il a
faiɛt à raiſon que les chaſſeurs auoyent accouſtumé de faire
vne paſte auecques ceſte eſpece d'Aconite, par laquelle ils
faiſoyent mourir les Pantheres & toutes autres beſtes ſauuages, comme ils faiſoyēt auſſi les rats & ſouris. La raiſon pour
laquelle on le nomme Tu-femelle eſt pourautant, comme
diɛt Theophraſte & Pline, que ſa racine applicquee aux parties honteuſes des femelles (voire de toutes ſortes d'animaux à quatre pieds) les faiɛt mourir en dās le meſme iour.
Les trois autres eſpeces ſont nommees du nom general par
Dioſcoride Tu-chien & Tu-loup. nous les nómons en François pattes loupinnes. La premiere (ainſi qu'il eſcript) eſt
celle dont les veneurs ont accouſtumé d'vſer. La ſeconde &
la troiſieſme ont eſté priſes par les medecins pour ſen ſeruir
en quelques maladies : toutefois la troiſieſme eſpece eſt par-
ticulieremēt nommee Pontique. elle a les feuilles de plane,
mais chicquetees vn peu plus dru : elles ſont plus longues
　　　　　　　　　　　　　　　　　　　　& plus

Tu-pãthere.
Malle-mort.
Tu-femelle.
Mort aux
rats.

& plus noires. elle a le tige d'vne coudee de haut, ou vn peu
plus grand, semblable à celuy de la fougiere. elle tient sa semence dedans des gousses longuettes, & a la racinne noire
comme les neuds des oignons de mer.

Second.

Troisiesme.

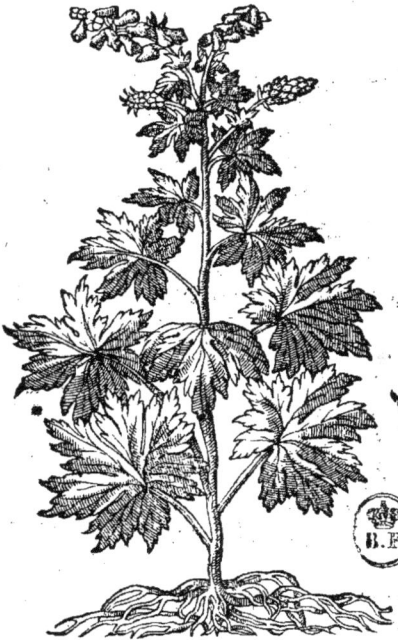
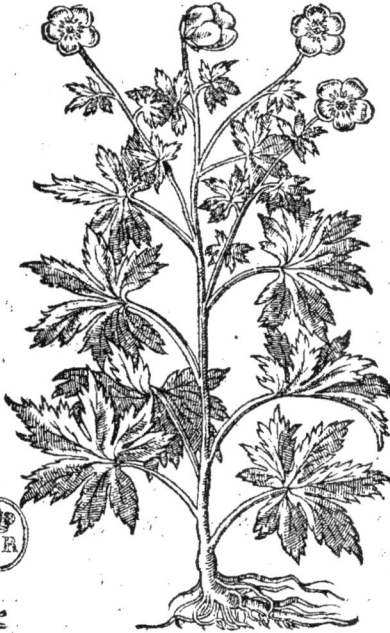

L E s deux autres especes ne sont pas beaucoup dissemblables a ceste cy, sinon en tant qu'elles n'ont pas les feuilles
si longues, ny la fleur de mesme façon : principalement la
secode, laquelle l'a dissemblable du tout, ainsi que lon peut
voir par les figures despeinctes cy dessus : La premiere desquelles a esté tirée selo q Matthioli tesmoigne l'auoir veue.
Ie sçay bien qu'il a esté repris assez aigrement : toutefois ie ne
le voudrois desmentir si hardiment, comme quelques vns
l'ont

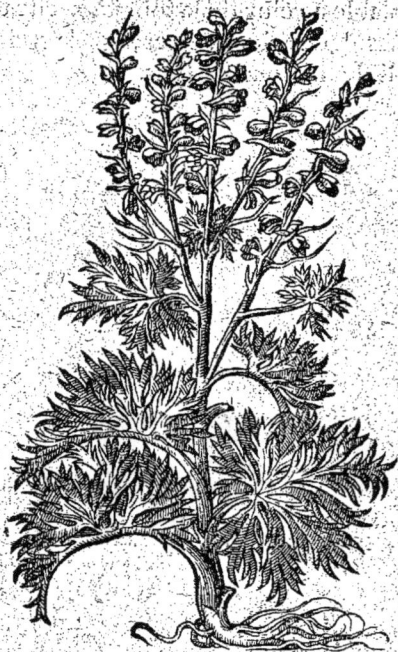

l'ont faict, m'asseurant qu'il est digne d'estre creu en chose de
plus grande consequence, encores qu'il n'eust le tesmoignage de plusieurs qui ont veu la mesme plante, ainsi qu'il escript. Or les signes par lesquels on congnoist le malade auoir
esté empoisonné par l'Aconite, se manifestent aux accidens
ou symptomes cy apres declarez, c'est à sçauoir en vn retirement de toutes les parties de la bouche telle que nous experimentons ayants mangé du verjus ou quelques autres choses fort aigres, & toutefois, comme dict Dioscoride, auecques
ceste astriction il y a au comencement vn goust qui est doux.
ce qui se faict à cause que de premiere arriuee le sang esmeu
par son contraire, donne ceste douceur à la langue, laquelle
apres.

apres, comme toutes les autres parties voisines, par l'humidité & vertu pourrissante de l'Aconite, se retire desia commençant à se dissoudre. Incontinent qu'il est descendu dans
l'estomach, il ronge premierement l'endroict qui est le plus
sensible d'iceluy : à sçauoir la bouche ou l'entree, que les
Grecs ont nommé le pilore : & en cest endroict il faict vne espece de maladie que communemét nous nommons le mal
de cœur, non que ce soit le cœur lequel endure en ceste maladie : mais ceste partie de l'estomach q̃ i'ay dicte ; & laquelle fut nommee par aucuns des anciens, le cœur, pourautant,
comme dict Galen au second liure des arrests d'Hippocrate & Platon, qu'assez pres de la bouche & l'estomach est la
place du cœur : ainsi que nous auós dict au premier liure, expliquant vn pareil mot.

Et pourautant que l'Aconite est astringét, il retressit tellement le fond de l'estomach, qu'il en est presque du tout fermé, là aussi, par la resolution des humeurs faicte à cause de la
pourriture, il s'esleue des vents & des vapeurs venimeuses,
lesquelles, estants portees dans la teste, font vne pesanteur &
vn tremblement des arteres : de la aussi les yeux esblouys re-
presentent les choses doubles & laissent malgré eux escouler
grande abondance de larmes, qui est vn signe manifeste de
la resolution du cerueau : l'autre partie de ces fumees descé-
dant en bas dedans les boyaux, est cause des ventositez, lesquelles se sentent à l'endroict du nombril, & lesquelles quelquefois par la force de nature, ou par leur trop grande abondance sortent hors, & font vn grand bruit. Les humeurs ainsi fondus ou resouts par la grande pourriture de venin font
enfler tout le corps, comme s'il estoit hydropique : ce qui est
aussi cause de la pesanteur que lon sent dedans l'estomach.
Ces choses ainsi apparoissantes il ne faudra faire doubte de
venir quant-&-quát à la guarison. Premieremét, s'il est possible, il faudra faire vomir le venin, ou le tirer par clisteres, c'est
à sçauoir si lon pense qu'encores il soit dans l'estomach & les
boyaux, & obseruer sur tout les choses lesquelles nous auons
mises

mifes en auant au premier chapitre. dont Nicandre a dict
que les remedes particuliers feront bons:

    —————pourueu qu'auant il tire
    Du ventre le repas qui tardif n'y peut cuire.

Puis il fe faudra appliquer aux remedes particuliers,com-
me eft vne poignee de chaux meflee auecques vne choppine
de vin: car la chaux eft feiche, & par ce moyen elle eft contraire à la pourriture de l'Aconite: auffi font l'Auronne, & le

Hydromel. Marrouchin: la Rue eftant beue auecques l'Hydromel, qui
eft vne compofition faicte auec du miel & de l'eau : toutes
lefquelles herbes font contraires aux venins par vn don particulier qu'elles ont receu de nature, comme nous auons dict
au premier liure, & principalement la Rue a telle proprieté
contre l'Aconite, que celuy qui en aura mangé le matin, ne
pourra eftre bleffé par l'Aconite, ainfi qu'Athenee a tranf-
cript de Theopompe Chien, en fon troifiefme liure. La peti-

Bois-gentil. te Oliue ou le Bois-getil eft vn petit arbre, lequel a les branches de la hauteur d'vne paume, & les feuilles femblables à
celles de l'oliuier, excepté qu'elles font plus menues, plus
ameres & mordates. ce qui eft caufe qu'elle defeiche & nettoye l'eftomach remply de ce poifon. Le vin auffi ou l'eau
dás laquelle on aura efteinct du fer, ou du marc de fer, ou de
l'or, ou de l'argent, a la vertu d'empefcher la pourriture, par
vne force defeichante que le feu luy dóne : par cefte mefme

L'Iue. vertu elle peut nettoyer l'eftomach. L'Iue que lon nomme
mufquee, eft, felon Diofcoride, remede particulier côtre l'A-
conite, foit en bouillon (comme il dict) ou foit auecques du
vin, felon que Nicandre l'ordonne. L'Iue eft vne affez petite
herbe, laquelle rampe fur la terre, & a les feuilles femblables
à celles de la petite Ioubarbe, excepté qu'elles font cotonees,
plus petites & plus efpoiffes : elle a la fenteur de Pin: & pour
cefte caufe quelques vns la nôment Pin de terre, ou Pin ter-
reftre. Elle porte vne petite fleur iaune, & a la racine femblable à la chicoree : on la nomme auffi Iue Artritique, à caufe
qu'elle eft bonne contre le mal des ioinctures, lefquelles font

                        nommees

nommees par les Latins Articles. La racine de l'Origan & le
Policneme (herbe que nous n'auons point auiourdhuy) sont Policneme.
chauds & secs selon Galen, & pour ceste raison ils empeschēt
la pourriture. Les consommez de veau ou de poulle (laquel-
le est nommee l'oiseau Casanier, à raison qu'entre tous les L'oiseau Ca-
sanier.
oiseaux elle est la plus domestique) sont beaucoup estimez,
d'autant qu'ils reconfortent l'estomach, & que par leur gresse ils estoupent les conduicts du corps: & ainsi ils empeschēt
que le poison ne s'y porte si facilement : toutefois il sera bon
de n'en vser iusques à tant que lon se sera aydé des autres
moyens, entre lesquels est le suc de l'arbre nommé Baume, Baume.
lequel, selon Dioscoride & Pline, croist seulement en Iudee
& en Ægypte : si est ce que depuis leur aage quelques vns
ont escript que lon en a veu en Italie: nous ne sçauons auiourdhuy que c'est en France. bien est il vray que nous auōs
du suc qui en sort, lequel est nommé communement Oppo-
balsame. L'histoire en est amplement descripte par Dioscoride en son premier liure, & par Matthioli au Commétaire.
Ce suc est chaud & sec, & pour ceste raison contraire à la
pourriture de l'Aconite: & se doibt bailler (comme dict Nicandre) auecques du laict de femme, lequel aussi est contraire au venin: ou bien au deffaut de laict, il se pourra donner
auecques de l'eau . Les presures de Fan & de Leuraut ont
grande efficace encontre ce poison; entant q̃ toutes presures
deseichent, digerent & nettoyent par leur aigreur. elles se
doiuent bailler auecques du vin, comme escript nostre Poëte, ou auec du vinaigre, selon Dioscoride. Lon peut bié aussi,
au defaut des autres remedes , prédre la racine du meurier,
& l'ayant pillee la faire boullir dans du vin, puis en donner le
bouillon en bruuage auecques vn peu de miel : car la racine
du meurier, & principalément l'escorce d'icelle a vne vertu
purgeante, par laquelle elle iecte le poison . Ie ne veux pas
laisser en arriere vn remede duquel nous vsons iournellemét
en plusieurs autres maladies, qui est le vin d'aluyne, ayant
la force de deseicher & de nettoyer, auecques vne particuliere

liere contrarieté contre les poisons. Dioscoride aussi le re-
commäde en son chapitre De l'Aconite, ou il faict vne composition telle qu'il ensuit. Prenez vne dragme de suc de Baume, & le meslez en esgale portion de miel, de laict, de casto-
reum, de poiure & de rue : & buuez le tout auecques du vin.
Voila quant à la nature & aux accidés qui suyuét la prise de
l'Aconite : dont aisemét nous pouuons retirer qu'il est froid
& humide, ainsi que doctement de Gorris a escript, puisque
les remedes sont chauds & secs : toutefois auecques cela il a
vne particuliere nature pourrissante. Nous le rapporterons
donques au reng des venins, lesquels par toute leur substance sont contraires à la vie des hommes. Par ces mesmes remedes se garissent ceux qui ont pris le miel que Dioscoride
a dict estre engendré en Heraclie de Pont, à sçauoir a l'endroit ou croist l'Aconite.

Miel d'Hera-
clie de Pont.

DE LA CERVSE.
CHAPITRE III.

Ψιμμύθιον, *Cerusa*, *Ceruse*, ou blanc d'Espaigne.

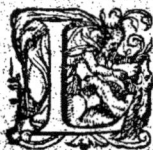

L A Ceruse, autremét nómee blanc d'Espaigne,
est vn poison artificiel, lequel se faict auecques
du plomb, resout & fondu par la vertu d'vn
fort vinaigre, ainsi que Vitruue, & Dioscoride
auant luy, en monstre la façon en son cinquies-
me liure. ce qu'il a faict a cause qu'elle sert à beaucoup d'accidens suruenants exterieurement aux corps des hommes,
& tels qu'il les descript au mesme endroict. ceste drogue est
assez commune & principalement par les femmes, lesquelles n'ayants chose plus recómandable que la beauté, taschét
d'acquerir par art ce que nature leur a denié. Les signes par
lesquels lon peut congnoistre vn homme auoit esté empoisonné auec de la Ceruse, sont ceux qui ensuyuent. Premierement elle se decelle par sa couleur mesme, car estant blä-
che comme laict, elle blanchist la langue & toutes les gen-
siues,

ſiues, auſquelles elle ſ'attache. Lors qu'elle eſt deſia entree
dans l'eſtomach, tant par ſa qualité froide & ſeiche deſia có-
muniquee aux poulmons, que par quelque portion demou-
ree & attachee dans le goſier, elle eſmeut en iceluy vne toux Toux ſeiche.
ſeiche, c'eſt à dire vne toux par laquelle rié ne ſort du corps
encore que long temps elle continue. Il ſuruient auſſi parmy
ceſte toux vn ſanglot & appetit de vomir, qui eſt ſigne de la
ſeiche affection de l'eſtomach que deſia i'ay declaree au premier liure. Il ſ'eſleue auſſi de ce venin des vapeurs refroidies, leſquelles ſe gelent eſtants arreſtees dedans le cerueau,
& ainſi le malade eſt comme tout endormy, & penſe voir
deuant ſes yeux des fantoſmes: car le cerueau troublé & refroidy, trouble quant-&-quant tous les ſens qui procedét de
luy: & refroidit tout le corps par la communication & conſentement qui eſt entre toutes les parties. Auicenne adiouſte
encore des autres ſignes, c'eſt à ſçauoir deffaillance de cœur,
(qui eſt vn ſigne commun en la pluſpart des venins) laquelle
vient à raiſon de l'entree de l'eſtomach qui eſt bleſſee. Il viét
auſſi vne aſpreté de la gorge, & de la langue faicte par la ſeichereſſe & froideur du poiſon, & pour ces cauſes meſmes l'e-
ſtomach & le ventre endurent des douleurs poignantes : &
le malade retire ſon vent auecque grande peine : ſon corps
deuient blanc, & iecte l'vrine quelquefois noire, quelquefois ſanglante : ce qui eſt faict par le poiſon deſia porté aux
parties exterieures & par vne grande reſolution & diſſolution des humeurs. Mais le premier remede pour garentir
le malade, eſt de faire, ſ'il eſt poſſible, qu'il vomiſſe, ou bien
qu'il iecte par bas le poiſon qu'il a beu. Parquoy toutes choſes graſſes & huileuſes ſont propres à l'vne & l'autre inten-   Oliue Mirti-
tion, cóme les trois eſpeces d'huile d'oliue, la Mirtine, l'Or- ne, Orcadié-
cadienne & la Premadienne, leſquelles eſtoyent ainſi nom-   ne & Prema-
                                                               dienne.
mees du temps de Nicandre, comme a eſcript l'interprete
Grec. Tel eſt auſſi le laict duquel on aura tiré la petite peau La clere viel-
qui ſe faict deſſus, apres qu'il eſt vn peu repoſé, & qui eſt nó- le.
mee par les Grecs d'vn mot qui ſignifie vielle, & ce pourau- Γεύης &
                                                               γραῦσι
            O   tant

tant qu'elle est ridee, comme sont les vieilles. Nicandre donques commande que lon oste ceste partie du laict, à cause (comme ie pense) qu'elle a quelque vertu deseichante, laquelle est contraire à ceste guerison. Mesme vertu encontre la ceruse a esté donnee à la maulue bouillie, pourautat qu'elle est gluante, & pourautant aussi qu'estant chaude & humide, elle resiste dauantage à la seicheresse & froidure de la ceruse: comme aussi faict la Ingioline, qui est autrement nommee sesame, laquelle ie ne descriray plus amplement, d'autant qu'elles arboristes du iourdhuy en sont en fort grand different. Galen dict qu'elle est espaisse & gluante, & par consequent fort propre pour faire ce que Nicadre a escript. Lon pourra aussi vser, selon Dioscoride, d'huile de grosse marjolaine & de glayeul, du bouillon de figues & de pruneaux, de la gomme de noyer, de prunier & d'encens. Apres que lon aura baillé ces choses escriptes pour faire vomir & vuider le poison, il faudra faire gargariser la bouche auecques de la lexiue faicte de la cendre de serment, & mesmes en aualer, pourautant qu'elle a la vertu de nettoyer le demourant du poison, lequel pourroit estre encores attaché côtre les parois tant de la bouche, que de l'estomach. pour ceste mesme intention Dioscoride commande le bouillon d'orge, & l'eau miellee; car elle a la vertu de nettoier. Et pourautat aussi que les noyaux de pesches sont amers & chauds, il ne faut doubter, qu'ils n'ayent la vertu de nettoyer & de resister à la froidure du poison. Le Pescher est nommé par les Latins arbre Persique, pourautant qu'vn nommé Persee fils de Iupiter le planta premierement en Mycene, l'ayant eu en don d'vn homme que lon nommoit Cephee. cela fut faict apres la victoire qu'il obtint contre Meduse autrement nommee Gorgonienne, de laquelle il couppa la teste auecques le glaiue que luy presta Mercure, lequel luy auoit commandé qu'a l'endroict ou la poignee d'iceluy cherroit, il feist faire vne ville. ce qu'il fit, l'ayant veu choir au mont Melanthien. ceste ville fut nommee Mycene situee en la Moree iadis nommee

Marginal notes:
Ingioline.
La fermeture tendre.
Persee.
Cephee.
Gorgoniene.
Melanthien.
Mycene.

mee Peloponeffe. Ce pendant qu'il faifoit baftir cefte ville,
vne Nymphe nommee Langee luy monftra la vertu qu'ont Langee.
les noyaux de pefches encontre le poifon. Voila le fommai-
re de la fable alleguee par Nicâdre. Mais, pour reuenir à noftre propos, apres que l'on aura vfé des remedes fufdicts, il
faudra faire vn baing tant pour attirer la partie du poifon, laquelle fe feroit defia efparfe aux parties exterieures du
corps, que pour corriger la froidure & feichereffe d'iceluy.
Que fi de fortune il aduenoit que lon ne peuft recouurer
des remedes que nous auons cy deuant ordonnez, le plus
expedient feroit de faire prendre au malade grande quantité de vin & de viande. Car auec ce que le vin eft contraire à ce poifon par fa chaleur, fouuentefois eftant pris plus
que de couftume, il faict vomir, ou bien il eftainct auecques
les viandes la force du poifon. il fera bon auffi de donner le
Mithrydat, la Theriaque, du bon vin blanc fans eau : & faire auffi des vomitoires auecques de la graine de rapues &
d'arroches : & des clyfteres auecques le bouillon de choux
& d'huile. Tant par les accidens que par les remedes, defquels nous auons difcouru, il appert que la Cerufe eft du
rang des venins, lefquels font ennemis de la nature humaine à raifon de leurs qualitez exceffiues, qui n'eft toutefois fans vne particuliere malineté. auffi eftant faicte de
deux chofes froides & feiches, comme font le vinaigre & le
plomb : il ne fe peut faire, qu'elle ne retienne toufiours de
leur nature.

DE LA CANTHARIDE.
CHAPITRE IIII.

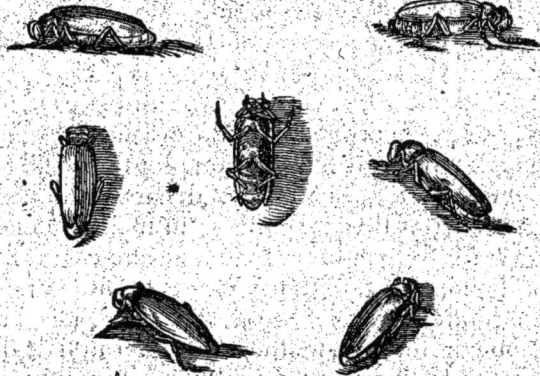

Καν θαρις, *Cantharis*, *Cantharide.*

L A Cantharide est vne espece de mouche,
laquelle a esté ainsi nómee par les Grecs
à cause de la semblāce qu'elle a auecques
l'Escarbot, que les Grecs nommēt Can-
thare. elle est resplendissante comme or,
& fort belle à voir, à raison de sa couleur
azuree meslee parmy le iaune : elle vient
communement sur les fresnes & sur plusieurs autres arbres,
ou elle se nourrist de leurs feuilles, cōme les vers à soye font
de celles du meurier. Elle se trouue aussi parmy les bleds, dōt

Deuore-
bled.

Nicandre l'a nommee Deuore-bled, & est en grande abondance és regions chaudes, comme en Italie . sa complexion
est chaude & seiche iusques au plus haut degré: & pour ceste
cause les Cantharides sont corrosiues, bruslates & venimeuses non seulement à cause de leur chaleur & seicheresse excessiue, mais aussi à cause d'vne particuliere inimitié que la
nature leur a donnee encontre l'homme: ce qui se peut congnoistre par les accidens cy apres declarés, lesquels se manifestent

festent particulierement en aucunes parties du corps : comme aux reins & à la veffie . Le premier figne par lequel on
peut congnoiftre la prife de ce poifon, apparoift en la fenteur
& au gouft d'iceluy : car & en l'vn & en l'autre il reffemble à
la poix fondue, ou bié au cedre rappé de nouueau : ainfi que
Diofcoride a efcript en fon fixiefme liure, l'ayant toutefois
pris du paffage de Nicandre. Eftant entré dans l'eftomach, il
ronge & vlcere par fa complexion naturelle, que i'ay dicte,
toutes les parties par lefquelles il paffe, comme les leures, la
bouche, le gofier, & l'eftomach, auquel il faict vne grande
douleur à l'endroict du petit tendron, que les Picards nomment la fourcelle : car la deffoubs eft la partie plus fenfible de
l'eftomach : de la il defcend dans les boyaux, & fe porte par
les veines portieres, & de la iufques à la veffie. Paffant par ces
deftroicts il efcorche & racle les parties aufquelles il touche,
dont il auient que le malade rend par bas pareille chofe que
ceux qui ont la dyfenterie : de la auffi viét que il rend le fang
auecques l'vrine : de laquelle feichant les conduicts, elle empefche que le malade ne puiffe plus vriner. Le fang auffi corrompu & efchauffé par ce poifon donne vne fieure ardente, laquelle eft caufe de la fureur ou phrenefie qui en enfuit,
& mefmes des deffaillaces, & en la fin de la mort : fi foigneufement & diligemment lon n'y donne ordre, premierement
par vomitoires & clyfteres, comme nous auons defia efcript.
Les vomitoires felon Nicandre, doiuent eftre faicts en partie
de ceruelles de porc & d'agneau ou de cheureau : car toutes
les ceruelles des animaus, eftants pituiteufes & de difficile
digeftion, engendrent vn fuc fort gros, & excitent le vomiffement : ce qui fe faict dauantage lors qu'elles font meflees
auec la graine de lin, laquelle eft graffe, venteufe : & lafche
non feulement l'eftomach ; mais auffi le ventre : rabattant
la poincture & malineté de la Cantharide : comme auffi font
les confommez de toutes chairs graffes, defquels il faudra
tellement remplir l'eftomach, qu'en la fin il foit contrainct
de vomir, foit par ce moyen, foit en mettant les doigts de-

O 3 dans

dans la gorge . Les clyſteres auſſi ſe doiuent faire de laiƈt :
car auec ce que le laiƈt vuide les ordures du corps, il a la vertu d'eſteindre & moderer la chaleur & ſeichereſſe de la Cã-
tharide : & pour ceſte raiſon, auſſi il ſera bon d'en faire boire
au malade . Il faudra au deffaut des autres remedes vſer,
auecques Dioſcoride, du bouillõ de graine de lin, de maulue,
de fenugrec, & de racine de guimaulue. Apres ces remedes il
faudra s'ayder de ceux, leſquels ont vne propre vertu de cõ-
battre le poiſon, comme eſt le poulliot, duquel nous auons
parlé au premier liure : il n'eſt pas contraire, par ſes qualitez, à
la Cantharide. car il eſt chaud & poignãt : mais par vne particuliere nature que les Grecs ont nommee Alexipharmaque, par laquelle il eſt contraire non ſeulement à ce venin ,
mais auſſi à tous autres . Le bruuage d'eau dans laquelle eſt

Ceres .　meſlé le poulliot, fut pris par Ceres (comme racompte Nicandre) lors que toute eſplouree de la perte de ſa fille Pro-
ſerpine, que Pluton dieu des enfers luy auoit rauie , elle fut
Hippothoõ-
te.　receue en la maiſon de Hippothoõte fils de Neptune, par ſa
femme Metanire, à laquelle Ceres, ne voulant boire de vin,
commanda de luy donner de l'eau & du poulliot meſlé par-
Iambe.　my. Ce temps pendant Iambe, qui eſtoit du pais de Thrace,
chambriere de Metanire cõptoit des fables & autres ioyeu-
ſetez en vne façon de vers , laquelle depuis a eſté nommee
Iambique, du nom de ceſte chambriere . Le vin auſſi a vne
nature contraire à tous venins & poiſons, & pour ceſte cauſe
Nicandre l'oublie bien peu ſouuét entre ſes remedes. Il l'ordonne donques en ceſtui-cy, & y meſle les petits bourgeons
de vigne, d'autãt qu'ils ont la vertu de nettoyer & de refraiſchir. Dauantage il commande de prendre vne herbe qui a,
comme il diƈt, la racine aiguillonneuſe, & eſt preſque ſemblable à l'Aſphodele , toutefois nous ne pouuons deuiner,
quelle elle peut eſtre . car ny luy, ny ſon interprete Grec ne
l'ont nommee . En quoy certes Leonicere interprete Latin,
s'eſt abuſé en ſon annotation, là ou il explique ce paſſage, cõme ſi c'eſtoit l'aſphodele meſme. Lon pourra prédre encore qua-

re quatre dragmes de terre famienne, laquelle eſt bonne Terre famiē-
ne.
contre la Cantharide,pour deux raiſons:l'vne à cauſe de toute ſa nature que nous auons nommee particuliere: & l'autre
à cauſe de ſa complexion mediocrement froide, par laquelle elle rabat la chaleur de la Cantharide,reſtreinct le flux de
ſang,& referme les vlceres des boyaux, que nous auons dict
eſtre accidens ſuruenás apres la priſe de ce poiſon. Ceſte terre eſt ainſi nommee à cauſe de l'iſle de Samos,en laquelle elle eſt priſe en vne foſſe que l'on nommePhillis pres la region Phillis.
Imbraſidienne, ainſi nommee à cauſe de la riuiere Imbros, Imbraſidien-
ne.
laquelle eſt en l'iſle de Samos. Ceſte terre,comme dict Nicandre, fut monſtree premieremēt par vn belier aux Nymphes de l'iſle de Samos,aſſez pres du riuage de Cercet,qui eſt Cercet.
vn fleuue, lequel paſſe par la meſme iſle. Il y a auſſi vn
contrepoiſon que Dioſcoride & Galen ont eſcript apres noſtre poëte, c'eſt a ſçauoir huict dragmes de vin cuict : le ſuc
de rue & l'huile de glayeul ou flambe & celle de roſe. Car
& le vin cuict & la rue ont ceſte vertu par leur propre nature : & l'huile eſt fort propre pour rabattre la poincture de la
Cantharide, & la chaſſer par bas. Nous auons encore pluſieurs autres medicaments,deſquels lon peut vſer en tel inconuenient, & leſquels ont eſté fort recommandez par les
autheurs anciens & modernes:toutefois ie les laiſſeray d'autant qu'il me ſemble que ceux dont nous auons parlé, ſont
ſuffiſans &aſſez facilles à recouurer.

LE II. LIVRE
DV CORIANDRE.
CHAPIT. V.

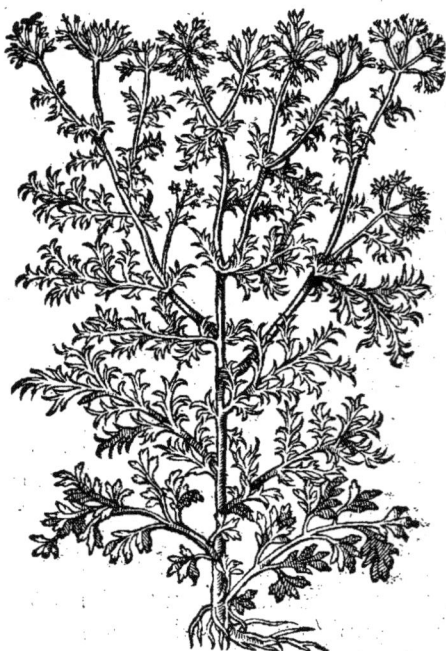

Κόριον, *Coriandrum*, *Coriandre*.

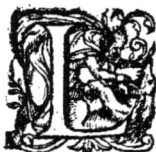

LE Coriandre est vne plante assez vulgaire, laquelle porte vn tige fort gresle d'vne coudee & demye de haut, & par tout assez branchu. sa feuille au commencement ressemble à celle de l'Adianthe, que nous nommós cheueux de Venus : & lors qu'elle est grande, elle represente celle de la fumeterre. elle a la racine courte, dure & peu cheuelue. Dioscoride, Galen, & Auicenne ne s'accordent aucunement en la nature & complexion du Coriandre. Car Dioscoride a escript.

escript en son troisiesme liure, que le Coriandre est froid: ce
que Galen a repris, s'efforçant de prouuer le contraire au septiesme liure Des Simples. Auicenne est suruenu la dessus,
& a voulu reprendre Galen pour la deffense de Dioscoride.
Toutefois i'aymerois mieux suyure l'opinion bien prouuee,
premierement d'Hippocrate au second liure de la Diete, &
secondement de Galen, que de m'opiniatrer en celle des
deux autres. Car s'il nous est permis de iuger des premieres
qualitez par les secondes, certainement nous trouuerós qu'il
est plustost chaud que froid, tant par le goust & par l'odeur,
que par toute sa substance. Et ne faut point en cecy, pensant
accorder ces deux grans personnages, dire que le Coriandre
nouueau est froid, & que le vieil est chaud: car il est impossible qu'il y eust vn changement de complexions si diuerses,
comme sont le froid & le chaud. Il est bien vray qu'au nouueau il y a plus d'humidité qu'au vieil: de laquelle aussi nous
parlerons cy apres.

L'vsage que lon reçoit du Coriandre principalement est
en la graine, laquelle est petite, ronde & assez ferme: on la
prepare communement (pour la vertu qu'elle a à faire digerer les viandes en l'estomach, & empescher que les fumees
ne montent dans le cerueau) la faisant tremper en vinaigre,
& puis la seichant: car par ce moyen, dict on, sa vertu venimeuse en est ostee. Mais pour parler libremét de ce que i'en
pense, ie ne puis voir en quoy elle est venimeuse, sinon que
son poison fust si foible & de si petite efficace, qu'il ne peust
agir qu'estant pris en grande quantité, comme certainement la meilleure chose du monde peut estre nommee
poison, lors qu'estant pris en grande abondance, ou elle trouble l'entendement, ou elle estouffe celuy qui en a vsé. Ce
qui me faict dire cecy, est pourautant que le Coriandre est
remede contre le venin du serpent que nous auons nommé en nostre premier liure Double-marcheur, ainsi que dict
Pline en son deuxiesme liure.

Nous dirons donques que le Coriandre soit la plante
verte.

verte, & fon ius, ou foit la graine, eft poifon, lors qu'il eft pris
fans difcretion de quantite, & principalement fil eft champeftre : car il n'y a point de doubte qu'il ny en ait de deux
fortes, l'vn champeftre & l'autre domeftique : comme auffi l'interpretateur de Nicandre a declaré en fon commentaire : bien que Braffauolle foit de contraire opinion . Le
champeftre & fauuage eft celuy, lequel fent fort, & lequel
pour cefte raifon a efté nommé par les Grecs Corie, d'vn
mot lequel fignifie vne punaife : d'autant qu'il fent les pu-
naifes . Diofcoride pour cefte raifon efcript en fon fixiefme
liure, que le Coriandre ne fe peut celer, à raifon de fon
odeur, laquelle fubitement fe reprefente en la bouche de
celuy qui en a pris : & fe refpand par tout le corps . Voila
les premiers accidens qui aduiennent aus malades. Les autres font premierement vne phrenefie & perturbation de
l'entendement femblable à l'yurongnerie, laquelle fe faiét
par les fumees venimeufes efleuees dans le cerueau : de la
furuient la pefanteur de tefte, & les endormiffeméts qu'aucuns ont efcript aduenir apres la prife de ce poifon . Nicandre n'a efcript que le troublemét d'efprit & les parolles ef-
hontees lefquelles il accompare aux fureurs & hautz cris
Thyades. des Thyades, preftreffes de Bacchus, lefquelles anciennement luy facrifioyent, & eftans bien yures crioyent & hur-
loyent fans honte, fans refpeét de leur honneur, & fans peur:
dont il diét, que le malade crie, comme fil eftoit picqué
d'vn Thaon . Or apres que lon aura baillé les chofes propres à faire vomir, comme eft l'huile de glayeul que Diofcoride commande en ceft endroiét, & toutes telles autres
chofes, dont nous auons fouuent parlé, il faudra venir aux
remedes, lefquels font contraires aux poifons de toute leur
nature . Car le Coriandre eft poifon pluftoft à caufe de
quelque particuliere malineté, qu'à raifon de fes qualitez
exceffiues, aufquelles auffi il n'eft inconuenient de remedier. Car, comme Galen diét, le Coriandre nouueau a beaucoup d'humidité abondante. Il faudra donques donner du
vin

vin encontre la qualité venimeuse : & pour defeicher cest
humidité, il faudra bailler du sel & de l'eau, ou les coquilles d'œufs, auecques de l'escume de mer : ou de la salmu-
re, ou le consummé d'vne poulle ou d'oyson, pourueu qu'il
soit fort sallé, ou du vin cuict auec de la lexiue, tous lesquels remedes ont vertu de defeicher ceste humidité des-
mesuree : & auecques cela ils ont vne force particuliere en
contre les venins. c'est pourquoy Nicandre commande de
faire baigner le malade dedans l'eau marine . ce qui se
doibt entendre, lors que lon pense que la vertu du venin est
desia communiquee aux parties exterieures du corps. Mais
pourautant que le vin cuict & le vin doux sont d'vne complexion chaude, s'il auient que le malade soit au temps
de vendange (auquel il faict encores chaut) Nicandre commande d'y adiouster de la neige, pour retenir en bride la
grande chaleur du vin : comme aussi il commande d'y adiouster de l'huile. Dioscoride conseille d'y mettre de l'aluyne, laquelle, comme nous auons dict souuentefois, a la vertu de contrepoison. Il nous suffira de ces remedes facilles,
sans en entasser dauantage, à la maniere de plusieurs, lesquels en ont remply les grandes pages de leurs liures sans
ordre & sans iugement.

DE

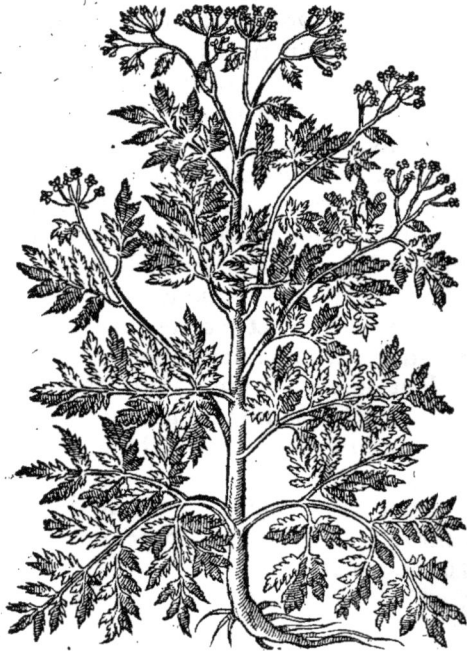

Κώνειον,   Cicuta,   Cicue.

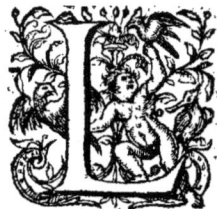

L A Cicue est au iourdhuy tellement vulgaire, qu'a grand peine se trouue il homme qui ne la congnoisse, à cause qu'elle est
en grande abondance par les prez & au
long des lieux ombrageux . elle iecte vn
tige assez long, noueux, comme celuy du
fenoil : ses feuilles ne sont gueres dissemblables de celles du Coriandre : elles sont toutefois plus
estroictes & approchantes de celles de la ferulle . La Cicue
est ex-

est extremement froide, ce que les medecins nomment iufques au quatriesme degré : comme aussi les accidens le tef-
moignent amplement. pour ceste cause elle est au reng des
poisons, lesquels font ainsi nommez pour leur excessiue cóplexion simplemét : encores qu'elle semble auoir vne particuliere malineté naturelle, laquelle est cause d'vne espece de
folie que les Grecs nomment Conarie du nom de la Cicue,
laquelle est ainsi nommee par les Grecs, comme a escript
Galen en son septiesme liure Des simples. Les Atheniés faisoyent anciennement mourir leurs mal-faicteurs auecque
ce poison, & pour ceste cause la Cicue a esté en grand bruit
par toutes les nations. Les accidens suruenants apres la prise
de ceste maligne boisson, font touts effects d'vne gráde froidure, laquelle commence à maistrifer la chaleur naturelle
du corps : comme font les esblouissements que Nicandre a
nommé vne nuict tenebreuse portee dedans la teste : les
tremblements, les deffaillances & imbecillitez du corps, les
estouffements, les difficultez de respirer, la froidure des parties exterieures du corps, le mouuemét empesché des arteres, que nostre autheur a nommé veines à la maniere des anciens : lesquels par le mot de veines ont non seulement entendu les veines, mais aussi les arteres qui font le poux. Tous
ces accidens donques rendent vn tesmoignage certain de la
grande froidure & pesanteur de ce venin, encontre lequel
apres auoir vsé des remedes principaux desquels il faut fay-
der au commencement, ainsi comme nous auons dict, à sçauoir d'huile pour les vomissements & principalement de
celle de glayeul, laquelle est plus chaude que les autres : & de
clysteres pour faire escouler ce que desia est descédu dans les
boyaux : il faudra venir aux souuerains remedes, lesquels doiuent estre chauds & subtils, puisque le poison est froid &
grossier. En premier lieu il faut faire boire à longs traicts &
souuent du vin du meilleur & du plus pur qu'il sera possible
de recouurer. Car si l'on en vsoit en petite quantité, & qu'il
ne fust assez puissant, il y auroit danger qu'il ne seruist de
condu-

Nuict tene-
breuse.

Veines.

conducteur à ce poison, tant s'en faut qu'il le vainquist. Pour
ceste cause, comme i'ay dict en vn autre endroit, les Atheniens auoyent de coustume de mesler d'vn petit vin parmy
la Cicuë, qu'ils donnoyêt aux condamnez à mort: à celle fin
que le vin, lequel est subtil, desliast seulement son espaisseur (car estant petit & foible & en petite quátité, il ne peut
faire dauantage) & à celle fin aussi qu'il la rendist plus subtile & consequemment plus propre à passer par les veines &
les arteres. Apres auoir donné le vin, l'on pourra pour plus
grande asseurance donner du laurier, des carottes, du poiure,
de la graine d'vrtie, laquelle a gráde vertu de dissoudre plus
que d'eschauffer, & du benioin : toutes lesquelles drogues
ont la vertu d'eschauffer, ainsi que lon l'experimente communement. Mais apres que lon aura vsé de tous ces remedes, il faudra vser du laict, soit de celuy d'anesse, ou de celuy
de chieure, ou de celuy de vache. Il sera bon aussi de boire
du moust, ou du miel, à celle fin que la vehemente, poignã-
te & bruslante vertu des medicaments, desquels lon aura
vsé parauant, soit adoucie, & que l'estomach soit nettoyé de
ce que pourroit estre demeuré attaché contre les parois d'i-
celuy. ainsi Nicandre l'a commandé; quand il dict:

Ou eschauffez vn pot de laict tout escumeux,
Et luy donnez à boire, ou bien du moust mielleux.

Car cecy se doibt entendre apres que lon aura vsé des
autres remedes, dont nous auons parlé : & lors que lon esti-
mera que desia le poison soit vaincu & hors du corps: Autrement il ne seroit bó d'en vser. aussi nostre autheur a mis ces
deux vers apres les autres, ce que toutefois pourroit bié abuser : car il escript aucunefois en premier lieu les remedes,
desquels il faut vser au dernier, & au contraire : ainsi que la
licence & liberté du poëme le requiert. Il faut donques en
tel cas vser de la prudéce du bon medecin, lequel peut aisement, selon son art, discerner des medicaméts: & les mettre
chacun en leur reng: ainsi que nous faisons en ces liures.

D v

DV TOXIQVE.
CHAPITRE VII.

Τοξικόν, Toxicum, Toxique.

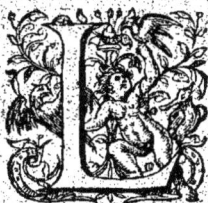

O N n'a point iusques au iourdhuy sceu donner asseurance du Toxique, quelle drogue ce fut anciennement, & si nous la congnoissons en l'Europe. Car encores que Dioscoride, Galen, Auicenne & plusieurs autres en ayent faict mention en leurs liures: si est-ce qu'il est facile à veoir qu'ils estoyent aussi empeschez, que nous pouuons estre. Dioscoride le nomme bien : aussi faict Galen & Auicenne, mais ils ne le descriuent point. Le premier se contente d'en escrire ce qu'en auoit escript Nicandre parauant luy. Galen dict seulement que c'est vn venin. Auicenne en parle dauátage, mais assez ambiguemét: ce qui a faict que Manard medecin Ferratois s'est abusé pensant que le Toxique fust le Napellus des Arabes, ce que toutefois se trouuera estre faux, d'autant que le Napellus ne donne point de furie, ny de rage comme faict le Toxique ; & pour plusieurs autres raisons qui ne sont necessaires d'estre mises en cest endroict. Pline a voulu passer plus outre, & a dict, que quelques vns ont estimé, que le Toxique fust vn venin, ainsi nommé à raison de l'arbre qu'on nomme l'If, lequel est nommé par les Latins Taxe, & ainsi que le Toxique fust quasi Taxique, comme venant de cest arbre. Toutefois cela semble estre assez impertinent d'autant que Nicádre apres auoir parlé du Toxique, parle de l'If en la fin de ses contrepoisons, ainsi que nous escrirons cy apres. Mais comme a fort bien dict de Gorris, il ne nous faut beaucoup tourmenter à cercher ce malheureux poison: car si nous l'auiós trouué, nous deburiós mettre toute diligence de le perdre. Tant y a que c'estoit anciennemét vn pernicieux venin, duquel on empoisonnoit les fleiches & les dards, pour rendre les blesseures incurables, ce que Ni-

candre

candre a efcript, & apres luy Ouide en fon quatriefme liure
du Pont: dela, comme dict Diofcoride, il a pris fon nom, car
la fleiche fe nomme en Grec Toxe. Or ce venin eftoit fi pernicieux, que Nicandre le nomme venin de Vipere, comme
eftant auffi dangereux que celuy qu'elle porte. Et encore les
poëtes voulans fignifier vn venin par excellence, fe font fouuenus principalement de ceftuy-cy, comme du plus dangereux & mortel : ainfi a efcript le mefme Ouide au fecond
liure de fes Amours:

Nous n'entreprenons pas acte qui foit inique,
Nous ne nous affemblons pour mefler le Toxique.

Et Plaute en la comedie du Marchat, l'iray, dict il, au mo-
decin, & là ie me feray mourir auec le Toxique. Voila quant
à la recongnoiffance & fignification de ce poifon : venons
maintenant à fes effects, par lefquels nous pourrós congnoiftre qu'il eft de la nature de ceux, lefquels de toute leur fubftance font ennemis mortels de l'homme : Car auecques ce
qu'il a vne force & malineté cachee, il a auffi vne chaleur &
feichereffe exceffiue, dont il aduient que incontinent la langue de celuy qui l'a pris, s'engroffit par vn enflammement,
faict à caufe de la chaleur & feichereffe d'iceluy: dont Diofcoride a dict que la langue & les leures de l'empoifonné font
enflammees. De ces deux mefmes qualitez furuient la toux
feiche : nous nommons vne toux feiche, comme defia nous
auons dict, en laquelle vn homme touffit fouuent, & toutefois ne rend aucune matiere. Or de ceft enflammement, par
la vertu cachee du poifon, il enfuit incontinent vne pourriture fort grande, laquelle eftant accompagnee de la malineté particuliere, faict que les genfiues fe pourriffent & mefmes les humeurs du corps, defquels il s'efleue des fumees
malignes retenant la nature de l'humeur, dont elles font efleuees: & d'icelles il aduient des tremblements de cœur, des
phrenefies, des rouillements d'yeux, de l'efcume en la bouche procedante des humeurs & des efprits troublés & efmeus. Item des cris & hurlements que Nicandre accompare

à ceux

à ceux lefquels font faicts par vn homme qui voit defia l'efpee tiree & elleuee pour luy coupper la tefte: ou bien pareils
à ceux qu'anciennement la Preftreffe de Rhee (dont nous Preftreffe de
auons parlé cy deuant) faifoit le neufiefme iour du mois, au- Rhee.
quel on auoit accouftumé luy facrifier. Car, entre autres ceremonies, cefte preftreffe alloit par les montaignes, & là elle
crioit à haute voix felon qu'il eftoit ordonné par les confti-
tutions de fes facrifices.

   La guarifon de ce venin fe doibt tellement adminiftrer,
que premierement ayant pris & lié le malade (car autremét
à raifon de la phrenefie, il ne voudroit obtemperer) côme en
touts autres venins, il faut, s'il eft poffible, le faire vomir : foit
mettant les doigts, ou vne plume dedans fon gofier : foit
luy faifant diftiller dedans la bouche de l'huile rofart, ou de
glayeul: foit luy donnant le confummé d'vn ieune oyfon, ou
de la graine de raue auecques du vin. Il ne faudra auffi oublier l'autre remede, lequel fe tire des clyfteres, ainfi q̃ nous
auons dict en la guarifon des autres venins. Puis apres ces
chofes ainfi difpofees, il faudra prédre les remedes particuliers, lefquels doiuent eftre froids & humides pour côtrarier
à la chaleur & feichereffe de ce poifon : comme font toutes
fortes de pômes, tant domeftiques q̃ fauuages : & non feulement les pommes, mais auffi leurs feuilles & branchages
nettoyez : lefquels fe doiuent cuire en eau pour en donner
le bouillon au malade. Auffi pourra lon fe feruir beaucoup
tant de la decoction de coings (que les Latins à l'imitation
des Grecs ont nômé pômes Cydoniennes, à caufe qu'ils font Cydon.
venus d'vne ville qui eft en Crete nommee Cydon) comme
de leur mefme fubftance, tant pour la raifon de leur tempe-
rature, que pourautant qu'ils ont grande vertu de reconforter l'eftomach, lequel principalement eft affligé en cefte
maladie. lon en poutra auffi faire vne meflange comme
faict Nicandre : faifant bouillir dedans l'eau de la graine de
coings auecques du poulliot broyé. Dioftoride s'ayde de
quelques autres remedes, comme de fang de bouc & au-
                    P   tres,

tres, lesquels semblent contrarier à ce poison par vne naturelle contrarieté de nature. qui aura enuie d'en vser, les pourra facilement retirer d'iceluy. Mais nonobstant tous ces remedes, la malineté du poison est si grande, que à raison des
troubles qu'il faict à la nature, il est difficile d'en eschapper,
que pour le moins le malade ne demeure long temps abatu:
car les vapeurs venimeuses esleuees dedans le cerueau, lesquelles ont esté cause de la grãde phrenesie, laissent vne imbecillité si grande, qu'à grand peine s'en peut on releuer. de
la viennent les esblouissements, & plusieurs autres maladies
de cerueau, lesquelles demeurent apres la guarison de ce dãgereux venin. Il ne sera mauuais aussi de noter en passant les
accidents suruenants apres la playe receue par la fleische enuenimee, ainsi qu'a faict nostre autheur : c'est à sçauoir, vne
noirciffure de chair, faicte par vne grande pourriture & degast de la substance de la partie blessee : & pourautant que
ce poison est chaud & sec, il ne se faut esbahir, si bruslant
tout ce qu'il touche, la peau se defeiche & se rompt, non
plus ne moins qu'vn maroquin approché trop pres du feu.
Quant est de la guarison faicte par les fleiches enuenimees,
elle se peut aisement tirer de nostre premier liure, là ou nous
auons discouru en general des remedes pour les morsures
des bestes venimeuses : car les morsures ne sont gueres differentes d'auecques les playes enuenimees. I'ay bien voulu
discourir ceste guarison, encores que nous ne cõnoissions le
poison, pourautant qu'elle pourra seruir en autres venins de
pareille nature.

D   E

DE L'EPHEMERON OV IOVRNALIER.
CHAPITRE VIII.

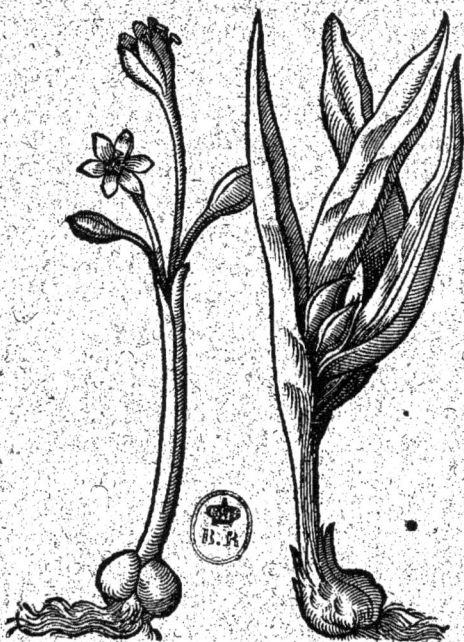

Εφήμερον, *Ephemeron*, *Iournalier*, *Tu-chien.*

L'EPHEMERON a esté surnômé Colchique, à
la difference du glayeul sauuage, qui est aussi
nómé Ephemeró: ce qui a esté faict pourautát
qu'il croist en abondáce en l'isle de Colchos, là
ou il est beaucoup plus pernicieux qu'en no-
stre Gaule, c'est pourquoy Nicandre le voulant distinguer, a
dict l'Ephemeró, dont Medee Colchique vsa premieremét.
Car selon les anciennes histoires des poëtes, Medee la magi-
cienne estoit fille du Roy de l'isle de Colchos, en laquelle Ia-
son la

Medee Col-
chique.

fon la rauit pour auoir la toifon d'or. Ephemeron eft vn mot
Grec fignifiant en noftre lague Iournalier : & eft ainfi nommé à caufe que fon venin faict mourir en vn iour celuy qui
l'aura pris. Quelques vns du vulgaire le nomét Tu-chien,
ou mort-au-chien. c'eft vne herbe laquelle fur la fin de l'Au-
tumne iecte premierement vne fleur blanchaftre, femblable
à celle de faffren. cefte fleur eft portee fur vn tige de quatre
doigts de haut: elle a les feuilles femblables à celles d'vn porreau: elles apparoiffent apres que la fleur eft ia paffee. Elle eft
fort commune en France, toutefois non fi dangereufe que
celle dót Nicádre a parlé. Quelques vns ont voulu dire, que
noftre Ephemeron ou Iournalier eft l'herbe dont la racine
eft nommee par les apoticaires Hermodacte: pourautát que
fa racine eft comme vn petit oygnon iumeau, doux, plain de
laict, & roufaftre par le dehors : toutefois les mieux aduifés
ne font de ceft aduis, entre lefquels Matthioli homme de
grand iugement & bien experimété en la doctrine des Simples, en a faict vne affez fuffifante preuue en fon commentaire fur Diofcoride. Ce q ie puis affeurer encore dauantage
comme ayant veu & confronté les deux plantes au iardin de
Pierre Queute apoticaire diligent & curieux au poffible de
la congnoiffance des herbes. entre lefquelles il y a autant de
difference qu'entre vn afne & vn cheual : car la feuille de
l'Hermodacte eft plus large & plus blanchaftre que celle du
Iournalier: dauantage elle ondoye par les coftez; ce que l'autre ne faict pas. Elle iecte vne belle fleur iaune fur la fin du
printemps, apres que les feuilles font ia venues : & l'autre la
iecte fur la fin de l'Automne, beaucoup auant que les feuilles apparoiffent. Bref il y a fi grande difference, qu'il n'eft icy
meftier de la deduire plus amplement. Ce poifon eft ennemy de la nature de l'homme en tout & par tout, tát par vne
vertu cachee, que par vne exceffiue chaleur & feichereffe,
par laquelle il ronge & vlcere la bouche, l'eftomach, & toutes les parties aufquelles il touche. de la furuiennent les de-
mengeméts des leures, tels que ceux que faict l'ortie, le laict
　　　　　　　　　　　　　　　　　de figues,

de figues, ou l'oignon de mer : car toutes choses poignantes esmeuuent vn demengement, puis apres vne cuisson, & en la fin vne bruslure en la partie qu'elles rongent. Et d'autant que le Iournalier a vne grande quantité d'humeur superabundat, ioinct auecques ses autres qualités naturelles, il faict vn estouffement de l'estomach, comme si lon auoit mangé des champignons, ou autres telles choses, lesquelles de leur nature chargent & estouffent. Or s'il aduient que ce poison soit plus long temps au corps, sans qu'on le face vuider, il cōmence à tellement ronger l'estomach & autres parties naturelles, que en bref temps il les perce d'outre en outre : & se communiquant aux principalles, il excite vn enflammement dans le foye, dōt il s'ensuyt vn flux de vétre, par lequel le patient iecte des choses semblables à l'eau, dedans laquelle lon a laué de la chair nouuellemét tuee, c'est a sçauoir, sanglantes. Et non seulement vn flux s'ensuyt, mais aussi vn vomissement de mesme couleur. tous lesquels signes apparoissants, certainement il sera possible de iuger asseurement que la maladie est incurable : tant à cause que desia le venin a gaigné les parties principalles ; qu'aussi l'estomach & les boyaux estants percez, il est impossible de les guarir. Parauant donques que ces inconueniens suruiennent, il faut tascher, tant par vomitifs, que par clysteres (comme nous auōs dict souuent) de mettre hors la plus grāde part de ce poison : puis apres il faudra vser des contrepoisons particuliers, tant contre le Iournalier, que contre les accidents qu'il esmeut. Encontre les accidents il faut vser de laict, & principalemét de celuy de vache, car il esteinct l'ardeur du poison, & restreinct aussi le flux de vétre, qui desia pourroit estre suruenu. La mesme vertu de restreindre, est attribuee aux feuilles & au fruict de chesne & de fouteau, aux feuilles & à la racine de la Noueuse, qui est vne herbe que les Grecs ont nom- La Noueuse. mé Polygone, & les apoticaires Centinodie. Elle est ainsi nómee à raison qu'elle a beaucoup de nœufs par ses branches gresles & tendres. elle se traine par terre, & est fort abondáte

P 3 par les

Veuilles de vigne.

par les cimetieres. A meſme intention lon pourra vſer des veuilles de vigne, c'eſt à dire, des bouts qui ſe tortillét à l'en-tour des bourgeons : car ils ont plus de vertu de reſtreindre que n'a pas tout le demourant, comme auſſi ont les ronces, & les eſcorces du millieu des chaſtaignes, leſquelles ont eſté ainſi nommees, pourautant que premierement elles furent cultiuees à l'entour de la ville de Caſto, à cauſe de laquelle

Pais chaſte-nier.

le païs fut nommé Chaſtenier, dont les arbres en retindrent le nom. Ie dis cecy pour l'explication du paſſage de noſtre autheur. Au deſſaut de tous ces remedes, & meſmes auecques iceux, lon pourra adiouſter ceux qui enſuyuent, & ont la vertu de reſtreindre, à ſçauoir la graine de Myrthe ou ſes feuilles, & l'eſcorce de Grenade, l'Origan, la lexiue de ſer-ment, & la mouelle de Ferulle. Mais pour ne laiſſer le paſſage

Promethé.

de Nicandre ſans explication, il faut noter, que Promethee ou Promethé, ayant faict l'homme du limon de la terre (cô-me diſent les Poëtes) monta au ciel par le moyen de Miner-ue, & ayant vn baſton de ferulle vuidé de ſa mouelle, il tou-cha le chariot du ſoleil, & de la il deſroba le feu, qu'il cacha

Cler larcin.

dedans ce baſton creux, dont ſon larcin eſt nommé cler, à cauſe que le feu eſt eſclerant. c'eſt pourquoy Nicandre a dict:

Il ſera bon auſſi de deſpouiller la mouelle
Du ventre à la ferulle, ou l'ardante eſtincelle,
Proye du cler larcin du ſubtil Promethé,
Fut quelquefois nourrie & miſe en liberté.

Nous auons touché ceſte fable au premier liure parlant de l'Alteré.

Lon mettra peine de garentir le malade auecques ces remedes, compoſant des decoctions pour boire, & des cly-ſteres auſſi : & meſlant quelquefois vne partie d'iceux auec-ques du vin, comme a commandé Dioſcoride : & principale-ment vſant de leur ſuc, comme de celuy de la noueuſe, ou des veuilles de vigne, ou de ronce, ou bien de la mouelle de la ferulle. Toutes ces meſlanges ſe doiuent parfaire par le medecin expert, ſelon la côplexion du malade, & l'exigence du mal.

du mal. Toutefois par fus touts il fe faut mettre en peine de recouurer du laict d'anefse, ou de vache, & en iceluy cuire du Serpollet : car il a la vertu de diffoudre les eftouffements, que nous auons dict furuenir incontinét apres la prife de ce poifon : & mefmes (ainfi que dict Diofcoride) il eft poffible de fauuer l'homme empoifonné par le feul vfage du laict.

DE L'VLOPHONE, OV PORTE-MORT.
CHAPITRE IX.

Ουλοφόνον, ἰξίας, Vlophonon, Porte-mort.

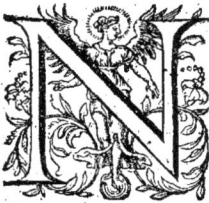

Ous fommes tous d'accord que l'Vlophone ou Porte-mort eft vne liqueur glueufe, laquelle a efté nommee par les Grecs Ixie, c'eft à dire, gluante. Mais ayát efté long temps d'opinion auecques tous ceux qui en ont efcript auant moy, que cefte forte de glu fut celle que les anciens ont efcript eftre prife en la racine de la Carline, nommee par les Grecs & Latins Chameleon blác, en la fin relifant vn paffage, lequel eft aux Theriaques de Nicandre, ie commençay à foubçonner fort de la verifimilitude de telle opinion : & mefmes ie fus contrainct de penfer qu'elle eftoit faufe, pour les raifons que ie deduiray cy apres. Premierement la caufe qui les a induicts à croire, a efté, que Pline efcript que de la racine de Carline blanche il fort vne liqueur de laquelle les femmes de Candie vfent au lieu de maftich, & eft nommee, dict il, Ixie. Ils ont auffi efté induicts à ce mefme, pourautant que Theophrafté & Diofcoride ont efcript, que la racine de la Carline blanche meflee auecques de la farine d'orge, de l'huile & de l'eau, faict mourir les chiens, les fouris, & les pourceaux. voila donques fur quoy cefte opinió eft appuyee. Voyons maintenant fi cela eft fuffifant pour dire que la glu qui fort de la Carline blanche foit venimeufe. Ie confeffe premierement qu'il en fort de la glu, mais ie dis que ce n'eft

Margin notes: Contre la cōmune opinion. — L'Vlophone ou Portemort n'eft point pris en la racine de la Carline.

pas

pas elle, laquelle eſt venimeuſe : car encore que Pline eſcri-
ue, que ceſte liqueur eſt nommee Ixie, ſi eſt ce que ce n'eſt
pas à dire, que ce ſoit le poiſon, attendu que le mot eſt commun, lequel vient d'vn mot Grec qui ſignifie autant que
ce que les Latins ont nommé Viſque, & les Frâçois, de la glu.
Et meſmes quant les autheurs ſe ſont ſouuenus de l'Ixie venimeux, ils ont adiouſté (au moins la pluſpart) le ſurnom de
Vlophone , qui eſt à dire, porte-mort : ainſi a faiſt Nicádre,
& Dioſcoride, qui a eſcript au ſixieſme liure Ixie ſurnommé
porte-mort : ainſi ont parlé Aeſſe & Paul Æginette , & toutefois nous ne trouuons point que la Carline blanche aye
eſté ainſi ſurnommee, ſi ce n'eſt par Pline, lequel en ceſt en-
droiſt ſ'eſt abuſé tant pour les raiſons que nous allegerós cy
apres, que à cauſe qu'il diſt ce ſurnom luy auoir eſté donné,
pourautant qu'il tue les geniſſes. Et qu'il ne ſoit ainſi, Nicádre nous ſeruira de teſmoin , lequel en ſon premier liure a
deſcript la Carline noire, & la Carliue blanche (dont Dioſcoride a pris la deſcription des ſiennes) & a diſt, que la blanche eſtoit bonne contre la morſure des ſerpens, nous aduer-
tiſſant de fuir la noire, comme vn poiſon : cecy eſt eſcript au
diſcours des racines Theriaques en ces vers,

> Congnois la montaniere & la blanche Carline,
> Car il y en a deux que lon congnoiſt par ſine :
> L'vne eſt noire à la voir ſemblable à l'artichaut,
> Et ieſte vne criniere arondie par haut.
> En ſa racine elle eſt toute noire & eſpeſſe :
> Elle croiſt plus ſouuent en vn lieu qui ſ'abaiſſe,
> Dedans les boys obſcurs ſe cachant du ſoleil :
> Mais l'autre touſiours freſche eſt paroiſſant à l'œil
> D'vne feuille eſclerante : elle ieſte poureuſe
> Vne teſte fort bas : ſa racine eſt mielleuſe
> Et blanchaſtre vn petit, la noire tu fuyras,
> Et de l'autre vne drachme en de l'eau tu boiras.

V O Y O N S maintenant ce qu'en ont diſt les autres apres
luy. Theophraſte & Dioſcoride eſcriuent que le bouillon de
                                                    la raci-

la racine couppee par tranches est fort bon contre les cater-
rhes, qu'estát beue auecque du vin, elle faict mourir les vers
du corps:qu'elle est bonne contre l'hydropisie,contre l'arrest
d'vrine,& contre les serpens. Galen au huictiesme liure Des
simples parlant de toutes les deux especes, dict, qu'il ne faut
vser aucunement de la noire , si ce n'est par dehors, à cause
qu'elle est venimeuse: mais que l'vsage de la bláche est tres-
vtile aux maladies telles que nous auons dict.Prendrós nous
pour response suffisante ce que André Matthioli a dict en
son commentaire sur Dioscoride, que Galen auoit fally en
ce qu'il a escript que la Carline noire est venimeuse,& n'en
dict point autant de la blanche? Certainement il debuoit
plustost considerer l'abus qui est au nom d'Ixie , les vertus
que les anciens ont attribué à sa racine,&mesmes l'interpretateur de Nicandre:lequel,considerant parauanture ce que
i'ay dict,a escript que l'Ixie estoit vne espece de vermine,en-
cores que en cela il n'y ait grande apparence. Mais poursui-
uons plus auant. S'il est ainsi ḡ la racine soit bonne & prouffitable estant prise au dedans du corps, d'ou vient que le suc
d'icelle est venimeux? la racine ne comprend elle pas le suc?
n'est ce pas à cause d'iceluy principalement qu'elle est ou bône ou mauuaise? dirons nous que le suc est poison & que le
demourant est vn contrepoison ? cela seroit cercher trop
loing des eschapatoires pour s'abuser soy-mesme. Nous ad-
iousterons encore cecy,c'est qu'entre les signes de l'Vlophone tous ceux qui en ont escript, ont dict qu'il estoit du goust
& de l'odeur du Basilic: or le goust du Basilic (comme chacun sçait) est amer, & son odeur est fort bonne:& toutefois
Nicandre, Theophraste & Dioscoride escriuent,que la racine de la Carline est doulce,& son odeur est fort aspre, mesmes qu'elle sent mal. Il nous est donques aisé d'arrester que
l'Vlophone n'est point la glu qui sort de la Carline blanche,
de laquelle les femmes de Candie vsent sans danger. Et encores que Aesse mette la Carline blanche entre les poisons;
si est ce que lon ne tirera pas de la, que l'Ixie soit pris d'icelle:

P 5 car

car mefmes il le dict apres auoir particulierement parlé de
l'Vlophone au chapitre precedét. Ioinct qu'il est feul (que ie
fçache entre les autheurs dignes de foy) lequel a efcript que
la Carline blanche est vn venin . Que s'il eust en cela fuiuy
fon maistre Galen, duquel il a pris toutes autres chofes prefque de mot à mot, il ne fe fust trouué eftre feul de cefte opinion. l'Vlophone dóc eft vne efpece de glu tiree de quelque
plante venimeufe, de laquelle toutefois ie n'ay encores af-
feurance, ioinct que ie ne me tourmenteray beaucoup de la
recercher . Ce poifon eft manifefté par le gouft, lequel il a
femblable au Bafilic: & lequel par fa naturelle malineté (car
c'eft vn poifon contraire à caufe de toute fa fubftance) eftant
entré dans l'eftomach, efleue tant de vapeurs dedás la tefte,
que la raifon eftant troublee laiffe le malade tout furieux :
dont il fe mord la langue, comme dict noftre poëte, laquelle
incontinent eft enflammee & enflee. Et pourautant que ce
poifon eft gluant, il eftouppe les boyaux & autres paffages &
conduicts du corps, dont il aduient qu'vne grande quantité
de vapeurs enclofe en ces deftroicts, rend vn bruit affez haut,
tournoyant çà & là, & preffant tellement la poictrine, que le
malade en chet en courte alaine . Il y a encores vn autre
figne particulier pour recongnoiftre ce poifon, c'eft la matiere efpaiffe & gluante laquelle fort, lors que lon dóne au malade quelque medicament vomitif, ou bien quelque clyftere. Cefte matiere phlegmatique eft femblable à celle qui eft
dans les œufs, que les poulles iectent imparfaicts pour auoir
efté trop fouuent cochees par diuers coqs, lefquels par ce
moyen empefchét la perfection entiere d'iceux : dont il aduient qu'ils font fans efcaille, & que la matiere dedans eft
blachaftre & toute glueufe. Ces chofes ainfi apparoiffantes,
il faudra, apres le vomitoire & le clyftere tant pour diffoudre
que pour deftoupper les conduicts, prendre de l'abfinthe, &
le broyer auecques du vin doulx, ou auecques du meilleur &
plus fort vin que lon pourra trouuer. Il faudra auffi donner
de la therebentine, ou de la poix raifine, ou de la poix de pin:

car tou-

car toutes fortes de raifines ont la vertu de ce faire, & de nettoyer. elles ont auffi la force de paffer legerement, comme
eftant faictes de parties fort fubtiles & deliees.

Noftre autheur en paffant fur ceft endroict s'eft refouue-
nu d'vne fable, laquelle a efté depuis luy defcripte par Ouide : & ce pour donner vne raifon poëtique de ce que le Pin
iecte de la raifine. La fable dõques eft telle qu'il enfuit: Mar- *Marfias.*
fias excellent muficien de fon tẽps, fût tant outrecuidé, qu'il
ofa bien parier contre Apollon à qui mieux chanteroit: mais
Apollon voyant vne fi grande outrecuidance, l'efcorcha vif
& attacha fa peau deffus vn Pin: de la mort duquel non feulement les nymphes; mais auffi les troupeaux des champs
& les arbres ploureret, entre lefquels le Pin la porta plus im-
patiemment iectant tout depuis la raifine au lieu de larmes.

Les autres medicaments contraires à l'Vlophone font
ceux, lefquels, comme les premiers, ont la puiffance de diffoudre la grande efpoiffeur d'iceluy, & d'ouurir les eftouppe-
ments qu'il caufe dans les boyaux. Tel eft le Polliot, que Nicandre a nommé mort-aux-rats (comme cy deuant nous *Mort-aux*
auõs dict de l'Aconite:) toutefois ie ne fçay point pour quel- *rats.*
le raifon : car ny Theophrafte, ny Diofcoride, ny autre qui
ayt parlé du Polliot, ne luy donne la vertu de faire mourir les
rats. & ne puis penfer, pour quelle raifon il le face: fi ce n'eft à
caufe que, comme dict Galen, il eft amer & aigu au gouft.
Au refte il nomme le mafle polliot, à la difference de l'autre
efpece: car felõ Diofcoride & Galen, il y en a de deux fortes,
comme nous auons dict au premier liure. La Rue, l'Afpic
d'outre mer, le Lafer, le Couillon de bieure, & le Boucorigan *Boucorigan.*
(qui eft vne herbe affez approchãte de l'Origan) ont la proprieté de diffoudre les vents, & de digerer les humeurs efpois & glueux: & par ainfi ils font fort propres contre ce poifon. Tous ces remedes, comme auffi plufieurs autres adiou-
ftés par Diofcoride, fe pourront mefler enfemble felon l'aduis du bon medecin. Mais il pourra fembler eftrãge, qu'apres
tous ces remedes digeftifs, Nicandre a adioufté le fromage,
                                                        lequel

lequel femble eftre du tout contraire aux autres fimples cy
deffus efcripts: ce qui eft certainemét vray. toutefois il faut
confiderer le temps, auquel il le cómande, c'eft à fçauoir,
la fin de la maladie lors que defia lon a vfé des autres, & que
lon penfe que le poifon eft vaincu. Car à cefte heure le fromage, froid de fa nature, a la vertu de temperer la grande
chaleur, que le poifon pourroit auoir laiffé dans l'eftomach,
& dans les boyaux.

DV SANG DE TAVREAV.
CHAPITRE. X.

Αἷμα ταύρου, Sanguis taurinus, Sang de Taureau.

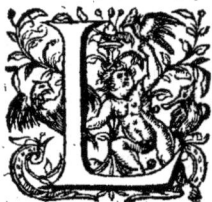

L E Sang de Taureau de fa nature eft fort
efpois, dont il aduient qu'eftant tombé
dans l'eftomach d'vn homme, il fe durcit
facilement, ioinɑ que tout fang de fa nature eftant hors des veines & arteres, facilement fe grumelle & fe pourrit : voire
encores qu'il fuft en vn lieu plus chaud
que le fien propre. Parquoy il aduient qu'incontinent qu'il
eft en l'eftomach, & que là dedans il fe fige & grumelle, il
commence à fe pourrir, & fe pourriffant, il efleue des mauuaifes fumees dedans le cerueau, dont le malade fefuanouit
fouuent. Car eftant en gros morceaux, il ne peut fortir, ny
par haut, ny par bas, dont il enfuit vn eftouffement &
eftouppement des códuiɑs,tant de ceux de l'eftomach, que
de celuy des poulmons : ne fe pouuant faire autrement
qu'en le buuant il n'en foit demouré quelque portion au
commencement du conduiɑ du vent : ce qui faiɑ que le
malade ieɑe vne quantité d'efcume par la bouche: car il ne
peut aifement retirer fon aleine,& endure prefque vne mefme paffion que font les epilepticques, à raifon (comme i'ay
diɑ) des fumees efleuees dans le cerueau. Tous ces maux
donques aduiennent aux hommes, non que le Sang de taureau

reau soit vn venin de sa propre nature : mais seulement par
vne seconde raison . Car de soy-mesme , & en sa premiere
naissance il n'est aucunement excessif en qualitez : ny aussi
contraire de toute sa substance : mais seulement à cause de
son espoisseur, ainsi que nous dirons du laict empresuré. C'est
pourquoy on y ordonne des medicaments , lesquels de leur
nature ont la force de dissoudre & mettre en morceaux ce
qui de soy est espois & figé: telles sont les figues vertes, le vinaigre , toutes sortes de presures, soit de Fan, de Leuraut, ou
d'autre animal: le nitre , le laser, la graine de choux, les ronces, le poiure, la racine d'herbe à punaises, & toutes telles cho
ses, lesquelles sont faictes de parties deliees & eschauffantes,
& desquelles il faut seulement vser, & non de medicaments
propres pour vomir : ce que toutefois nous auons dict estre
le premier precepte en tous venins, c'est à dire, en ceux qui
par leurs excessiues qualitez premieres, ou par leurs particulieres natures sont tels. Car si on vouloit contraindre de vomir , tant s'en faudroit que cela proufitast , que mesmes le
poison estoupperoit les conduicts, & s'entasseroit d'aduantage en iceux, & ainsi pourroit empescher le vent, & par consequent la vie. Quand donques Nicandre à dict:

Ou tires luy du corps ceste pesante ordure,

il ne l'a point entendu par le vomissement : mais seulement par les clysteres , lors que desia le poison est descendu
dans les boyaux. Il est bien vray que Galen a escript au liure
des Contrepoisons, que celuy qui a pris le Sang de Taureau,
doibt boire du vinaigre, & puis vomir: ce que se doibt entendre apres que le vinaigre aura dissoult tout le sang figé. Nous
deuons toutefois penser q̃ tous ces accidés, dont nous auons
parlé, suruiennent non pas lors que lon a pris le sang estant
desia figé parauãt que le prendre, mais lors qu'il se fige dans
l'estomach, ayant esté beu tout chaut, & auant qu'il fut figé,
tel que Themistocle capitaine Athenié le beut pour se faire
mourir, ainsi comme le tesmoigne Plutarque de Cheronée.

DE

LE II. LIVRE
DE L'ENFLEBOEVF.
CHAPITRE XI.

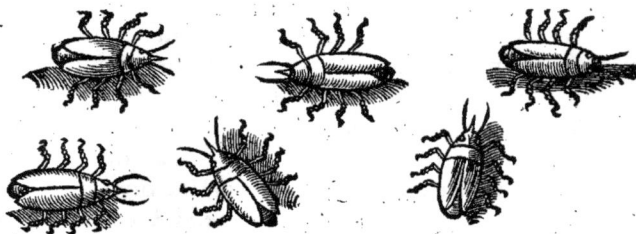

Βούπρηϛις, *Bupreſtis,* *Enflebœuf.*

L'ENFLEBOEVF eſt nommé par les Grecs & Latins le Bupreſte, pourautāt, comme dict Nicandre & Pline, qu'eſtant entré dans le corps des bœufs & des vaches, il les faict enfler. C'eſt vne petite beſte ſemblable à la Cantharide, ou bien à l'Eſcarbot à long pieds : laquelle eſtant cachee dans les herbes, eſt ſouuentefois mengee par les animaux paiſſants, dont apres ils meurent. ce que ordinairement les bergiers experimentét en leurs moutons, leſquels en deuiénent enflez comme tabourins. Or s'il auient qu'vn homme en ſoit empoiſonné, cela ſe congnoiſtra par le gouſt, & par la ſenteur que ce venin a ſemblable auecques le nitre; par vne grande douleur de l'eſtomach & par l'eſtoupemēt de l'vrine. la raiſon de cecy ſe peut tirer de ce que nous auons eſcript, au chapitre de la Cantharide, à laquelle tout ainſi cóme l'Enflebœuf luy eſt ſemblable en port & en mauuaiſtié : il excite ainſi pareils accidens aux corps dans leſquels il entre : & d'abondant il les faict enfler, ainſi comme ſi le malade eſtoit affligé de l'eſpece d'hydropiſie, que les medecins nomment Tympanite, ceſt à dire, hydropiſie, en laquelle le ventre tellement eſt tendu par les vents qui ſont entre chair & cuir,

cuir, qu'il semble que ce soit vn tabourin sonnant, lors que
lon y touche. Cela suruient par les vapeurs lesquelles s'esleuent des humeurs fondus par la vertu du poison, Les remedes dont il faut vser en ceste maladie, sont semblables à ceux
dont nous auons parlé au chapitre de la Cantharide : & d'a-
bondant, Nicandre en a ordonné quelques vns particuliers
apres le vomissement, c'est à sçauoir, les figues seiches auecques du bon vin vieil, lesquelles seules ainsi meslees ont la
vertu de dissoudre les vêts par leur chaleur moderee; & aussi
de destouper le ventre par lequel vne partie du poison se
peut euacuer. Et d'autant que l'Enflebœuf est chaud, Nicãdre côseille d'vser de poires sauuages, & de graine de Meurtre, qui ont la vertu de rafraischir & de fortifier l'estomach, &
ce par leur astriction. Puis quãd lon s'apperceura que les accidens seront diminuez, & que la fieure sera appaisee, il sera
bon de donner du fruict de palme auecques du laict : car il a
la vertu de fortifier & l'estomach & nostre chaleur naturelle, aussi à cause de son astriction. Le laict aussi (principalement celuy de la femme, puis celuy de la vache) auecques ce
qu'il a vne particuliere proprieté contre les venins, il appai-
se la grande force aiguillonnante que l'Enflebœuf pourroit
auoir laissé dans l'estomach & dans les boyaux. Toutefois il
ne le faudra bailler lors q̃ le corps sera encore enflé, & que la
fieure sera vehemente : car alors il pourroit augmẽter le mal.

DV LAICT EMPRESVRE.
CHAPITRE XII.

Γάλα ἐμπυτιασθὲν, Lac intus coagulatum, Laict empresuré.

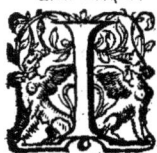

IL NE faut penser que laict empresuré, dont
nous voulons parler, & dont tous les anciés ont
escript, comme d'vn venin, soit celuy duquel
nous vsons sans dáger apres qu'il est caillé. Car
nous experimentons ordinairement que, principalement en esté, on en mange sans se porter mal, si ce n'est
que lon

que lon en vſe en trop grande quantité. Celuy donques que
nous nommós empreſuré, eſt le laiȼt auquel de nouueau on
a meſlé la preſure,& lequel eſt mangé auant qu'il ſoit caillé.
Ie dis cecy pourautant qu'il ſemble que les interpretes de
Dioſcoride ayent voulu entendre en telle façon le chapitre
qu'il en a eſcript au ſixieſme liure: & meſmes il ſemble que
ce ſoit vne choſe contraire de dire q̃ le laiȼt caillé n'eſt point
venin,& que l'empreſuré le ſoit,entant que le laiȼt caillé eſt
meſlé auecques la preſure, & qu'il n'y a point de difference
entre l'vn & l'autre,ſinon en ce que l'vn eſt deſia caillé, &
l'autre le ſera bien toſt. Pour accorder dóques cecy,nous dirons,que le laiȼt caillé n'eſt point dangereux,pource q̃ eſtant
dans l'eſtomach, il eſt diſſoult par la chaleur naturelle d'iceluy,& ainſi il ſe laiſſe facilemẽt cuire:mais celuy auquel ſeulement la preſure eſt meſlee,eſtant deſcédu dans l'eſtomach
commence à ſe cailler par l'aȼtion de la preſure, tellement
que ſe rendant contumax à la chaleur d'iceluy,tant ſ'en faut
qu'il ſoit vaincu, que meſmes il la ſuffoque, tant par ſa froidure,que par les eſtoupemẽts qu'il faiȼt dedãs les conduiȼts:
auſquels eſtãt porté, bien qu'encores il ne ſoit caillé, ſi eſt-ce
que tenant en ſoy vne partie de la preſure, il comméce à ſa-
maſſer & à tellement eſtouper ces parties, que les accidents
mortels en ſuruiennent:comme ſont les eſtouffemẽts, les
deffaillãces de cœur, les grandes douleurs de teſte, & au-
tres:leſquels ſe font à cauſe des mauuaiſes vapeurs eſleuees
de la pourriture de ce laiȼt. Parquoy la guariſon ſe prendra
des choſes leſquelles ont la vertu de diſſoudre & d'amenuiſer, comme nous auós diȼt au chapitre Du ſang de Taureau,
ſe gardant bien ſur tout de donner choſe qui endurciſſe le
laiȼt caillé,comme eſt le ſel,ou qui puiſſe faire vomir,pour la
raiſon ia eſcripte au meſme chapitre: encores qu'Auicenné
ſemble ordonner le contraire, mais ſans raiſon & contre le
commandemẽt de Dioſcoride. telle vertu a le vinaigre meſlé auecques deux parties de vin cuiȼt,ou auecques la racine,
ou le ſuc de Laſer, le Thym, les feuilles de vigne meſlees
auecques

auecques du vin, la graine de Genieure & les feuilles de la
Mente prises auecques mesme liqueur, ou auec du miel,
ou bien auecques du vinaigre. Outre ces remedes lon
doibt vser principalement de la lexiue dans laquelle les bonnetiers & megissiers ont accoustumé de lauer leurs laines:
car encores q̃ toute lexiue ayt la force de dissoudre: ceste-cy
toutefois l'a dauantage, à raison de la laine, laquelle y est lauee. la presure est estimée le premier & plus excellent remede, à cause qu'estant prise auecques du vinaigre, elle a vertu
d'amenuiser & dissoudre: & non seulement celle du lieure,
comme dict Galen, mais aussi celles de tous autres animaux.
Ce que possible semble estre estrange, pourautãt que la presure a esté cause que le laict s'est caillé: toutefois il se peut
faire que la presure face cailler & decailler le laict, mais en
diuers temps: car lors qu'il n'est caillé, estant meslee, elle le
caille, à cause de sa chaleur mediocre, par laquelle elle separe les choses qui sont de diuerse nature, comme le laict cler
& le laict espois, qui sont les deux premieres substances diuerses contenues au laict, ce qu'aussi elle feroit au fourma-
ge composé de dissemblables parties, si ayant esté mise en
plus grande quantité, il luy restoit encores quelque force.
Mais estãt prise en suffisante portion, apres q̃ le laict est caillé: & estãt aussi aidee, tant par la chaleur naturelle du corps,
que par le vinaigre adiousté, elle le faict fondre & dissoudre.
Ainsi voit on au printemps, lors que la chaleur n'est encores
vehemente, que la boue se durcit par la digestion de la plus
grande humidité; mais lors que le soleil se renforce, nous la
voyons se dissoudre en poudre. La presure donc estant plus
forte par le moyen de la chaleur naturelle, separe exactemẽt
les parties dissemblables, & amasse celles qui en tout & par
tout se resemblent: comme a escript Aristote au second
liure De la generation des animaux.

Q   D v

DV DORYCNION OV MORELLE
FVRIEVSE. CHAPITRE XIII.

Δορύκνιον, *Dorycnion*, *Morelle furieufe.*

A N D R E´ Matthioli, au commétaire qu'il
a faict fur Diofcoride, n'eft pas d'accord
que le Dorycnion foit ce que les Grecs
ont nommé Morelle furieufe: & ce pourautant, comme il dict, que Diofcoride en
a faict deux chapitres differents en fon
quatriefme liure. toutefois fi nous voulós

Difpute con-
tre Matthio-
li.

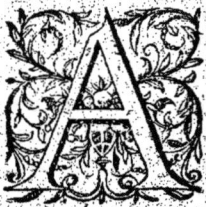

confiderer ce que le mefme Diofcoride en a efcript au fixiefme liure, & ce que Theophrafte & Pline en ont racon-
té, certainement nous trouuerons, ou que Diofcoride f'eft
abufé, ou bien que le Dorycnion eft vne chofe aprochante
de la Morelle furieufe. & à fin qu'il foit libre à chafcun d'en
iuger, i'allegueray ce qu'ils en ont efcript : car de moy ie ne
voudrois deroger à l'authorité d'vn grand perfonnage pour
fauorifer à l'autre, principalement en vne chofe, en laquelle
il femble eftre variable. Theophrafte donc efcript que celuy
qui aura pris vne dragme de Dorycnion en breuuage, commence à fe complaire, & à f'eftimer eftre beau, comme ja
deuenant fol : que f'il en a pris deux dragmes, il fera encores
plus fol; & commencera à auoir des diuerfes illufions deuant
les yeux: f'il en a pris trois, il le fera du tout. & mourra fubitement, f'il en prent vn peu dauātage. Autāt en a efcript Pline
en fon vint-&-vniefme liure de l'hiftoire naturelle, & Diofcoride auffi parlant de la Morelle furieufe. Dauantage au
proefme de fon fixiefme liure il dict, que la morelle furieufe
eft nommée Dorycnion, & au fixiefme chapitre du mefmo
liure il le reconferme. Bien eft il vray, qu'il en faict deux diffemblables defcriptions au quatriefme liure, fur quoy Matthioli f'affeure, donnant pour refponce à ce que lon pourroit
alleguer des paffages du fixiefme liure, qu'il eft biē vray que
Diofcoride dict, que lon nomme la Morelle furieufe Dorycnion,

nion : mais que de la lon ne doibt inferer qu'il soit de ceste
opinion, mais seulement que aucuns l'ont ainsi nômee. toutefois il me semble, saouf meilleur iugement, que ceste responce n'est suffisante, attendu que ce que Theophraste &
Pline ont escript du Dorycnion, cela mesme a esté dict de la
Morelle furieuse par Dioscoride : ioinct aussi que en la fin du
proesme, il semble qu'il le die de son opinion, & non de celle
d'autruy. Au reste la Morelle furieuse a esté nommee Dorycnion, pourautant qu'anciennement on auoit accoustumé
d'en oindre les fers des lances ; que les Grecs nommét Do-
rates : ou bien à cause qu'elle a autant de vertu pour faire
mourir, comme a vne lance. Auicenne la nomme Raisin de
regnard, à cause, comme ie pense, qu'elle porte des petits
grains pareils à ceux de raisin, comme aussi l'a escript Dioscoride en la descriptió qu'il en a faict. Elle est aussi nommee
Morelle furieuse, à raison de l'accident de fureur, qu'elle esmeut en celuy qui en a bu : Ce qu'elle faict non à cause de ses
qualités, qui sont froid & sec, mais plustost à raison d'vne particuliere malineté : car tant s'en faut que le froid excitast
vne fureur, qu'au contraire il rend le malade endormy & pesant, comme nous auons dict en autre endroict. Toutefois
Nicandre n'a point parlé de la fureur en la description des
accidens esmeus par ce poison, comme estant vne chose assez manifeste de soy-mesme, laquelle facilement se pouuoit
presupposer à raison de la particuliere nature de ceste herbe.
Or quand vn homme en aura esté empoisonné, on en pourra estre acertainé tát par le goust, que par la couleur du poison car & l'vn & l'autre a quelque chose de commun auecques le laict, c'est à sçauoir la douceur & la blancheur. Et
pourautant, comme i'ay dict, que la Morelle furieuse est froide & seiche, il aduient incontinent apres qu'elle est entree
dans l'estomach, que les parties nerueuses d'iceluy sont bles-
sees : car il n'y a rien plus contraire aux nerfs, & à tout ce qui
en approche, qu'est le froid. de la suruiennét les hocquets, les
vomissements, & les deffaillances de cœur. Et d'aytant aussi

Q 2   qu'il

qu'il se faict souuent que par les continuels vomissements,
les veines de la gorge & de l'estomach se rompent, il aduient que ce que le malade vomit, est sanglant. Les humeurs
aussi pourrissants par la particuliere malinité que i'ay dict
estre en ce poison, escorchent par vne poincture conioincte,
& raclent tellement les boyaux, que ce qui sort par bas apparoist glueux, & faict pareille douleur que ont accoustumé
de faire les tranchees & les expressions. Dont le malade
estant rompu & matté, n'a pas le courage de boire, encore
que par la seicheresse du poison il fust alteré. Puis qu'il est
donques ainsi, que tant par sa froidure & seicheresse, que par
vne vertu cachee il est poison, à bône raison les remedes doiuent estre de double nature, à sçauoir chauds & humides,
& aussi contraires par vn don particulier. Les premiers sont
le laict tiede meslé auecques du vin doux, la chair d'vn
chappon rosti, ou le consumé d'iceluy : les autres sont quelques poissons escaillés, lesquels se nourrissent parmy les rochers, & lesquels outre leur naturelle bonté, ont aussi la vertu de faire ouurir le ventre, & de chasser par bas le poison caché, tant dedans l'estomach, que dedans les boyaux. Entre
autres ceux cy sont les plus excellents, c'est a sçauoir les Ouistres, la Porpre, la Langouste, & le Herisson de mer, la Pinne,
la Petouille, la Porcelaine, & toutes autres sortes d'Ouistres,
desquelles les vnes seront mangees crues, & les autres, qui
sont de plus difficile digestion, seront cuictes & administrees
selon la discretion du docte medecin.

DV PHARIQVE.
CHAPITRE XIIII.

Φαριϰὸν, Pharicon, Pharique.

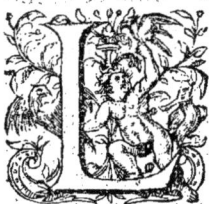

LEs escriuains anciens & modernes, lesquels ont parlé du Pharique, ne nous ont asseuré que c'estoit : ce qui est aduenu d'autant que les premiers ont esté ou negligents de l'escripre, ou bien l'ont laissé comme chose assez commune de leur temps. toutefois Dioscoride le met au rang des venins simples, soit qu'il fust vne herbe, ou vn arbre, ou vn fruict. il a esté ainsi nommé selon Proxagore du nom d'vn empoisonneur, lequel l'inuenta premierement : ou bien à raison de Pharis ville d'Arcadie d'ou il fut apporté. Athenee le nomme Phariacon. Or est il à presupposer, par les accidens qu'il esmeut dans le corps, que son venin est tel de toute sa nature. quand est de ses qualités, ie penserois bien qu'elles fussent chaudes & seiches attendu son action subite : car comme dict Nicandre ;

Il tue en moins d'vn iour vn homme plein de vie.

Ses accidens donques sont premierement vn goust d'aspic d'outre mer : dont quelques vns ont voulu dire que c'estoit vne espéce d'aspic, ou bien vn venin faict d'vne partie d'iceluy. apres le goust il ensuyt vne escorcheure de la bouche, puis vne deffaillance & vne fureur d'esprit, vne resolution de tous les nerfs pour les causes assez souuent deduictes par cy deuant : & principalement à raison des humeurs, lesquels s'esleuent dedans la teste & troublent là dedans les instrumens, tant du sens que du mouuement. Les moyens d'y remedier sont premierement les euacuations accoustumees, dont nous auons souuent parlé : puis apres les remedes particuliers : c'est à sçauoir l'aspic d'outre-mer, celuy, dis-ie, lequel vient sur les montaignes de Celicie, au pied desquelles le fleuue de Cestre s'escoule : & est nommé par- Cestre. ticulie-

Q 3

Thylacite.

ticulierement Thylacite, c'eſt à dire, porté dans les ſacs de
cuir : car de ces regions anciennement on l'apportoit dans
des ſacs de cuir la part ou lon en auoit à faire. Liueſche &
le Glayeul ont vne vertu chaude & ſeiche, & pour ceſte raiſon, ils contrarient tant à la pourriture du Phariaque, qu'à la
douleur des nerfs excitee par iceluy. Nicandre adiouſte en-

Le Lis.

cores les fleurs de Lis : & d'autant qu'elles ſont froides &
humides certainement, il me ſemble que combien qu'il
nomme toute la fleur, ſi eſt ce qu'il n'entend que ceſte petite vergette iaune, laquelle ſort du millieu de la fleur, & laquelle peut auoir quelque particuliere vertu contre ce poiſon. Il l'accompare au membre d'vn aſne, d'autant que
eſtant groſſe par le bout, il ſemble qu'elle en approche : & la
deſſus il prend occaſion de mettre vne fable en auant, qui
eſt, que quelquefois Venus conuertit vne ieune pucelle en
ceſte fleur, d'autant qu'elle auoit tant preſumé de ſoy que
de penſer eſtre plus belle que Venus meſme, qui eſt la deeſ-
ſe de beauté. laquelle en dedaing de ce, & pour vne merque d'ignominie à iamais luy attacha vn membre d'Aſne au
beau millieu de ſes feuilles. Il y a encore des remedes, dont
Dioſcoride faide encontre ce meſme poiſon, deſquels ie
ne parleray dauantage, d'autant qu'il eſt incongnu, & que
contre les maux incongnus il n'eſt neceſſaire ſe tourmenter beaucoup pour le recouurement des remedes. Il ſuffira
d'adiouſter ce que Nicandre ordóne pour remedier au mal
de teſte, c'eſt qu'ayant faid raire les cheueux, il faudra ap-
plicquer par deſſus vne emplaſtre faide de Rue & de farine d'orge.

                                                        DE

DE LA IVSQVIAME OV HANEBANE.
CHAPITRE XV.

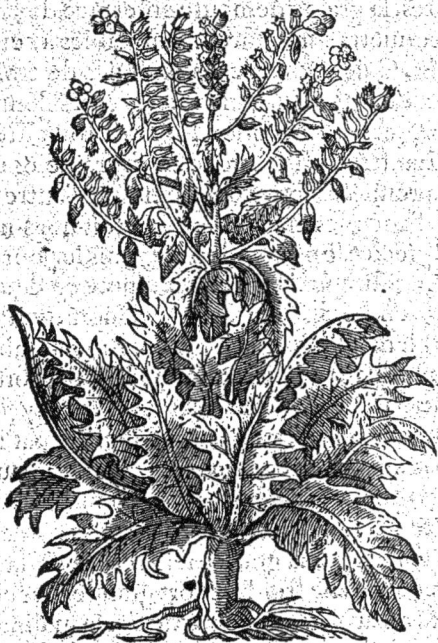

Ὑοσκύαμος, *Hyoscyamus, Iusquiame, ou Hanebane.*

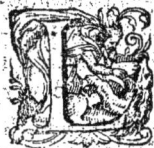

LA Iusquiame a esté nommee par les Grecs Hyoscyame, pourautát que les pourceaux qui en mangent, tombent en vne resolution de tout leur corps : car le mot signifie autant que febue de pourceau. Les François ont retenu à peu pres le mot Grec, & luy en ont encores donné vn autre : car quelques vns du vulgaire la nomment Hanebane . elle est encore nommee par les Latins herbe Apollinaire & Alterque. C'est vne herbe assez haulte ayát le tige gros, les feuilles larges & longues, chiquettees noires & herissees. ses fleurs

Q 4   sortent

fortent du cofté des tiges, elles f'entrefuyuét par ordre & font
faictes comme les fleurs du grenadier . Apres que les fleurs
font cheutes, la graine demeure enfermee dedans des petits
calices recouuerts par deffus & femblables à ceux du Pauot.
Diofcoride, Galen & Aefle en ont faict de trois fortes . La
premiere, difent ils, a la graine noire & les fleurs mediocrement pourprees. La feconde a la graine roufaftre & les fleurs
iaulnes . La tierce eft blanche en fa graine & en fes fleurs.
Les deux premieres font venimeufes, & l'autre eft idoine és
guarifons d'aucunes maladies : toutefois nous ne recógnoif-
fons que la feconde efpece, dont i'ay mis le pourtraict cy deffus. Pline a diftingué la premiere efpece en deux: l'vne qu'il
dict croiftre en Galatie,& l'autre qu'il nóme vulgaire, laquelle eft plus blanchaftre que la premiere, plus abondante en
fruict , & plus haut q le pauot: au refte il f'accorde auecques
Diofcoride. S'il aduient que quelque eftourdy par mefgarde,
ou autrement, ou quelque enfant alleiché par la beauté de
fa fleur en mange, il f'efleuera en la genfiue & aux leures d'i-
celuy vn grand demangement & vne poincture femblable à
celle qui fe faict lors q les nouuelles dents cómencent à fortir, ce qui fe faict par la grande feichereffe de la Iufquiame,
ioincte auecques vne froidure fort grande. Car elle eft froide
& feiche, & a dauantage vne particuliere malineté ennemie
du cerueau: c'eft pourquoy eftant entree dedans l'eftomach,
elle efleue forces vapeurs dedans la tefte, & induict vne affection femblable à l'yurongnerie. ce qui a faict que Pline efcript q la nature de la Iufquiame eftoit femblable à celle du
vin. Auecque ce troublemét d'efprit le malade fent vne fort
grande inquietude de tout le corps, des defaillaces de cœur,
des tremblemëts, & vn mal par tout le corps qui le faict pé-
fer que lon le batte de verges. il a les yeux rouges & vn grád
demangemët. Pour contrarier dóques à cefte grande feichereffe, Nicandre veut q lon donne du laict , principalemét de
celuy d'aneffe, cóme efcript Diofcoride: & en fon deffaut, de
celuy de chieure ou de vache ou de femme. le mefme Diofcoride

coride ordonne de l'eau miellee, ou du bouillõ de figues seiches, tant pour la mesme intentiõ que pour faire vomir : qui
est le premier coup d'escrime, dont il se faut aider en cest
endroict : pour laquelle cause aussi le Cornebœuf, autrement   Cornebœuf.
nommé le fenugrec, a esté ordonné auecques de l'huile, cõme ayant la vertu de ce faire, à raison de sa force qui amolit.
Il a esté nommé par les Grecs du nom de Cornebœuf, à cause que c'est vne herbe qui porte vne lõgg gousse poinctue par
le bout & faicte en maniere de la corne d'vn bœuf. Tous les
autres remedes que Nicandre a mis en auant, ont la vertu
d'eschauffer & de dissoudre tant la froidure de ce poison, que
les vapeurs espesses ja esleuees dans la teste. Tel est le suc de
l'ortie & la graine d'icelle vn peu deseichee : ce qui se faict à
raison de ses parties deliees, par lesquelles (comme estant
accompaignees d'vne chaleur mediocre) l'espaisseur est dissi-
pee. Le Cresson alenois, la Raue, le Seneué, la graine d'oignõ
& d'ail, ont tous vne chaleur, vne subtilité delice, & vne vertu nettoyante, comme nous auons dict en quelques autres
endroicts : aussi ont les noyaux du Pescher & l'amáde qui est
enclose en iceux, à raison de son amertume : de laquelle Nicandre seulement veut entendre, ainsi comme ie pense, &
non des feuilles, ou du fruict de l'arbre qu'il nomme Persien,
pour les raisons desia deduictes cy deuant. Dioscoride ordõ-
ne quelques autres medicaméts en la guarison de la Iusquiame auecque ceux dont nous auons desia parlé selon la sentence de nostre autheur, lesquels toutefois se peuuent rapporter aisement aux mesmes raisons que dessus. La Cicho-
ree dont il se resouuiét, comme mesme a faict Nicandre, est
prouffitable côtre la Iusquiame, non tant à raison de ses qualités, que par vne vertu ouurante & subtiliante, dont elle est
douee par nature. Ces choses ainsi faictes, il faudra laisser reposer le malade, à celle fin qu'il cuise ce qu'il pourroit estre
demouré dedans son corps.

DV PAVOT.

CHAPITRE XVIII.

Μήκων,　　Papauer,　　Pauot.

Μηκώνειον, Succus papaueris, Opium, suc de pauot.

Premier pauot　　　　　　　　　*Second.*

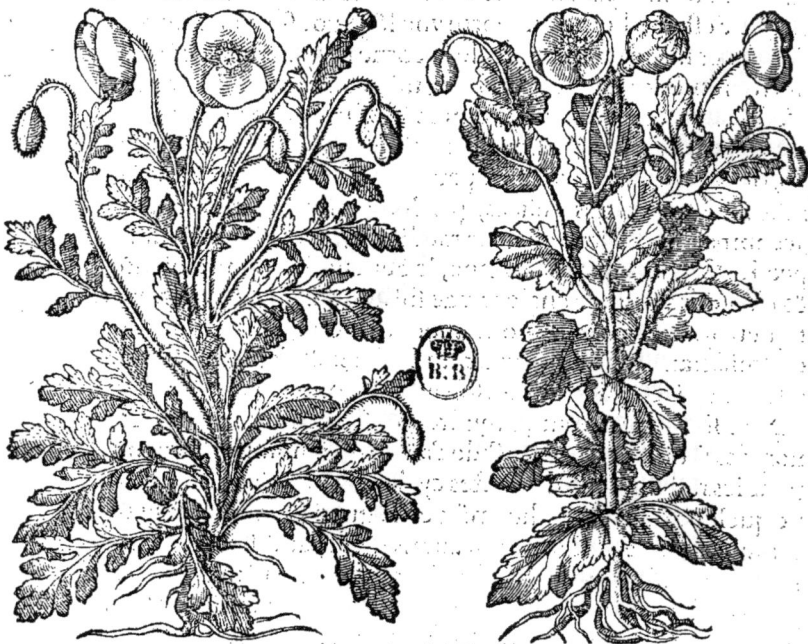

**Les especes
de Pauots.**

AVANT que d'entrer en l'explication du suc de
Pauot dont il est faict mention par nostre Poëte, ie deduiray sommairement la diuersité des
Pauots & leur nature. Car encores que de chacun d'iceux le suc que vulgairement nous nô-
mons Opium, ne soit tiré pour l'vsage de la medecine: toutefois il n'y a presque celuy d'entre eux qui ne retiéne quelque
naturel-

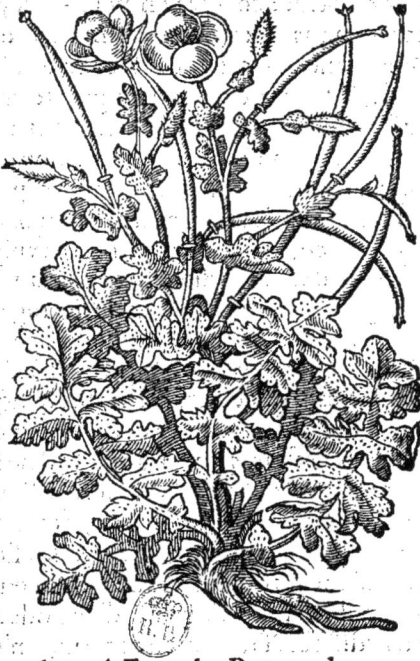

naturelle malineté. Entre les Pauots donques les vns viennent naturellement, les autres auecque l'artifice des hómes:
ceux qui croissent naturellement, sont le Cornu & l'Escumeux. Le Cornu a esté ainsi nommé, pourautant qu'il porte
des longues gousses faictes en façon de Cornes, ainsi q̃ nous
auons dict au precedent chapitre du Corneboeuf ou fenugrec. il porte les feuilles blanches, herissees & semblables au
bouillon blanc, excepté qu'elles sont chiquettees par les costez. son tige est aucunement velu, & a sa fleur fort palle. Sa
graine est semblable à celle du Pauot commun: mais elle est
plus menue & toute noire. sa racine est noire & espaisse, &
n'est pas beaucoup enfoncee en terre. Elle croist en lieux
                                                        mariti-

maritimes. L'escumeux est nommé autrement Heraclee, &
est descript par Dioscoride: ce que ie n'ay voulu icy transcri-
re, pour autant que nous n'en auons point. Entre ceux qui
croissent auecque artifice, le premier est ordinairemēt cultiué en nos iardins. il a la teste vn peu longuette & la graine
de dedans assez blanche, il est particulierement nommé le
Cultiué. Le second est le noir qui a la graine noire & la teste
vn peu plus longue. Le tiers est nōmé Erratique, pourautant
que sa fleur n'est de lōgue duree: il porte la feuille de cicho-
ree, la fleur rouge paillee, le tige fort velu, & est vulgairemēt
nommé Coquericoq. il croist ordinairemēt parmy les bleds:
quelquefois en si grande abondance, que les regardant de
loing, il semble que la terre en soit toute couuerte. La nature de tous les Pauots est froide & seiche : toutefois les vns le
sont plus que les autres : car le noir est le plus dangereux de
tous, & d'iceluy principalement se tire la liqueur que nous
nommons Opion, nō toutefois que des autres il ne s'en puisse bien tirer : ce qui se faict à l'heure que lon faict ouuerture
en la teste des Pauots, sans blesser le dedans, c'est lors que les
testes sont vn peu engrossies, peu apres que les fleurs sont
cheutes: le suc distillant petit à petit s'amasse & s'endurcit, il
est blanc, pesant, massif, amer au goust, d'vne odeur endormante & poli: il se dissoult facilement en eau, il n'est ny ra-
bouteux, ny groumeleux: estāt dissoult, il ne se ramasse point
comme la cire, & ne se fond point au soleil: estant mis dedās
la lampe, il ne rend point la flāme noire: & bref estāt esteinct,
il retient tousiours son odeur premiere. telle est l'election du
vray suc de Pauot, lequel toutefois est bien souuent adulteré
& sophistiqué en la maniere que Dioscoride la mostre: toutefois ce n'est nostre but d'en parler dauātage. Aduenant
donques que quelque vn aye pris du suc de pauot, les accidens se manifestent tels qu'il ensuyt: à sçauoir vn fort grand
endormissement, vn refroidissement & couleur pallissant de
tout le corps. Ce qui aduiet à cause de la grande froidure du
poison, lequel engourdit quant-&-quant les paupieres, tellement

ment qu'elles ne peuuent estre ouuertes, & refroidit si mor-
tellement les parties de dedans, que mesmes le vent qui sort
de la bouche en rapporte vne froidure. En la parfin la pauure chaleur naturelle fuyant ceste froidure maistresse des
parties de dedans, se retire quelquefois au dehors, & esmeut
vne sueur puante, cóme retenát la qualité du poison, lequel
de soy est de fort mauuaise odeur : alors il se faict des resolu-
tions, principalement des parties plus prochaines de la teste, comme des machoires : bref, les signes plus prochains
de la mort apparoissent tels que les descript Hippocrate
en son Prognosticque, dont Nicandre a pris la sentence de
ces deux vers :

Souuent son nez retors, l'œil enfoncé bien fort,
Et ses ongles ternis luy predisent la mort.

Ce qui se faict en l'homme malade par l'absence de la
chaleur naturelle : & ce qui est d'autant plus esmerueilla-
ble, en celuy qui n'est malade de long temps que cela nous
monstre vne cause fort pernicieuse. La chaleur donques naturelle accompagnee du sang, estant foible & debile se retire vers le cœur, & laisse le peu de partie charnue qui est en
la face, laquelle s'anachil, comme estant destituee de ce qui
la soustenoit & maintenoit : ainsi les yeux s'enfoncent tant
pour ceste cause que pour l'absence de l'esprit animal, lequel naturellement y est enuoyé à grande abondance du
prochain cerueau, principalement offencé en ceste maladie.
Le bout du nez est retors par le retirement de ses fibres de-
seichees à raison de l'absence du sang. Les ongles aussi noir-
cissent comme approchants d'vne mortification. Nicandre
a encore adiousté vn accident qui est vn enflammement des
leures faict par la grande amertume du poison, laquelle y
ayant premieremét esmeu vne demangeson & vne cuisson,
est cause qu'il y ensuyt vne douleur dont souuentefois le
malade est resueillé encores qu'il soit fort endormy. Aesse
adiouste des sanglots & des conuulsions, lesquelles se font
par la resolution des nerfs, procedants du cerueau.

Or pour-

Or pourautant que ceux qui ont pris ce poiſon, ſont tellement aſſommez, que deux meſmes ils ne ſe peuuét ayder:
il faudra leur ouurir les dents à force, & diſtiller auecque
de la laine dedans leur bouche de l'huile d'oliue, ou de
l'huile roſart, ou de glayeul : à celle fin de les contraindre à
vomir par ce moyen. toutefois l'huile de glayeul eſt la plus
ſouueraine, à cauſe qu'elle reſchauffe & diſſout la froidure
& l'eſpaiſſeur des fumees de ce poiſon. Apres auoir vſé des
vomitifs & des clyſteres fort poignants, il ſe faudra ayder
des remedes propres. le premier deſquels eſt le vin doux,
ou le meilleur que lon pourra trouuer, meſlé auec du miel,

Hymette. que noſtre poëte a nommé le labeur des abeilles d'Hymette, pourautant qu'en ceſte montaigne ſituee en Attique region de la Grece, & laquelle eſt touſiours floriſſante en belles & douces fleurs, il y a abondáce d'abeilles, leſquelles pour
ceſte cauſe font vn miel fort bon & delicieux, que Martial
meſmes a nommé le noble nectar des abeilles. Nicandre
dauantage touche en paſſant la naiſſance des abeilles, dont
nous auons parlé au premier liure. Et pourautant qu'anciennement, comme dict Virgile en ſes Georgiques, on auoit ac-

Les Gauf- couſtumé d'offrir à Ceres les gauffres, dans leſquelles les
fres. abeilles font le miel : noſtre poëte a dict que les abeilles font
les gauffres pour Ceres : il ■a toutefois vſé du mot propre
en ſon vers Grec : ains prenant vn mot qui ſignifie la vian-

Ομγια. de faicte de pain & de miel, il a voulu ſeulement entendre
les Gauffres : ainſi que Lycophron a vſé de meſme mot
voulant ſignifier le fourmét. A ceſte cauſe les poëtes, & principalement Nonnus en ſes Dionyſiaques, ont nommé Ceres Ompniéne, c'eſt à dire noriciere, qui eſt le mot, dont noſtre autheur ſ'eſt aydé. Il commande donc de meſler du
miel auecques le vin, pourautant qu'il a la vertu d'eſchauffer mediocrement, de nettoyer, & deſmouuoir la nature.
le vin doibt eſtre le meilleur qu'il ſera poſſible de recouurer,
à celle fin qu'il ſoit plus puiſſant à combattre la grande
froidure & ſeichereſſe du poiſon : car ſ'il eſtoit petit, il luy

ſeruiroit

feruiroit de conduicte, ainfi que nous auons dict parlants
de la Cicue. Voila quant à ce que Nicandre commande
eftre pris par dedans : mais Diofcoride a adioufté plufieurs
autres remedes, comme l'aluyne ou le cinamome meflé
parmy le vin pur, le vinaigre chaud, ou meflé auecques du
miel, ou du fel : & plufieurs autres qui fe peuuent recouurer en fon liure. Ceux qui s'applicquent par dehors du
corps, fe retirent des baings; à raifon de la grande froidure
qui a endurcy le cuir. & quafi comme figé le fang de ces
parties, ou bien à caufe de la demágefon qui y pourroit eftre
excitée. Car les baings eftants chauds & humides eftendent
le cuir, reconfortent les parties refroidies & defeichees,
font euaporer ce qui pourroit eftre demouré entre chair &
cuir, & remettét le fang en fon naturel. dauantage il ne faut
oublier de mettre dans le nez du malade, pendant qu'il fera affommé, des chofes fort odorantes, ayant la vertu de
faire efternuer, à celle fin que par tous moyens le ceruau &
la vertu animale foit aiguillonnee & excitee à fe deffendre.
Au refte tout ainfi que les accidens furuenants apres la prife du Pauot cornu, foit en boiffon, foit en viande, font femblables à ceux, defquels nous auons amplement difcouru :
ainfi la guarifon eft pareille en tout & par tout, comme a efcript Diofcoride en fon fixiefme liure.

D v

DV LIEVRE MARIN.
CHAPITRE XVII.

Λαγωὸς θαλάσσιος, Lepus marinus, Lieure marin.

Premier lieure marin.   Second.

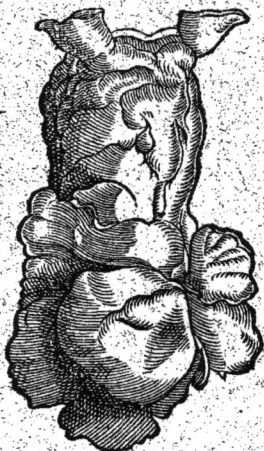

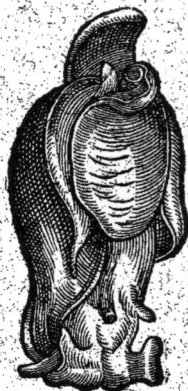

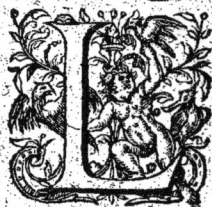

L E Lieure marin est vne espece de poisson de mer, de la nature de ceux que lon nómme mols. il a este ainsi nommé, non qu'il fust semblable en corpulence au lieure terrestre: mais seulement en couleur: car le lieure marin n'est autre chose qu'vne masse de chair sans forme, ainsi que nous voyons estre les ouistres, ou les limaçons tirez de leurs escailles: i'entends celuy qui se rencontre en nostre mer, & lequel Guillaume Rondelet, homme fort diligent en la recherche des poissons, tesmoigne auoir veu. car Aelian & Pline en ont faict encores vne sorte, laquelle ils escriuẽt estre en la grãde mer, & en Inde, en tout & par tout semblable au lieure terrestre, excepté du poil que le marin porte herissé, poignant & resistant

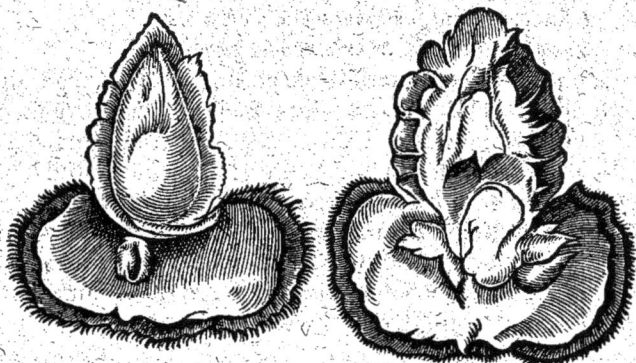

& resistant au toucher, ce que le terrestre n'a pas. Il nage,
dict Aelian, d'vne fort grande vitesse, & est entre tous les
poissons le plus difficille à prendre, en ce que iamais il ne
chet dedans les rets, & ne s'attache à l'amorce. vray est que
quand il est malade, il est contrainct ne pouuant nager, de se
retirer au bord. Il est si dangereux, que mesmes en le touchant de la main ou d'vn baston, il empoisonne & faict mourir, si lon n'y remedie auecque vne racine qui se prend en
l'vne des Isles de ceste mer en laquelle on le rencôtre. voila
quant à cestuy la. L'autre est diuisé en trois especes, selon
Rondelet, & est nommé vulgairement Imbriage : celuy de
la premiere est tresvenimeux & semblable à vn limaçon tiré
de son escaille, principalement par le derriere. Il a la bouche sur le doz, comme la Seiche : il a deux petites cornes
semblables à celles des limaçons : & ce qui est plus admirable en ce poisson, c'est que les parties dextres ne respondent
aucunement au senestres : ce qui toutefois se voit en tous
autres animaux. Il est d'vn goust & odeur poissonneuse, fort
mauuaise,& telle q̃ celle qui sort d'vn poison pourry. Nicandre l'a fort bien descript en ces vers:

R   *En odeur*

En odeur il resemble à l'escaille & ordure
D'vn poisson, poisson, dis-ie, infect de pourriture,
Dont il retient le goust tout tel qu'il est alors
Que l'escaille gastee a corrompu son corps.

Dauantage la malineté de ce poisson est si estrange, qu'il empoisonne non seulement ceux qu'il le mangent: mais aussi ceux qui le touchent & qui le regardent, comme escript Pline, tellement que si vne femme grosse iectant l'œil dessus en approche trop pres (principalement de la femelle) elle sentira subitement vn mal de cœur & vne enuie de vomir: & en la fin elle auortera. Ce que Rondelet tesmoigne auoir apperceu en vne femme grosse, laquelle de fortune arriua lors qu'il en decouppoit vn que lon luy auoit apporté. Toutefois ce que Pline escript du toucher mortel, cela se doibt seulement entendre de la premiere espece que nous auons descript selon la sentence d'Aelian. Ce poisson se nourrist ordinairement du limon & d'ordures: pour ces causes il habite dans les estangs marins auecques les Calmars ou Casserons que les Latins nomment Loliges, ainsi que escript Aesse. de la nostre poëte a escript que le lieure marin estant nouuellement né, se cache soubs la criniere ou æsseron du Calmar & de la Seiche, de laquelle aussi en passant il escript la nature: c'est que se sentant aguettee par le pescheur, elle iecte grande quâtité d'vne humeur noir, lequel elle a reserué dans son corps, pour en troubler & noircir l'eau lors qu'elle s'appercoit q̃ le pescheur la veut prêdre; & ce têps pendât, qu'elle a loisir de se sauuer. Plutarque s'en est souuenu en vn petit œuure qu'il a faict: là ou il accompare la Seiche auecques les dieux d'Homere; lesquels bataillants tantost contre les Grecs, & tantost côtre les Troyans, & ne se sentans les plus forts se cacheoyent dedâs des nuees espaisses, & ainsi se retiroyêt de la meslee. Le lieure marin de la secôde espece est plus grand q̃ le premier: il luy resemble en tout & par tout, excepté en la corpulence exterieure: car les parties du costé dextre resemblent aux senestres.: il a par le deuant deux larges saillies

toutes

toutes charnues, au millieu desquelles il y a vne petite
fente,& au desoubs deux petites cornes plus courtes & plus
aigues, que celles du precedent. nous l'auons seulement re-
presenté d'vn costé, comme le premier. Celuy de la troisiesme espece que nous auons faict pourtraire des deux costez, à
l'imitation de Rondelet, est autant maling que ceux de dessus,& a cecy de particulier qu'il faict mal aux yeux de celuy
qui le regarde trop attentiuement. Il ne se trouue aussi que
en la haute mer. Il reste maintenát à discourir des accidents
suruenants aprés la prise de ce poison, lequel de sa nature
manifeste est chaud, rongeant & pourrissant. premierement
s'estant manifesté par le goust & l'odeur, dont nous auons
desia parlé,& estát entré dans l'estomach & dans les boyaux,
il gaste l'economie naturelle d'iceux, y excitant vne infinité
de douleurs, & vn degast de l'appetit auecques des vomissements, choleres portans quant-&-quát l'odeur du poison;
puis estant porté par les veines premieres iusques au foye, il
eschauffe le sang & les esprits, dont il ensuyt vne puante
sueur. Il gaste tellemét ceste commune cuisine du corps, que
le sang qui en sort, est tout aqueux : c'est pourquoy il en ensuyt vne hydropisie, laquelle commence par l'enflure des
pieds & des iambes, ainsi que communement elle a accoustumé de faire, c'est ce que nostre poëte veut entédre quant
il escript:

   ——*& quelquefois il sent*
 Enfler toute la peau de son pied qui s'estend.

Ce passage cy toutefois a esté assez mal retourné, selon mó
iugement, par Leonicere & par Matthioli, qui l'a ensuiuy en *Erreur de*
son commentaire sur Dioscoride, parláts d'vne ardeur de ta- *Leonicere &*
 de Matthio-
lons & des yeux enfoncez, dont il n'est aucunement faict *li.*
mention au texte Grec, ce que ie dicts de peur que ceux qui
liront l'vn & l'autre, ne pensent que ma version soit faulse :
car qui la voudra cóferer, on en trouuera la verité. Le malade chet quant-&-quant en vne iaunisse, en laquelle la couleur de tout le corps apparoist comme meslee de noir & de

vert, & en la fin plombee : ce qui fe faict pourautant que les parties qui auoyent accouftumé de purger ceft humeur, lors que le corps fe portoit bien, font gaftees & eftouppees, comme auffi font les conduicts de l'vrine : & la verge mefmes eftant enflee, l'vrine fort en moindre quantité que de couftume : encores le peu qui fort eft fanglant & quelquefois

Pourpré. pourpré, c'eft à dire, d'vne couleur meflee de rouge & de noir : ce qui fe faict par vn commencement de mortification en la nature. Aefse nomme cefte couleur violette. bref, ces conduicts font eftouppés par l'enflammement des reins & de la veffie.

Or les chofes ainfi renuerfees, & du tout gaftees dans le corps, il ne faut point doubter que les parties d'iceluy ne foyent fruftrees de leur nourriture. Parquoy elles defeichent & viennent en chartre : car le fang qui leur eft enuoyé, refentant la pourriture & la fatale malineté de ce poifon, ne peut eftre conuerti en leur fubftance, ce qui f'augmente encore dauantage par les vlceres des poulmons, contre lefquels particulierement ce poifon f'attache en les rongeant non plus ne moins que faict la Cantharide encontre la veffie, comme a efcript Galen au liure de la Theriaque, à Pifon. ce qu'il faict par vne telle particularité naturelle, que mefmes il efcript, au premier de la compofition des medicaments en general, que les poulmons, feuls entre toutes les parties du corps, font vlcerés par le lieure marin. ce qui fe manifefte auffi exterieuremét par la rougeur des ioués, que

Fleur bourgeonnante. Nicandre accompare à vne fleur bourgeonnáte : car la rougeur des ioués, qui eft quafi comme vn accident effentiel, que les Grecs nomment pathognomonique és affections des poulmons, fe faict par vne chaleur efleuee de la pourriture, par laquelle ils font vlcerez. Ie fçay bien que cecy a efté mis en doubte, & difputé par Rondelet encontre de Gorris : toutefois les raifons deduictes par de Gorris, en l'apologie qu'il en a faicte, prouuent manifeftement ce que i'en efcripts. Outre les fignes fufdicts noftre autheur en adioufte encor vn, c'eft que

c'eſt que les empoiſonnez par le lieure marin ont toute ſorte
de poiſſon a côtre-cœur, non tant à cauſe qu'ils ont eſté empoiſonnés par le poiſſon, que par quelque particuliere inimitié. ce qui ſe monſtre en ce qu'ils ne refuſent pas l'eſcreuice,
qui toutefois eſt vn poiſſon : & auſſi en ce que lors qu'ils cô-
mencét à les aymer, c'eſt vn certain ſigne de la guariſon prochaine : laquelle ſi de malheur ils ne peuuent recouurer, ils
demeurent languiſſants autant de iours, diſent ils, qu'aura
veſcu le lieure, par lequel ils auront eſté empoiſonnez. Mais
pour euiter vn tel inconuénient, apres les vomiſſements &
les clyſteres, il faudra purger le malade auecque de l'Helle-
bore noir, q̃ noſtre poëte nôme remede Phocien, pourautant   Remede Pho-
cien.
que ceſte boiſſon fut premierement inuentee en Phocide
petite region de la Grece. Ie ſçay bien que les autres ont expliqué ce paſſage autrement, prenant le mot Grec qui ſignifie ſanglante ou noire: il n'y a toutefois aucune difficulté en
cela. Le ſuc de la Scamonee a meſme vertu côtre ce poiſon:
& ſelon Auicenne celuy de Regliſſe & d'Agaric: leſquels toutefois ſe doiuent meſlanger ſelon que le medecin voira eſtre
propre: car la Scamonee & l'Hellebore ne ſe doiuét manier
à tous propos & ſans raiſon, comme le manie mon eſceruelé
Pedante à la façon qu'il mania le fouet le plus ſouuent ſans
diſcretion: contre lequel lon pourra à bon droiĉt alleguer les
vers que Perſe eſcriuoit à ſon ſemblable.

Tu diſſous l'Hellebore, & ſi tu n'entens pas,
Ignorant, comme il faut l'arreſter par compas.

Le laiĉt d'Aneſſe & le bouillon de maulue, tant de la racine que des feuilles, ont fort grande vertu contre ce venin:
car ils appaiſent les enflammements & eſpoinçonnements
du Lieure marin. La reſine de Cedre a quelque nature proprement alexipharmaque eſtant priſe auec du vin le poix
d'vne obole. Toutes les ſortes de Grenades, comme les
Oenopiennes, Promeneennes & Æigineennes, empeſchent   Oenopien,
Promenee,
Aeginee.
la pourriture qui ſe pourroit faire dás les humeurs du corps.
Les grains des Grenades ſont recouuerts par dedans d'vne

Taye araig-
neuſe.
Hume-vin.

petite peau fort deliee, laquelle pour ceſte cauſe a eſté nommee taye araigneuſe par noſtre poëte. lequel auſſi voulant
ſignifier vne grappe de raiſin, a dict vn repas hume-vin, d'autant que mangeant la grappe on aualle quant-&-quât le vin
doux contenu en icelle, lequel il ordonne en ceſte maladie
comme eſtant vn fort commode contre-poiſon, dont il faut
vſer continuellement. Il a dauantage ſurnommé l'oliue qui

Oliue ni-
chante.

eſt ſoubs le preſſoir nichante, pourautant que lors que lon
en tire l'huile, on amaſſe toutes les oliues en façon d'vn nid,
à celle fin que le preſſoir puiſſe porter ſur toutes. Dioſcoride
a adiouſté à ces remedes le ſang de jars, alors qu'il eſt tiré
nouuellement du corps, & qu'il eſt encore tout chaud. Santes Harduyn qui a pris peine de ramaſſer tous les remedes,
deſquels ſe ſont reſouuenus les autheurs qui ont eſcript des
venins, faict vn grand amas de receptes, auſquelles celuy
pourra auoir recours qui en voudra ſçauoir dauantage: car il
me ſuffit d'alleguer ce qui m'a ſemblé eſtre neceſſaire pour
l'intelligéce de noſtre matiere, ſans accumuler tant de remedes, qui ne ſeruent de peu, puiſque lon le peut faire à moins.

DE LA SANGSVE.

CHAPITRE XVIII.

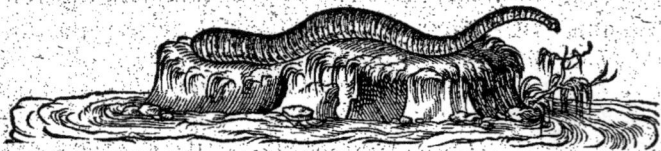

Βδέλλα,   *Hirudo*,   Sangſue.

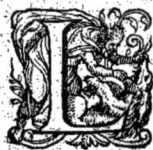

LA Sangſue eſt vn animal entaillé, lequel ſe
trouue ordinairement dans les eaux, & principalement en celles qui ſont bourbeuſes & li-
monneuſes, comme dans les eſtangs, viuiers, &
petits ruiſſeaux paſſants par les lieux mareſ-
quageux. Il y en a de deux ſortes: l'vne eſt marine viuante en
eſtangs

eſtangs marins : & l'autre ſe nourriſt dedans les eaux douces. La marine eſt ſemblable à celle de l'eau douce, dont
nous auons mis le pourtraict cy deſſus, ſinon en ce qu'elle
eſt beaucoup plus groſſe,& a la peau beaucoup plus dure:ce
qui faict qu'elle ne ſe ramaſſe pas ſi aiſement que l'autre : car
elle ne peut retirer que la teſte & la queue. Les Sangſues de
l'eau douce eſtants eſtendues,reſemblent fort bien à vn ver,
ou pluſtoſt à la queue d'vne ſouris : car elles ſe ramenuiſent
touſiours depuis le derriere iuſques au bout de la teſte:tou-
tefois elles ne ſont toutes ſemblables; car les vnes ont la teſte
plus grande que n'ont les autres, plus rouſaſtre & diſtinguee
de petites marques:elles ſont beaucoup plus dágereuſes que
celles qui ne ſont q̃ noires:elles ont toutes le corps faict quaſi
comme de petits cercles attachez les vns côtre les autres, au
moyen deſquels elles ſe ramaſſent quelquefois en vn glob,&
apparoiſſent larges & longuettes, comme vne febue : par ce
meſme moyen auſſi elles auancent en marchant premierement la partie de deuant, & conſequément celle de derriere. Elles ſont toutes venimeuſes : toutefois les vnes plus
que les autres : car celles qui ſe trouuent dans les eaux clai-
res & coulantes, ne le ſont pas tant : parquoy lors que lon
ſen veult ſeruir pour tirer le ſang, il les faut ſoigneuſement
deſgorger & les preparer,ſelon que l'art commande : autrement elles laiſſeront des vlceres en la chair, leſquels ſeront
fort dangereux & difficiles à guarir : ce qui ſe faict encore
dauantage, lors qu'en les arrachant elles laiſſent leurs teſtes
en la chair, comme il aduint anciennement à Meſſalin, qui
en auoit appliqué contre ſon genouil, dont il mourut : car
elles ont ceſte nature particuliere, qu'eſtants approchees de
l'vne des parties du corps, elles ſy attachent & en tirent le
ſang. pour ceſte cauſe elles ont eſté nommees par les Grecs
Bdelles, c'eſt à dire ſuççantes : & par les Latins Succeſang :
nous les nommons vulgairement Sangſue pour Sangſucce.
De la les Latins ont nommé les harengues & belles parolles,par leſquelles on tire de l'argent, les ſangſues de threſor.
Ciceron

Ciceron a vfé de cefte maniere de parler en quelque epi-
ftre. Or aduient il fouuentefois q ceux qui voyagent eftants
alterez & buuants à mefme de la premiere eau qu'ils rencontrent, & eftants courbez en maniere d'vn taureau, comme dict noftre autheur, & ne voyants ce qu'ils boiuent, laiffent entrer vne Sangfue auecques l'eau qu'ils tirent : ce que
Columelle efcript aduenir fouuentefois aux bœufs. La
Sangfue eftant ainfi, ou par quelque autre maniere, entree
dans la bouche, s'attache quelquefois à l'endroict du neud
de la gorge : ce que noftre poëte entend, quand il dict :

Elle fucce le fang, ou s'attache à l'endroict
Où le vent amaffe paffe par fon deftroict.

C A R en cefte partie le vent que lon refpire fe ramaffe en
vn, pour paffer par la luette, qui eft vne petite fente affez
eftroicte. quelquefois elle defcend plus bas iufques à la bouche de l'eftomach, & quelquefois iufques au fond diceluy :
là ou eftant attachee elle commence à fuccer. Ce qui ne fe
peut congnoiftre par fignes particuliers, ains feulement
par le rapport du malade. Il eft bien vray qu'il crache le
fang aucunefois aqueux, & en petite quantité, à fçauoir lors
que la Sangfue s'eft attachee contre vne petite veine : &
quelquefois il le rend fort naturel & en grande quantité,
lors qu'elle eft contre vne grande veine. toutefois cela peut
furuenir de plufieurs autres caufes, lefquelles defaillantes
peuuent donner quelque foubçon au medecin : car fi lon
ne voit autre caufe pour laquelle il doiue cracher le fang, &
que le malade rapporte qu'il a beu en la maniere que deffus, & qu'auecque cela il fe plaigne de fentir vn fuccement
en fon corps : alors on pourra vfer des remedes propres &
conuenables pour cefte maladie. En l'adminiftration defquels le medecin fe doibt propofer deux chofes : la premiere de faire lafcher prife à la Sangfue, la tuer & la iecter du
corps : l'autre de guarir l'ouuerture & l'vlcere qu'elle aura
faict. Noftre autheur, & ceux qui en ont efcript, ne fe font
fouuenus de ce fecond point, excepté de Gorris qui con-
feille

seille d'vser de gargarismes si le mal est és parties de la bouche, ou de medecines en boisson, si le mal est plus bas, lesquélles il veut auoir la vertu de nettoyer, de restraindre
doucement & d'eschauffer médiocrement : à cause que le
venin des Sangsues est froid . Les autres remedes par lesquels on pourra destacher & tuer la sangsue, doiuent estre
vn peu aigres, ou aigus, ou salez: ce qui s'experimente mesmes en celles qui sont attachees exterieurement : car pour
les tirer, il ne faut que leur iecter du sel ou de la cendre. Il
sera donques conuenable de faire boire du vinaigre mesle
auecques de la neige ou de la glace : du sel tiré de terre
(comme il s'en tire en quelques regions) ou faict artificiellement auec de l'eau de mer, ou de l'eau salee eschauffee au
soleil ou au feu ; de l'escume de sel, laquelle s'esleue par la
meslange que le saulnier faict lors qu'il mesle l'eau douce
parmy la salee, à celle fin de rendre le sel plus gracieux : ce
qu'il faict en temps sec au deffaut de l'eau du ciel . Le bon
medecin encore pourra selon l'exigence du mal composer
plusieurs medecines ou gargarismes, tant des choses susdictes, que de plusieurs autres escriptes par Dioscoride: toutefois il n'vsera de gargarismes, sinon lors qu'il verra le mal
n'estre plus bas que le dedans de la bouche, comme nous
auons desia dict.

R 5   D v

DV CHAMPIGNON,
CHAPITRE XIX.

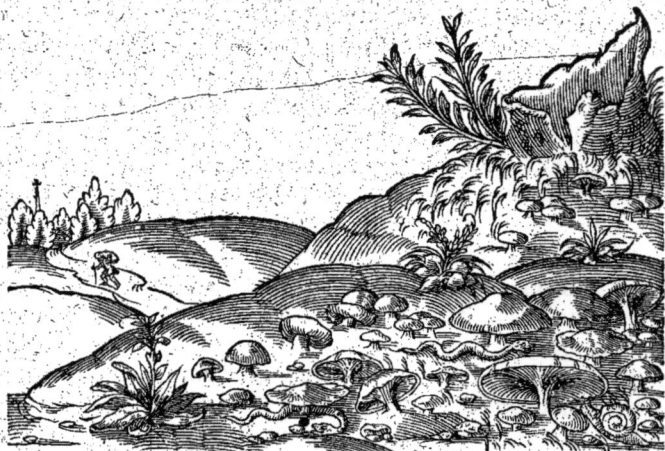

Μύκης, *Fungus*, *Champignon*.

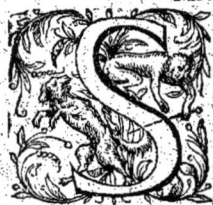

S'IL fut iamais neceſſaire d'eſcrire les remedes encontre les venins, pour obuier
aux inconueniens & aux mortels aguets,
leſquels par la malice des hommes nous
ſont dreſſez le plus ſouuent: c'eſt maintenant qu'il faut mettre peine de les recercher & mettre en auant en l'explication
de ce poiſon, lequel ne nous eſt offert en cachette par noſtre
ennemy, ny fardé ou deſguiſé ſoubs les bónes viandes: mais
pluſtoſt pourſuiuy auecques grand trauail par celuy meſme,
qui rompt & perd ſon repos, lors qu'il ſe leue matin pour aller cueillir le champignon, ou pluſtoſt pour chaſſer apres la
mort, comme il feroit apres vn lieure. laquelle toutefois il
ne deſtruiɛt l'ayant trouuee : ains la portant ſoigneuſement
en ſon logis, il ſ'en repaiſt, comme d'vne viande la plus ex-
quiſe du monde. puis qu'il eſt donques ainſi, & que les hommes ſont ſi friants de ce qui les tue ſouuentefois, il faut pour
le moins

le moins qu'ils entendent les moyens de se sauuer, & de ra-
couftrer la faute qu'ils auront faicte , & qu'ils congnoiffent
les moyens de difcerner ceux qui font les moins dangereux
entre touts. Le Champignon eft vn corps fpongieux, leger,
mol & blanc, lequel eft faict communement du limon de la
terre, ou du lieu auquel il croift : ce limon s'efleue par le
moyen d'vn fuc aigre : & ce principalement fur le point du
iour : pour cefte raifon Nicandre le nomme leuain de terre : car auffi le leuain a vne aigreur qui faict reuenir le
pain à la maniere du champignon , qui n'eft autre chofe
que le limon bourfouflé par vne petite aigreur , lequel a fi
grande affinité auecques le leuain , que fi le leuain eft de-
ftrempé en eau , & qu'il foit verfé en terre, l'endroict ou lon
auroit coupé vn tronc de peuple noir, il faict efleuer en bref
vne grande quantité de Champignons. Il y a de deux fortes Efpeces de
de Champignons: les vns font terreftres & les autres font ar- chapignons.
boriens ou foreftiers, c'eft à dire croiffants fur les arbres : les
vns & les autres fans racine, fans tige, fans feuille, fans fruict,
fans graine, fans mouelle, fans nerfs & fans veines. Entre les
terreftres font les potirons & moufferons, que ie penfe auoir
efté nommez par les Grecs & Latins Boletes : ils font couuerts d'vne petite peau blanche , deffoubs laquelle ils apparoiffent rouges. ce font ceux que Paul Æginete a eftimé eftre
les meilleurs. Ceux qui les fuiuent en bonté, ont efté nommés par les grecs Amanites; les troifiefmes Ægirites, qui croiffent fur le tronc du peuple noir , auecque le leuain, comme
nous auons defia dict. Les autres qui enfuiuent, ont tous diuers noms, felon la figure en laquelle ils font façonnez : car
ceux qui font faicts en maniere d'vn œuf, font nômés Oual-
liers: ceux qui font longuets en maniere d'vn doigt, font nômez Doigtiers: ceux qui font chiquetez & creuaffez comme
les efponges, font nommés Spôgieux, tels que font ceux que
nous nommons en François Morilles. Les autres font faicts
en maniere de buttes, ou comme vn pain de fuccre, & les autres en maniere de fufeaux, receuants diuers noms felon la
diuerfi-

diuerſité des païs & leur diuerſe façon . Il y en a encore que
les Latins nomment Lacinies, c'eſt à dire, decoupez: & croy
que ce ſoit ces grands que nous voyons eſtre faicts par dehors
en maniere d'vn bonnet à la Suiſſe, & par dedans creuacez
& fendus. Nous auons encore dauantage ceux q̃ nous nom-
mős Veſſe de loup & Piſſaulits, leſquels ſont faicts en poincte,
& ont la couleur plus-ſouuét rouſſe : ils rendét quelque petit bruit auecques vne fumee, lors que lon marche deſſus.
Voila quát aux terreſtres que les poëtes ont nommez Fils de
la terre, pour autant qu'ils viennent ſans graine. il y en a toutefois pres Paris de grands & larges, leſquels portent par deſſus leurs teſtes quelque choſe preſque ſemblable à de la graine, laquelle eſtát ſemee en temps pluuieux, faict croiſtre vne
grande quantité de champignós. Les arboriens ou foreſtiers
naiſſent ſur les arbrés, & principalement ſur leurs racines: ce
qui ſe faict par l'humeur ſuperabondant d'icelles ; non plus
ne moins que faict l'Agarie qui n'eſt auſſi autre choſe qu'vn
Champignon arborien, croiſſant en façon d'eſpongeː toutefois il eſt de diuerſe nature , pourautant qu'il croiſt à plus
longs traicts. Entre les arboriens les vns ſont nommez aureil-
les de Iudas pourautant qu'ils ſont faicts en façon de aureil-
les, & les autres ſont auſſi nommez Riſſolles pour la ſembla-
ce qu'ils ont auecques des riſſolles, leſquelles repreſent la façon d'vn demicercle , ainſi que communement on faict les
paſtez de venaiſon. Entre touts les champignons les vns ſont
bons à manger (ſi bons on les doibt nommer) & les autres
ſont dangereux & venimeux : ou de leur propre nature,
ou par quelque accident ou inconuenient. Ceux qui le ſont
de leur propre nature, ſont les Veſſes de loup, les Piſſaulicts
& ceux qui croiſſent ſur les arbres, mauuais de leur nature,
cóme eſt l'Yf: ſur ceux leſquels ſe deſchargent de leurs mauuais excrements en iceux: comme eſt le Cheſne, l'Yeuſe qui
eſt vne eſpece de Cheſne, que les Latins ont nommé Ilex: le
Grenadier & l'Oliuier, ainſi que nous pouuons retirer des
vers de Nicandre, leſquels eſtoyent eſcripts en ſes Georgic-
ques, &

ques,& lefquels font alleguez par Athenee en cefte maniere:

Le champignon mortel & humide & pefant
Croiffant fur l'oliuier eft toufiours mal faifant :
Il porte auecque foy la mort pernicieufe
Croiffant au grenadier, au chefne & à l'yeufe.

LEs mortels par inconuenient furuenu font ceux, lef-quels naiffent pres quelques cloux rouillés, ou pres de quel-ques panneaux & drappeaux pourris, fur le fiens pourriffants & pres les cauernes des ferpens ; à caufe qu'eftáts alainés d'i-ceux, ils retiennent aifement le venin: car ils font tendres & fpongieux. Le moyen pour les bien recongnoiftre eft, que in-continent qu'ils font cueillis, & que lon les nettoye, ou que lon les couppe auecques le coufteau, ils palliffent, ils fentét le relant: ils paroiffent ou plombés, ou noirs, ou verdoyants: & apres qu'ils font cuicts, ils font gluants, & f'attachent les vns contre les autres. Au contraire les bons à manger retiennent leur blancheur auecque vne rougeur viue : tels que font ceux qui croiffent és prez & fur les montaignes, defquels Horace a dict :

Les champignons font fort bons de nature,
Qui dans les prez tirent leur nourriture :
Mais il ne faut aux autres fe fier.

Toutefois encores qu'ils foyent tels, fi eft-ce que lon ne leur donne point le nom de bon, finon à la difference des premiers, comme eftants moins dangereux: car comme dict Galen, les champignons font froids & humides, & pour cefte caufe ils approchent de la nature venimeufe, mefmes, dict il en vn autre endroict, les potirons ou moufferons (qui toute-fois font les meilleurs entre tous) font vne nourriture phleg-matique, froide & de fort mauuais fuc, fi lon en vfe beau-coup. pour cefte caufe Pline les met au rang des viandes qui fe mangent temerairemét, & Iuuenal les nomme doubteus. Pour à quoy obuier, on les doibt preparer en la cuiffon, y ad-iouftant des pommes, ou poires fauuages, ou bien des dome-ftiques au deffaut d'icelles, pourueu qu'elles foyét aigrettes:
les feuil-

les feuilles ou l'escorche des arbres mesme ont pareille vertu
que le fruict : ce que Cephisodore disciple d'Isocrate semble
auoir notté és vers recités par Athenee, ou il dict que deuant
que de manger des champignons ou de quelque autre viáde
estouffante, il veut manger des pommes aigres. Les accidéts
suruenants à ceux qui ont mangé les champignós venimeux
sont tels qu'il ensuit. Premierement ils induisent vne passion
estouffante & cóme estranglante, auecque vne cholicque :
ce qui se faict par les ventositez & les humeurs espaiz engendrés de la substance des champignós, lesquels, comme nous
auons dict, sont froids & humides. Ce qui est aussi commun
apres la prise trop abondante de ceux que nous auons dict
estre bons. Les autres ont cecy dauantage, qu'ils vlcerent l'e-
stomach & les boyaux, & les poignent incessammét, ils rendent le corps palle, ils arrestent l'vrine, ils excitent vn froid,
vn tréblement, vn arrest de poulx, vne deffaillance de cœur,
vne froide sueur & la mort en la parfin, si de bon heure lon
n'y remedie : premierement par vomitifs & par clysteres : secondement par les choses qui ont vertu de desseicher & d'e-
schauffer : telles que sont le Refort, la Rue, la cendre de per-
uanche beuë auecque du vinaigre, le pied d'Alexandre, le
nitre, le cresson, le seneué, la cendre de lie de vin, la fiente de
poulle puluerisee & buë auecque de l'oximel . Dioscoride
adiouste la cendre de sermét ou celle des bráches de poirier
sauuage prise auec du sel, du nitre & de l'oxicrat, qui est vne
mesláge faicte d'eau & de vinaigre. Il adiouste aussi auecque
la mesme meslange des œufs de poulle, & vne dragme de
Sarasine & beaucoup d'autres remedes . La fleur de vieil
cuiure est fort desliee, & pour ceste raison elle tire hors du
corps l'humeur espais, ainsi que escript Dioscoride en son
cinquiesme liure : parquoy elle est fort commode contre les

champignons. La fleur de cuiure se faict lors que lon iecte
de l'eau froide dessus vne piece de cuiure rougie au feu . car
estant par ce moyen soudainement rafraischie, elle iecte cóme vne petite escume, laquelle s'endurcit & s'amasse en façó

de graide graine de millet. L'vn des plus excellents remedes contre ce poison se pourra tirer de la Theriacque & Mythridat pris auecque du vinaigre, ou de l'oximel, ou de l'eau de vie. Mais le plus court sera, au deffaut des dessusdicts, de faire cuire du poiure auecques le meilleur vin qu'il sera possible de trouuer, & le boire : puis apres manger vn ail tout cru qui est le Mythridat & la Theriaque plus cõmune des bonnes gens de village. Ce que nous auons dict cy deuant de la malineté des champignons venimeux par accidét, peut aduenir aux Trusfes que les Latins nomment Tubera. Car selon la sentence de Diphille, il y en a quelques vnes qui excitent des passions estouffantes, ainsi que les champignons : contre lesquelles aussi ie pense qu'il sera bon d'vser des mesmes remedes que nous auons ordonné.

D'abondant encore nostre poëte a ordonné les grains de Meurtre : ce qu'il a faict en la fin de son liure, quasi l'ayant oublié à mettre à l'endroict auquel il parle du chápignon. Il veut donques que lon prenne la graine ou le fruict de Meurtre, qu'il nomme pourpre florissant, pour autant qu'il est de couleur entre rouge & noir : toutefois beaucoup plus noir q̃ rouge. Il dict aussi qu'il meurist aux rayons hyuernaux, pour-autant qu'il est fort tardif. Ceste graine doibt estrer broyee affin d'en tirer le suc lequel il faut dõner a boire à celuy qui aura esté empoisonné par les champignons. Nicandre ne nomme pas le Meurtre, toutefois il en faict si facille description, que aisément on apperçoit ce qu'il veut entendre par la fable vulgaire du iugement donné sur la montaigne Ide, pres Troye, par le beau Paris, lequel adiugea la pomme d'or à Venus nommee par les poëtes Escumiere, pour autant qu'elle fut engendree de l'escume de la mer. Apres ce iugement, elle se couronna de Meurtre en signe de victoire. Parquoy Palla & Iunon nommee Samiéne (à cause de l'isle de Samos, ou elle estoit adoree) prindrent en hayne le Meurtre, comme estant tesmoing de la honte qu'elles auoyent receuë, lors que Venus leur auoit esté preferee.

Pourpre florissant.

Ide.

Escumiere.

Iunon Samienne.

D v

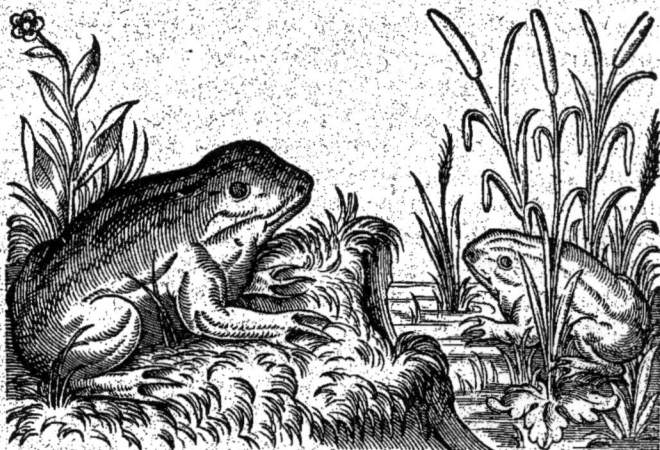

Φρῦνος, καὶ βάτραχος ἕλειος, *Rubeta, rana palustris, Verdier*
& Crapaux.

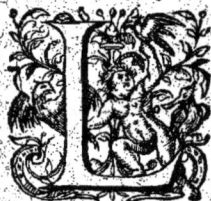

L E s François ont diuiſé en deux toutes les
ſortes de grenouilles : les vnes ſont venimeuſes, leſquelles ils nomment proprement Crapaux. Les autres ne ſont point
venimeuſes, & retiennēt le nom de Grenouilles , deſquelles nous n'entendons
parler en ceſt endroict. Il y a trois ſortes de
Crapaux : à ſçauoir les Verdiers, autrement nommez Greſ-
ſets, les Crapaux d'eau, & les Crapaux muets. Les Verdiers
ſont ceux que les Latins ont nommé Rubettes, pourautant
qu'ils ſont ordinairement parmy les buiſſons. ils ſont grands
& gros comme vne petite Tortue : ils ont deux ſaillies ſur le
front, & ſont ſemblables à la grenouille, excepté qu'ils ſont
noiraſtres, & ont le muſeau beaucoup plus large & arondy.
ils ſenflent, & ſe heriſſent alors que lon les aſſaut (ce qui eſt
auſſi

Le Crapault d'eau.

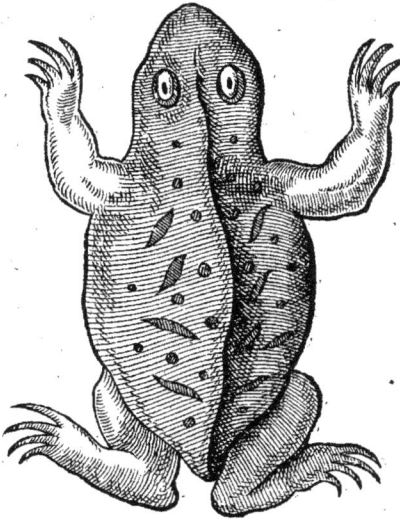

auſſi commune à ceux de meſme eſpece, dont nous parlerõs
apres) de la eſt venu la commune ſimilitude Françoiſe de
l'homme fier & orgueilleux auecque le crapaut: car on dict,
qu'il ſenfle comme vn crapaut. Ils ſeſleuent contre les paſſants, & les infectent de leur haleine, car elle a la puiſſance de
mal-faire. Ils ſont ſurnommez de l'eſté par noſtre autheur,
pourautant que principalement ils apparoiſſent en eſté, lors
que les ſorciers & empoiſonneurs les recerchent pour ſen
ayder. La ſeconde eſpece eſt celle, que les François nommẽt
ſimplement Crapaut, lequel ſe trouue le plus ſouuét parmy
les lieux humides, comme dans les mareſquages, & lieux qui
ſont bourbeux, pour laquelle cauſe auſſi ils ſont nommez
Crapauts d'eau. ils ſengendrent dans lés caues, & ſoubs les
groſſes pierres, ils ſont preſque ſemblables aux grenouilles:
ils ont toutefois le muſeau plus aigu, & les iambes plus courtes, en quoy ils ſont auſſi aucunement diſſemblables d'auec-

S   que

que le Verdier. ils ont la peau plaine de petites boſſettes, &
toute tachettee de marques griſſatres: ceſte peau eſt eſpaiſſe
& dure, tellement que le plus ſouuét on a peine à la percer:
ce qui eſt auſſi plus difficile, à cauſe que lors que les crapauts
s'enflent, elle obeit dauantage aux coups que lon luy donne.
Ces deux premieres eſpeces, ſont celles dont le plus cômu-
nement s'aydent les ſorciers & ſorcieres de la France; & ce en
pluſieurs manieres leſquelles proufitent beaucoup plus eſtât
cachees que deſcouuertes. La troiſieſme eſpece de Crapaut
eſt celle que lon nomme muette. Le Crapaut muet eſt fort
petit à la conference des deux premiers: il eſt vert & ſe tient
ordinairement entre les roſeaux, à raiſon deſquels auſſi il eſt
nommé, comme dict Pline, le Crapaut Calamite: il eſt auſſi
nommé muet, pourautant qu'il n'a aucune voix, comme les
deux premiers, & principalement comme le Verdier des marets. Ce petit Crapaut eſt quelquefois pris par les bœufs ou
les vaches, & auallé auecque les herbes qu'ils paiſſent, dont il
leur ſuruient vne telle enſlure de tout le corps, qu'ils en cre-
uent le plus ſouuent. S'il aduient que les ſorciers ou autres
ayent baillé vn poiſon faict & compoſé du venin de Verdier:
ou que lon ayt mangé des herbes ſur leſquelles il ayt vomy
ſon venin, le corps du malade deuiendra tout iaulnaſtre, ain-
Tapſe. ſi qu'eſt le Tapſe qui eſtoit anciennement vne herbe de laquelle on s'aydoit à teindre: toutefois nous ne pouuons pas
maintenant la rapporter aux noſtres. Ce qui aduient non
tant à cauſe de la complexió de ce venin qui eſt froid & humide, que de ſa malineté particuliere, laquelle pourrit les
humeurs, & ainſi elle bruſle le corps, ou bien elle le faict enfler: elle eſleue des hocquets & vne puanteur, ainſi comme
faict toute autre pourriture. Ceſte enſlure principalemét excitee par les humeurs abondants, preſſe tellement la poictrine, que le malade eſt contrainct de retirer ſon vent auecque
vne fort grande peine. car l'entredeux trauerſant, que les
Grecs nomment Diaphragme, ne pouuant auoir ſon mouuement libre, le redouble incontinét, & faict haſter le cours
de l'ha-

de l'haleine. Ælian en escript dauantage, & dict que celuy
qui regarde le Verdier & qui en est en mesme heure regardé, tellement que la veuë d'iceluy vienne iusques à celle de
l'homme, incontinent il en deuiendra blesme, ce qui toutefois, dict il, n'est de longue duree. nous auons parlé de cecy
en vn autre endroict. Ceux qui sont empoisonnez par le venin du Crapaut d'eau, perdent incontinent l'appetit, ils sentent vne humidité en la bouche, vne enuie de vomir, vne
deffaillance, vn vomissement & vn grand mal de cœur, ce
qui se faict tant à raison de la particuliere malineté, que par
l'humidité & froidure du poison. Le venin du Crapaut muet
a presque les mesmes accidens que le Verdier : car il donne
vne couleur de buys, c'est a dire, iaunastre, & outre les acci-   Couleur de
dens susdicts il coniure encontre la race de l'homme, telle-   buys.
ment qu'il s'attache particulierement aux parties destinees
par la nature pour la perpetuité du genre humain. Car il
corrompt les conduicts de la semence, si bien q ne pouuant
plus estre retenue en iceux, elle sort outre le gré de celuy qui
est empoisonné : & pour ceste cause nostre Poëte nôme ceste
semence sterille, comme estant rendue impuissante par la
froidure & humidité du poison. Tels sont les accidés du venin des crapaux : toutefois ils sont diuersifiés selon la nature
des venins, que lon mesle en la côposition des bouccons que
lon en faict, tellement qu'il se peut faire que tous ces accidens n'aduiendront pas à ceux qui en auront esté empoison-
nés. Mais c'est vne chose que communement nous apperceuons en nostre France, que la pluspart de ceux qui sont em-
poisonnés, cheent en vne iaunisse, par la malineté de ce poison, lequel s'attache au sang, & aux parties destinees pour la
nourriture du corps, les desseichant, tellement qu'apres la
mort elles apparoissent toutes endurcies & empierrees, &
principalement le foye, lequel a le plus enduré. Or pourautant que ce venin est ennemy mortel de toute sa substance,
il faut combatre auecque luy tant par qualites manifestes,
que par contrepoisons particuliers : ce qui se fera apres le vo-

miſſement & les clyſteres. ſa complexion eſt froide & humide,& pour ceſte cauſe il eſleue des ventoſités eſpaiſſes , parquoy Nicandre ordonne de la poix qui eſt chaude & ſeiche,
& qui digere & diſſout les eſpaiſſeurs par la force des parties
ſubtiles dont elle eſt compoſee. elle ſe doibt boire auecque
du bon vin,ſelon Aeſſe. bref toutes choſes chaudes ſont fort
bonnes en ceſt endroiĉt. Le côtrepoiſon particulier ſe prend
de la ratte meſme du Verdier, ou d'vn bouillô de grenouilles de mer cuittes auecque du vinaigre , ou bien des grenouilles roſties . la raiſon de cecy ſe pourra retirer du premier chapitre de noſtre premier liure . encontre ce poiſon
auſſi, & principalement contre celuy du Crapault muet, il
faudra prédre du bon vin, & y meſler de la racine de roſeau,
ou de ſouchet, que Nicandre a nommé Ayme-vie, à cauſe
que depuis qu'il commence à croiſtre en quelque endroiĉt,
il y abonde en grande quantité & augmente touſiours. Il en
a faiĉt deux eſpeces, comme diĉt l'interprete Grec, l'vne
maſle & l'autre femelle.i'ay nommé la premiere Souchet,&
la ſecôde Souchette.Apres que lon aura vſé de ces remedes,
& que le malade commencera à ſe mieux porter , il faudra
le faire eſtuuer en eſtuues ſeiches,pour ouurir les pertuys du
cuir, & pour tirer par la ſueur ceſte partie d'humeur qui luy
auoit faiĉt changer la couleur. Il le faudra auſſi baigner bien
ſouuent,& le promener,à celle fin de deſeicher & euacuer la
grande humidité cauſee par le poiſon : & pour exciter auſſi
la chaleur naturelle, laquelle eſt comme aſſommee par la
froidure & eſpaiſſeur des vapeurs eſparſes au dedans du
corps. Car tout le but de la gueriſon en cecy eſt de diſſoudre
&deſaſſambler les cauſes qui apeſantiſſent le corps du mala-
de:cela toutefois ſe doibt faire auecque diſcretion,& ne le
faut entreprendre ſans le conſeil du medecin bien entendu
en cecy. lequel touſiours doibt eſtre mandé en tels inconueniens, ſi ce n'eſt que le temps ne le permette,& que la neceſſité ſoit vrgente, pour laquelle principalement i'ay eſcript
ces deux liures . Il y a encorés beaucoup d'autres remedes

Ayme-vie.

Souchette.

contrai-

contraires à ce poiſon,comme le ius de butoine,de plantain, d'armoiſe,& le ſang de tortue pris auecque du vin : leſquels ſe pourront lire à loiſir dans les autheurs anciens par ceux qui en voudront ſçauoir dauantage . Nous noterons toute-fois que non ſeulement ce venin eſt dangereux, eſtant pris par la bouche ; mais auſſi eſtant attaché au cuir par dehors: ainſi qu'il aduient ſouuétefois alors qu'en tuant les crapaux ils font iaillir leur venin encontre ceux qui en approchét de trop pres. Parquoy il faut diligément eſſuyer la place & ap-plicquer deſſus quelques vns des remedes dont nous auons parlé au premier liure en la guariſon des playes faictes par les beſtes venimeuſes, & principalement au chapitre du Chien enragé:là ou nous auons eſcript de ſon eſcume.

DE LA LITHARGE ET DE L'AR-
GENT VIF. CHAPITRE XXI.

Λιθάργυρος, Spuma argenti, Litharge.

Ύδράργυρος, Argentum viuum, Argent vif.

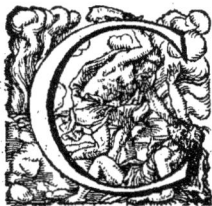

CE que les Grecs ont nommé Litharge ou pierre d'Argent,a eſté nommé par les La-tins Eſcume d'argent, encore qu'il doiue eſtre pluſtoſt nommé eſcume ou pierre de plomb,que d'argent; ſi lon veut conſi-derer ſa naiſſance. La Litharge eſt vn me-dicament metallique, c'eſt à dire compo-ſé artificiellement de quelque metail; car elle ne ſengendre pas naturellement,comme faict l'or ou l'argent: mais elle eſt faicte de metaux naturels : & pour ceſte cauſe elle eſt miſe au rang des choſes qui ſe font aux ſecondes fournaiſes, auſ-quelles on commence à ſeparer & affiner les metaux. toute-fois elle eſt faicte principalement de plomb,vne grande par-tie duquel ſe conuertit en eſcume, & l'autre en marc ou lie, nommee par les Grecs Mólibdone, & Plombagine par les

Latins

Latins. Elle eſt faicte en cinq manieres : premierement de plomb, ſoit en mine, ou en pierre, ou en lames cuictes dedãs la fournaiſe, iuſques a ce qu'elles ſoyent conuerties partie en eſcume & partie en plombagine: ſecondement elle eſt faicte de la meſlange de plomb & d'argent : tiercement de plomb & d'or: quartement de plomb, d'argent & d'or : cinquieme-ment de cuiure & de plomb . Dioſcoride a parlé des trois premieres, & leur a donné des noms particuliers. Il nomme la premiere plombeuſe, la ſeconde argenteuſe, la troiſieſme doree, la quatrieſme & cinquieſme ont eſté adiouſtees par George Agricola excellent eſcriuain des metaux . La meil-leure de toutes, de laquelle nous nous aydons principalemẽt en medecine, eſt celle qui eſt faicte de plomb, & d'or, & qui eſt iaulne : toutefois nous en vſons de deux ſortes, à ſçauoir de la blanche nommee argenteuſe, & de la iaulne nommee doree: & ainſi ces deux mots ne ſignifient pas ſeulement la matiere, dont la Litharge eſt faicte ; mais auſſi la couleur qu'elle porte, & laquelle s'imprime en la Litharge, ſelon le degré du feu : car ſi elle ſent le feu plus aſpre & plus conti-nuel, elle ſe faict iaulne: ſi non, elle demeure blanche. Dauã-tage ſi elle eſt long temps dans la fournaiſe d'embas, en la-quelle elle tombe eſtãt faicte, elle s'amaſſera en groſſes maſ-ſes eſpaiſſes & peſantes: ſi elle en eſt retiree plus ſoudain, elle ſera ſeulement comme enflee & plus legere . La premiere, comme dict Pline, eſt nõmee par les Grecs Stereotide, c'eſt a dire, maſſiue; & la ſeconde Pneumene, c'eſt a dire enflee : toutefois il en eſcript vn peu autrement que ne faict Agri-cola. Matthioli au commentaire qu'il a faict ſur les liures de Dioſcoride, ſemble n'eſtre en tout & par tout de ceſte opi-nion, quant eſt de la Litharge argẽteuſe & doree : car il dict, que la couleur doree, ne ſe faict que de la vapeur de cuiure rouge meſlee dedans le plomb : & la couleur argenteuſe par la vapeur de l'argent: tellement qu'il conclud, que la Lithar-ge n'eſt autre choſe que du plomb meſlé dans la vapeur de cuiure ou d'argent.

Or enco-

Or encores que Nicandre n'ait parlé que de la Litharge;
toutefois i'adioufteray en ceft endroict l'Argét vif,& cy apres
quelques autres metaux, lefquels eftants trop cognuz par le
vulgaire, meritent bien d'eftre mis en cefte endroict, à celle
fin que fil aduient que quelqu'vn en abufe, comme certainement il fe faict trop fouuent; au moins que lon en fache
la guarifon.

L'argent vif a efté ainfi nommé, pourautant qu'il eft qua- L'argent vif.
fi comme en vn perpetuel mouuement, & femble qu'il foit
vif. Ariftote le nomme argent liquide coulant ou fondu :
Diofcoride & le cómun des Grecs Hydrargyre, c'eft à dire,
argent aqueux : toutefois Pline feft abufé en l'explication de
ces deux mots. L'argent vif eft vn meţail liquide & coulant
comme l'eau : il eft fort mobile, & reprefente l'argét en couleur : il eft toutefois vn peu plombé. Ceux qui en ont efcript,
en ont faict de deux fortes : L'vn eft naturel & pur, lequel fe
trouue dedans les mines d'argent pendant aux voultes d'i-
celles. L'autre eft artificiel, & fe faict en la maniere que Diofcoride en a efcript la façon en fon cinquiefme liure. Les deux
font d'vne mefme nature, & de pareille fubftance, à fçauoir
pefante, fubtile & froide au toucher : & encores qu'ils foyent
coulants, toutefois ils ne rendent point les places humides,
par lefquelles ils coulét, à caufe qu'ils ont vne feichereffe naturelle & profonde en leur centre; toutefois en partie meflee
parmy leur humidité exterieure, par laquelle elle eft temperee. Les Alchemiftes ont fi grande opinion de ce metal, que
la plufpart d'iceux l'ont couru à force d'or & d'argent pour
l'arrefter : & toutefois n'eftants encor venus à bout de cefte
entreprife, & famufants tous apres ce iouët a foux, ils ont
fans y penfer pour recompéfe de leurs frais & de leur peine,
rètiré des poifons trefdangereux, lefquels ils ont experimétés les premiers : car le meflant auec vne infinité d'autres
drogues, ils ont faict des compofitions les plus eftranges &
pernicieufes que lon fache rencótrer. De la eft venu le fubli-
mé & le precipité vn peu trop cognuz en noftre France . de

là aufli ils ont acquefté des tremblements de tout le corps,
des apoplexies, des retirements de nerfs & des maux infup-
portables aux ioinctures. bref, ie ne voy point qu'il y ait autant de proufit en la congnoiffance de ce metail, comme il
y en auroit f'il eftoit incongnu : car certainement ie ne trouue en quoy il approche de la nature humaine, finon entant
qu'il eft fort grand amy de l'or, auquel feul il f'attache de
foy-mefme & fans aucun artifice, & lequel feul il reçoit dedans foy : car toutes autres chofes nagent deffus luy, excepté
l'or. Toutefois lon en a receu quelq ayde en la guarifon de la
verolle, laquelle eft telle, que lon ne luy en doibt dire grand
mercy : car entrant dedans la tefte & dans les nerfs, voire
quelquefois iufques aux os, il efmeut vne telle defcéte d'humeurs, principalement fur les genffiues & en toute la bouche, qu'auecque les bons il faict fortir les mauuais : & qui le
laifferoit faire, il en feroit fortir l'ame. Aufli voyons nous cô-
bien il eft dangereux à goüuerner, principalement par vn taz
de greffeurs de femmes, & d'ignorants, lefquels fe meflants
en la republicque, ainfi comme vne pefte, font caufes d'vne
infinité de maux, pour auoir fans efgard & fans la confidera-
tion qui leur deffaut, manié ce trompeur medicamét. Il n'eft
toutefois queftion d'entrer maintenant en cefte difpute, &
me fuffit d'auoir dict cecy par maniere d'aduertiffement. Ie
ne m'arrefteray aufli à difcourir dauantage de la nature du
vif argent, comment il n'a plus grand ennemy que le feu, lequel le faict monter incontinent en haut, encores qu'il foit
fort pefant, & lequel mefme luy faict quitter l'or fon plus
grand amy qu'il ait point : ie diray feulement qu'a peine fe
trouue il homme qui a bon droict fe puiffe vanter d'entten-
dre fa nature & vertu en tout & par tout. Diofcoride a efcript qu'il eft venimeux eftant pris par la bouche : pourautát
que par fa grande pefanteur il perce & ronge les parties de
dans, & faict les mefmes accidens que la Litharge, c'eft à fçauoir vne pefanteur dedans l'eftomach & des grandes vento-
fités & douleurs dans le ventre, pareilles à celles, comme dict
noftre

nostre poëte,qu'endure vn malade de trenchees : ce qui aduient en partie à cause du rongement de boyaux. Il suruient
aussi vn arrest d'vrine, à raison de la douleur qui esmeut vn
flux d'humeurs aux parties interieures du corps, esquelles la
vessie est situee; & par ce flux d'humeurs les conduicts sont
estouppez; & le corps en dèuient enflé,lequel aussi represente vne couleur plombee, à raison des humeurs infectés par
la Litharge qui retiét en tout & par tout la nature du plomb,
& par l'argent vif qui represente aussi la couleur d'argent,ti-
rant vn peu sur le plombé. Voila les accidents que Dioscoride a escript suruenir à ceux qui ont pris la Litharge ou l'Argent vif,lesquels il a pris de mot a mot du passage de Nicandre,& n'y a adiousté aucune chose.Galen le passe assez legierement au chapitre qu'il en a faict particulierement, & confesse n'auoir experimenté sa nature : toutefois il le met au
nombre des venins qui sont contraires en tout & par tout à
la nature humaine, au cinquiesme liure des Simples . Matthioli a escript qu'il est froid & humide extremement , que
par sa froidure il gelle les humeurs du corps , & que par son
humidité pourrissante il les infecte:dont il aduient que ceux
qui l'ont pris,rendét vne haleine puante,& semblable à celle
que rendent les verolles qui en sont frottez : toutefois qu'il
ne faict point de mal, si ce n'est que lon le prenne en grande
quantité , pourautant qu'il se meut tousiours & descend
vers bas : ou bien si ce n'est qu'il soit meslé auecques quelque autre drogue,qui ait vertu de le retenir.

La guarison de ces venins consiste en deux points:le premier commande d'empescher que les parties de dedans, ne
soyent rongees : & le second monstre les moyens de digerer
l'enflure du corps, & d'ouurir les conduits estouppés . parquoy apres que lon aura vsé de vomitifs & des clysteres ; il
faudra donner du laict nouuellement traict & principalement de celuy d'Anesse, puis apres le faire vomir . Les con-
summés de veau & de poulles sont fort propres: l'huille d'a-
mandes douces,& autres telles choses,desquelles nous auons

parlé

parlé par cy deuant en la guarifon des Cantharides. Cela
faict, il faudra vfer des autres remedes qui ont vertu d'ouurir
& de digerer, comme la Myrrhe prife au poix de deux oboles. Diofcoride en ordonne huict dragmes, toutefois ie penfe
que le paffage foit depraué: & que au lieu du huict dragmes
il faille efcrire deux oboles. La liqueur d'Orualle nommee
vulgairement Toute-bône, a la mefme vertu comme auffi a
la graine; le Millepertuis, l'Hyfope, le figuier fauuage, la graine de Perfil, le poiure, le trouefne, & les fleurs de Grenadier.

Ifthmien. Nicandre a furnômé le Perfil du mot Ifthmien, & a allegué
affez brefuement vne fable, laquelle fert beaucoup pour l'intelligence de ce mot. Elle eft efcripte par Pindare en fes Ifth-
miennes, par Ouide au quatriefme de la metamorphofe, par
Ciceron au premier de fes Tufculanes queftions, & par Paufanias en la fin de fon premier liure: Athamas deuint enragé
à la pourfuitte de Iunon, laquelle luy donna vn bruuage dôt
il fut empoifonné : eftant ainfi hors de fon fens, il tua vn de
fes fils nommé Learche. Ino, qui eftoit fa femme, indignee
d'vn tel acte, print fon autre enfant, nommé Melicerte, & fe
iecta auec luy du haut d'vn rocher dedans la mer, dont Venus compaffionnee pria Neptune le dieu de la mer, d'auoir
Melicerte. pitié de Ino & Melicerte: ce qu'il accorda, & lors il transforma la mere en vne deeffe de mer, que lon nomme Nereide;
& fut nommee Leucothee, c'eft à dire, deeffe blâche: les Latins la nomment Matute ou Aurore. Melicerte fut transfor-
mé en vn dieu marin, & fut nommé Palemon: fon corps fut
porté par vn daulphin iufques au bort pres la ville de Corinthe : & là eftant trouué par les Corinthiens (autrement nô-
Sifyphides. més Sifyphides à caufe de Sifyphe, qui fonda premierement
leur ville, & la nomma Corcyre) il fut enterré honnorable-
ment: & tant en fon honneur que celuy de fa mere, l'oracle
d'Apollon commanda que lon feift des tournoirs, lefquels
furent nommés Ifthmiés, dont auffi Ino eft quelquefois nômé deeffe Ifthmiéne par Euripide. ce nom leur fut donné à
raifon du lieu auquel Corinthe eft fituee. Car elle eft au deftroict

ftroict qui eft entre le païs d'Athenes & de Peloponeffe, ou
de la Moree,& lequel feulement empefche que tout ce païs
ne foit vne Ifle , ayant d'vn cofté la mer Ægee, & de l'autre
cofté celle que lon nommoit Ionienne. pour cefte caufe auffi Corinthe eft nómee particulierement par les poëtes Dou-
ble-marine. Ces deftroicts de terre font nómés par les Grecs
Ifthmes : comme les deftroicts de mer Porthmes, tel qu'eft ἰσθμός.
celuy de Gilbathar. De la donques ces tournoirs furét nom- πορθμός.
més Ifthmiens:efquels le victorieux eftoit couronné de Perfil au commencement qu'ils furent inftitués: & ainfi le Perfil fut nómé Ifthmien : fa graine eft ainfi nommee Nemeen- Nemeennes
ne, par noftre autheur aux Theriaques, pourautant qu'aux
iouftes Nemeennes on auoit accouftumé d'en couronner
les victorieux auffi bien que de Pin. Plutharque en la vie de
Thefee efcript, ĝ ce tournoir fe faifoit de nuict, & qu'il fer-
uoit feulement de preparatif aux autres , lefquels fe deuoyent faire le iour fuyuant en l'honneur de Neptune,& lefquels furent inftituez par Thefee . Les quatre tournoirs de
la Grece ont efté compris en l'epigramme Grec,que lon dict
auoir efté compofé par Archias poëte, entre lefquels ceftuy-
cy eft nombré . Il y a, dict il, quatre tournoirs en la Grece.
deux fe font en l'honneur des dieux, à fçauoir de Iupiter &
d'Apollon : les deux autres en l'honneur des mortels : a fçauoir de Palemon & d'Archemore. les pris eftoyent, la pomme,l'oliuier fauuage,le perfil & le pin. Les tournoirs Olym-
piens fe celebroyent pour Iupiter,les Pythiens pourApollon;
les Nemeens, pour Archemore ; & les Ifthmiens pour Palemon. Les odes de Pindare font plaines de ces fables : comme ayant efté faictes en l'honneur des quatre tournoirs de
la Grece.

DE

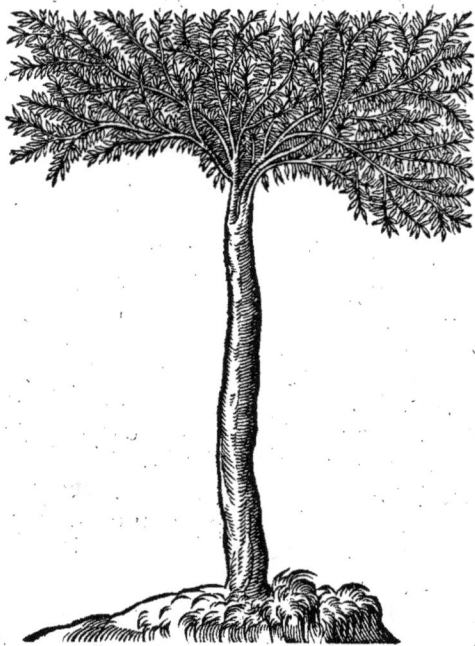

Σμίλαξ,   *Taxus,*   *If.*

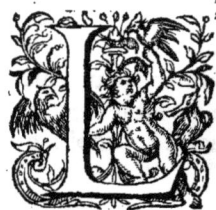

L'I F eſt vn arbre ſemblable au Sapin en
feuilles & en grãdeur,cóme eſcript Dioſcoride; toutefois il ne croiſt pas du tout ſi
haut, & a les feuilles vn peu plus eſpeſſes
& les branches plus courbees: il porte des
petites pommettes, cóme celles du Lierre,mais vn peu plus groſſes:elles ſont rougeaſtres, douces & vineuſes. Le bois eſt rougeaſtre tirant ſur
le noir: il eſt beau & fort; tellement que lon en faict les arcs,
leſquels ſont trouuez les meilleurs & plus roides entre touts.
Il croiſt cómunement ſelon Dioſcoride en Italie,en Languedoc,prin.

doc,principalement vers Narbonne, & en Espaigne. Celuy
dont i'ay donné le pourtraict cy deffus, eft en vn iardin de
Paris, nommé vulgairement le Iardin des Arbaleftriers. Nicandre a dict, qu'il croift deffus la môtaigne d'Oethe, qui eft Oethe.
en Grece, entre Macedoine & Theffalie. c'eft celle en laquelle les poëtes difent que Hercule fe brufla. La graine & le
fuc de ceft arbre pris par la bouche; voire l'ombre feulle, eft
fi dangereufe, que quelques vns ont penfé que le Toxique,
dont nous auós parlé cy deuât, fut vn poifon côpofé de quelque partie de ceft arbre. Et dauantage le vin que lon met
dedans les barils faicts de bois d'If, a la force de faire mourir
celuy qui en boit. Les cheuaux, taureaux, bœufs, vaches,
moutons, & autres beftes de parc, qui mengent des feuilles,
ou qui dorment à l'ombre de Lif, font empoifonnez: tellement qu'il femble que ceft arbre non feulement foit ennemy de l'homme; mais auffi de tout ce dont il fe fert. Diofcoride en a efcript encore dauantage, c'eft que les petits
oifeaux qui fe repaiffent de la graine de l'If d'Italie, deuiennent tout noirs, & que les hommes qui dorment foubs celuy qui croift en Narbonne, font quelquefois fy endommagés que le plus-fouuét ils en meurent. Les accidents qu'il efmeut en celuy qui en eft empoifonné, font vn flux de ventre, vn froid par tout le corps, & vn eftouffement à l'endroict
de la gorge. Ce qui aduient non feulement à caufe de la froidure du poifon: mais auffi par vne particuliere nature & malineté cachee en luy, laquelle auffi particulierement pourrit
les humeurs, & efcorche le dedans des boyaux: la caufe de la
froidure & de l'eftouffement fe peut retirer des raifons alle-
guees au chapitre de la Cicue, de la nature de laquelle ce
poifon participe en la plufpart, & a vne mefme guarifon
comme efcript Diofcoride & Aëffe. Noftre Poëte n'ordonne autre chofe que vn grand traict de bon vin pur, tant à raifon de la chaleur du vin que de fa nature alexipharmaque.
Qui voudra donques fçauoir les autres remedes, celuy les
pourra retirer du lieu cy deuant efcript. On donne vne prefque fem-

L'ombre du Noyer.

que semblable vertu venimeuse au Noyer, au moins à son ombre : ce que i'ay autrefois experimenté sans y penser: car y ayat dormy long temps dessous en plain esté, ie me senty le corps tout refroidy auecque vn grand mal de teste, qui me dura cinq ou six iours. On pourra en pareil cas suruenant vser de bon vin, & des remedes cy dessus escripts.

DE PLVSIEVRS POISONS DESQVELS NICANDRE N'A POINT ESCRIPT. CHAPITRE XXIII.

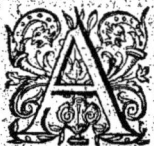

A CELLE fin que nous ne laissions rien en arriere touchant les poisons particuliers, lesquels se sont descouuerts par la trop soigneuse malice des hommes; i'ay pensé estre expedient de discourir en bref de quelques vns d'iceux lesquels n'ont esté mis en auant par nostre poëte, soit qu'il pensast que la congnoissance de la guarison qu'il a donnee fust suffisante pour tous autres poisons : ou soit qu'ils ne fussent encores trouuez de son temps. Entre lesquels sont les **Chenilles de Pin,** lesquelles estants entrees dans l'estomach esmeuuent vne grande douleur & enflammement au palais, en la langue & en toute la bouche, auecque vne grande douleur & poincture en iceluy & dedans les boyaux, tout le corps s'enflamme & le malade chet en vn grand degoustement. les remedes sont pareils à ceux de la Cantharide.

Chenilles de Pin.

L'herbe a Puces.

LE ius ou la graine de l'herbe à Puces, nommee par les Grecs & Latins Psyllion, estant prise par la bouche enuoye vne froidure par tout le corps, vne pesanteur auec vne deffaillance, vne melancholie, & vne laschete d'esprit. on y remedie par les mesmes moyens desquels nous auons parlé au chapitre du Coriadre. Ceste herbe n'est pas celle q̃ les Grecs ont nómee Conyze & que nous auós explicquee au premier liure soubs le nom de Pulciere: car encores q̃ toutes les deux ayent pris leurs noms des pulces, si est ce q̃ ceste cy est beaucoup plus amye de l'homme que n'est pas la premiere. Il y a

vne

vne efpece de Paffinets entre tous ceux qui croiffent dans les prez, & dans les marefçages, laquelle a efté nómee herbe Sardonienne, à caufe qu'elle croift en abondáte en l'ifle de Sardine. elle eft femblable à la grande Hache, elle a le tige fort long, & les feuilles fort dechiquetees : elle porte des petites fleurs iaunes, & eft fort cómune dans noz foffez & le long des fontaines. Elle a efté nómee par aucuns le Perfil ou l'Hache riante à caufe q̃ celuy qui l'a mangee, ou qui en a efté empoifonné, meurt en riant, ainfi cóme efcript Paufanias en fon dixiefme liure en la defcription de l'ifle de Sardine. Homere & ceux qui font venus apres luy, ont furnommé le ris d'vn foux, ris Sardonien, c'eft à dire, vn ris faiſt fans occafion, ou bien cótre le gré de celuy qui rit: tel qu'en prouerbe cómun nous le nommós ris d'hoftelier qui ne paffe point le neud de la gorge. Ce mefchant poifon ennemy principal du cerueau & des nerfs, efmeut en iceux vne conuulſió ou retiremét, par lequel les mufcles de tout le corps, & principalemét ceux de la face, eftants tendus vers leurs attaches, font auffi retirer quant-&-quant la bouche & les ioués, en la façon q̃ l'on les retire en riant. Il excite auffi par fa gráde froidure vn endormiffement, & vn eftouffemét de la chaleur naturelle, ainfi q̃ faiſt la Cicue: & pour cefte caufe on y remedie en la mefme maniere, & par les mefmes medicaments. Aëffe y a adioufté quelques particuliers remedes au chapitre qu'il en a faiſt.

L'Hache riante.

L E ius tiré de la Mandragore, que le vulgaire nomme Mandegloire, eſt tellement pernicieux, qu'incontinent apres l'auoir pris, il caufe vn endormiffement & vne deffaillance de tout le corps, puis vn fomne fi profond, qu'il eſt bien peu diffemblable à la Lethargie : car ce poifon eftant extremement froid excite tous les accidents que nous auons diſt eftre efmeus par la froidure. Les remedes que Diofcoride ordonne, font le Nitre & l'Abfinthe pris auecque du vin doux, ou du vin cuiſt, puis l'exercice de tout le corps : & poúrautant que le plus-fouuét le malade eft en lethargie, il ordonne plufieurs drogues odorantes & qui fentent fort,

La Mandragore, ou Mādegloire.

à celle

à celle fin que par le fler la vertu du cerueau foit efguilonnee.
telles font l'aigremoine, le poiure, le fenneue, le caftorion
& la rue broyee en vin aigre, la poix liquide & la fumee dès
lampes & chadelles efteinctes: bref, toutes chofes qui efmeu-
uent a efternuer & qui ont la vertu d'efchauffer & de digerer
les vapeurs efpeffes, telles q̃ nous les auõs efcriptes au chapitre de la Cicue & du Pauot. Il y a deux efpeces de Mãdrago-
re: l'vne eft la noire ou la femelle: l'autre eft la blanche ou le
mafle. La premiere porte les feuilles efparfes par la terre lõ-
gues, eftroictes, & tirant fur le noir à la cõparaifon de la fecõ-
de, qui les a grandes, larges & doulces au toucher en maniere
de grãde poiree. L'vne & l'autre eft fans tige, & porte des põ-
mes, qui fortent de la racine, diffemblables toutefois en ce q̃
le mafle les porte plus groffes & plus rondes que la femelle.
elles font iaulnes, attachees à vne lõgue queue, & ont la fenteur affez plaifante, tirant vn peu fur le doucereux. celles de
la femelle font faictes en maniere de petites poires & font
attachees de mefme maniere que les autres. Les racines
de toutes les deux font groffes par haut & fourchues par
bas. elles reprefentẽt vn homme fans tefte & fans bras. tou-

Impofture en la Man-degloire. tefois les impofteurs qui cerchent tous les moyens de trõper
le fimple vulgaire, ont accouftume de tirer cefte racine, & de
luy donner par haut quelque façon de tefte & de bras. Puis
la part ou naturellement le poil a accouftume de croiftre, ils
font des petits trous qu'ils remplissent de graine de millet, &
remettent le tout en terre, dont ils le deffouiffent derechef,
à fçauoir lors que le millet a iecté des petites racinettes, cõme petits poils, lefquelles ils couppent egallement: & lors ils
font à croire que ce font corps viuants en terre, & ayãts fort
grande vertu à donner des richeffes. I'ay bien voulu efcrire
cecy en bref, à celle fin d'aduertir vn chacun de la grãde impofture d'aucuns, & de la trop facile croyance des autres, appuyee fur ce que Pythagore nomma anciennement la Mandragore femblable a l'hõme: & Columelle demy-hõme. ce
qu'ils ont faict à bonne raifon, attendu que par bas elle eft
four-

fourchue ainſi que l'hôme: non toutefois qu'ils ayent voulu
dire que la Mandragore ou ſa racine fut vn homme ou autre choſe viuante comme l'homme.

L E Plaſtre eſt vn poiſon fort commun pour l'vſage que Le Plaſtre.
nous en recepuons és baſtiméts: toutefois il eſt ſi dangereux
au corps de l'homme, que celuy qui en a pris (comme facilement il ſe peut prendre eſtant mis en poudre) endure ſubitement vn eſtouffement qui le preſſe à l'endroict de la gorge
& de la poictrine: ce qui ſe faict pourautant qu'il ſ'endurcit
dans l'eſtomach, & eſtouppe les conduicts du corps. il a dauátage vne malineté cachée & naturellement venimeuſe, telle
que meſme Ciceron voulant ſignifier les mains enuenimees
de Medee, il les nomme plaſtrees, en l'eſpitre à Trebaſſe. Les
remedes cótraires a ce poiſon ſont ſemblables à ceux q̃ nous
auons diſcourus au chapitre de la Ceruſe & des Chápignons.

L A Chaux viue eſt commune pour le meſme vſage des La Chaux
viue.
baſtiments. elle eſt fort bruſlante: tellement qu'elle eſleue
vne cruſte, & eſt mordante au poſſible: pour ceſte cauſe eſtát
entree dans l'eſtomach & aux boyaux, elle les ronge & les
bruſle auec vne douleur inſupportable. Ce qui ſ'empeſche
par les choſes qui ont vertu d'adoulcir, ainſi que ſont les gras
& huilleux medicaments, cómme le ſuc de Maulue & le laict,
& les conſumez de veau & de chappós: & telles que nous les
auons ordónees cy deuát en la gueriſon de pluſieurs poiſons.

L'O R P I N iaulne & l'Orpin rouge ſont deux mineraux qui L'Orpin iaune & rouge.
bruſlent & mordent & ont pareille vertu que la Chaux. pour
ceſte cauſe on remedie à leurs accidéts par les meſmes medicaments. Le premier eſt nommé par les Grecs Arſenich, &
par les Latins Auripigment: toutefois ce n'eſt pas l'Arſenich
vulgaire. car l'Orpin eſt vnmetall ſimple, & noſtre Arſenich
eſt compoſé d'iceluy. Le ſecond eſt nommé par les Grecs &
Latins Sádaraque, & n'eſt autre choſe que l'Orpin rougy dás
la mine par vne plus grande cuiſſon de nature. Agricóla les Le vernis ne
eſt pas le ſan-
daraque des
Grecs.
nomme entre les ſucs de la terre, leſquels ſont endurcis.
Les apothicaires nóment communémét Sandaraque, le ver-

T   nis dunis duquel les escriuains & les peinctres s'aydent, ayants esté abusés du nom Arabe. Car les Arabes ont nommé la gomme de genieuure sandarax, de laquelle le vernix est faict.

L'ARSENICH vulgaire, le sublimé & le Reagal sont trois drogues fort dangereuses, desquelles ordinairement les boucons sont faicts par les empoisonneurs. elles sont chaudes & bruslantes: parquoy elles rongét l'estomach & les boyaux, & les percent d'outre & outre : elles esmeuuent vne soif non estindible & vne fiebure. Les remedes plus expedients sont les vomisseméts & les clysteres, puis le laict, le beurre, l'huille d'amande doulce, le consumé de poulle, & de veau bien gras: desquels on doibt faire souuent des clysteres & les donner trois ou quatre fois le iour sans y adiouster autre chose. Telle & pareille est la guarison du verd de gris, du cuiure brusle, de la limure de cuiure, de l'eau fort, & de l'eau de sauon. voyez les autres remedes és chapitres precedens.

LA limure de plomb, & le plomb bruslé se guarissent ainsi que faict la Litharge: dont il retient les effects malings estants entré dans le corps.

IL y a encores beaucoup d'autres drogues desquels les medecins s'aydent, encore que de leur nature elles soyét venimeuses, toutefois ils les preparét tellement que la plufpart de leur malineté en est hors auant qu'elles soyét applicquées: tel est le Cinabre, le Vermillon, le Vitreol ou Coupperose, le Souphre, la limure de fer, la pierre Armenienne, l'Aimant, le Diamant, le Lapis, l'Euphorbe, la Scammonee, la graine d'vrtie, le saffran; & vne infinité d'autres medicaments pris aux mines, aux plantes, & és eaux tant doulces que sallees : desquels ie n'ay voulu parler plus amplement, comme estants moins communs & moins pernicieux que les autres : toutefois s'il aduient que lon en abuse, la guarison se pourra facilement tirer des discours precedens.

A MON-

L'Arsenich.
Le sublimé.
Le Reagal.

Verd de gris.
Cuiure bruslé.
Limure de cuiure.
L'eau fort.
L'eau de sauon.
Le plomb.

A MONSIEVR,

MONSIEVR DE CARNAVALET,

CHEVALIER DE L'ORDRE DV ROY, ET

GOVVERNEVR DE MONSIEVR.

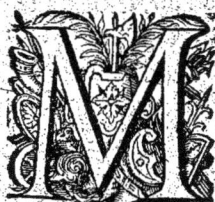

MONSIEVR, *estant bien asseuré, que le bon vouloir que vous portez aux lettres a engendré en vous vne naturelle affection & bien-veuillance enuers ceux qui s'efforcent par estude d'y acquerir quelque degré, ie me suis enhardy de vous presenter vn mien petit discours, auquel ces iours passez i'ay donné congé de sortir de mon* estude, non tant pour enuie que i'eusse d'en acquerir bruit & reputation, que pour la necessité du temps selon les raisons que ie vous deduiray. Or est il ainsi, Monsieur, que l'auarice & l'ambition bourreaux de nostre vie, ont plus remué de mesnage en ce monde, que nul autre vice que lon sçauroit nommer. Car ils ne se font seulemēt meslez parmy les chasteaux des grands : mais aussi ils ont voulu reuisiter les boutiques des particuliers : tellement qu'il n'y a auiourdhuy art liberal, ou mechanique qui n'ayt ses auaricieux & ambitieux : bref, comme on dict communement, chacun y endure ses passions. La nouueauté est la messagere ou plustost l'agent & facteur de ces deux puissantes dames, laquelle estant entree au conseil, & ayant faict sa harangue, engendre incontinēt deux manieres de gens, selon la disposition des esprits remuans qu'elle y rencōtre. Les vns sont admirateurs, & les autres calomniateurs, tous deux poussez par vne mesme nouueauté, mais inegualleement. Car les vns sont simples & lourdaux, & les autres malicieux. La simplesse nous fait admirer les choses que nous n'entendons point : & la malice nous fait desprifer tant celles qui sont cognues que les incognues. Les premiers resemblent à la plotte de neige, laquelle s'augmēte tant plus elle est roulee : ils vont suiuants la routte d'autruy, & si vous leur en demandez la cause, ils diront qu'ils sont comme les autres. Les seconds sont plus fins & rusez, aussi ont ils quelques raisons fardees pour coururir leur malice. Mais encore que la nouueauté face ces choses, si en demeure il tousiours quel-

T 2   *ques*

ques vns non affectionnez, lesquels ont l'esprit si net, qu'incontinent ils
discernent la verité d'auecque la mensonge. Telle & pareille maladie est entree depuis quelque temps en nostre medecine, par le moyen
de quelques hommes, lesquels ont mis en auant vne certaine drogue
qu'ils nomment Antimoine. Ceste drogue a eu du commencement des
calomniateurs : mais beaucoup plus d'admirateurs. Car il ny a auiourdhuy si petit barbier de village, qui n'en donne eschec & mat : il ny a si
nouuel aprenty en medecine qui n'en face son coup d'essay : Il ny a si ba-
billart Theriacleur, qui n'en face d'vn diable vn ange, & qui n'en ayt
si bien ensorcellé la raison des simples, que à peine se trouuera il homme
auiourdhuy qui n'en conte quelque miracle, & qui n'en porte en son es-
carcelle. Mesmes ceste drogue a telle vertu, que les Theologiens, Nobles, Legistes, marchants, & paisans en sont deuenus medecins. Or
vous pouuez cognoistre, monsieur, combien le procez est dangereux
auquel il est question de la vie, principalement s'il est tombé entre les
mains d'vn ignorant rapporteur ou bien affectionné pour l'accusateur.
Mais vous sçauez encore mieux, en quel danger seroit vn camp, lequel importeroit du salut de tout vn royaume, s'il estoit conduit par vn
clerc d'armes. Aussi ceux qui ordinairement font estat de ceste drogue,
luy sont tellement attachez, qu'à meilleure raison nous pourrions dire,
que la drogue les porte & conduit, plustost qu'elle n'est portee & maniee. Ils sont si peu exercitez, mesmes ignorants en ce dont ils sont profession, qu'il ne faut point douter que bien souuent ils ne mettent la brebis en la gueulle des loups. Pour ceste cause, monsieur, i'ay souuentefois
essayé de me mettre entredeux, pour aduiser sans passion quelle en estoit
la verité. Ie me suis aidé des raisons & de l'experience, & en la parfin i'ay trassé le discours suyuãt, par lequel ie n'entends point, cõme les calomniateurs, condemner en tout & par tout l'Antimoine : mais seulement celuy duquel ils vsent. Ie n'entends point m'opiniatrer contre ceux
qui disent qu'il y a de grandes vertus aux metaux : car ainsi ie le pense, & sçay bien qu'il y a beaucoup de choses cachees, desquelles nous
n'auons pas la cognoissance : mesmes ie dis que si toutes les choses
cognues estoyent balancees auecques les incognues, elles se trouue-
royent merueilleusement legeres : toutefois pour cela ie ne veux entrer
en l'vne des extremitez : & ne veux, comme les simples & lourdaux

croire

croire à tous esprits, ny sciemment, comme les malicieux m'opposer à la
verité. Car ie sçay bien qu'en l'Alchemie il y a de fort beaux secrets :
mesmes i'approuue merueilleusemēt les extractions des huilles & quinte-
tessences, pour veu qu'elles soyent faictes par bons maistres, entendus en
l'art, bien raisonnants & philosophans . Toutesfois pour tout cela ie ne
puis approuuer l'Antimoine ainsi preparé qu'il est : & encore moins
vn tas de secretaires, lesquels pour faire valloir leur marchandise, se
vantent d'auoir des secrets cachés chez eux, faisants tort par ce moyen
à la noblesse de leur art. Ainsi, Monsieur, i'ay pensé ceste question si
belle & profitable que ie n'ay fait doute de vous en faire iuge & pro-
tecteur, tant à cause de vostre singuliere prudence & sain iugement,
qu'en recognoissance de la faueur, dont quelquefois il vous a pleu m'ho-
norer, vous priant tresaffectueusement qu'il vous plaise me tenir du
nombre de voz seruiteurs . Monsieur, ie prie le Createur qu'il vous
maintienne en sa grace & moy en la vostre, de Paris ce premier iour
de Ianuier. 1 5 6 6.

Vostre obeissant seruiteur
Iaques Gréuin, Medecin.

T 3   DIS-

DISCOVRS DE IAQVES GREVIN DE
CLERMONT EN BEAVVAISIS, DOCTEVR EN
MEDECINE A PARIS, SVR LES FACVLTEZ
& vertus de l'Antimoine, contre ce qu'en a escript M.
Loys de Launay Medecin de la Rochelle.

CHAPITRE XXIIII.

Σίμμι,   *Stibium,   Antimoine.*

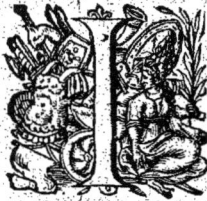

E n'auois pas deliberé de faire vn traicté
particulier de l'Antimoine, lors que ie cō-
mençay à escrire des poisons : car il me
suffisoit d'en discourir sommairement,
ainsi que i'ay fait des autres en mes deux
liures Des venins, escripts suiuāt les Theriaques & Contrepoisons de Nicandre.
Mais ce pendant que l'œuure estoit soubs la presse, ie fus ad-
uerty que M. Loys de Launay Medecin de la Rochelle auoit
fait imprimer vn liure intitulé *De la faculté & vertu admirable*
de l'Antimoine : auquel apres auoir discouru des miracles de
nature & de l'origine des metaux, il tombe sur son poinct &
monstre la nature generale de l'Antimoine : veut prouuer
qu'il n'est point poison, que sa vertu n'a esté cognue par les
anciens, non plus que celle de plusieurs medicaments, desquels nous vsons auiourdhuy : puis il se met en peine de
prouuer que nostre Borax n'est point contraire à la nature,
& s'arrestant sur la definition des medicaments & nature
d'iceux, il se forge quelques obiectiōs, & entre en la parfin sur
le champ spacieux de ses experiences . Il ne faut toutefois
penser qu'il m'ayt esté possible de recouurer ce liure qu'auec
toutes les peines du monde : car ceux és mains desquels il
estoit tombé, en ont fait vn reliquaire si precieux, que plustost ils eussent quitté toute autre chose , auant que s'en des-
faisir : si bien qu'il m'eust esté plus aisé d'arracher la masse
hors des mains d'Hercule , que de les desgarnir de ce bouclier.

clier. Ce qui fut cauſe que ie viſitay par ſept ou huict iours
toutes les boutiques des imprimeurs & libraires de ceſte ville : & ne me fut onques poſſible d'en trouuer vn ſeul. Ie ne
ſçay ſi ceux qui les retiennent eſtiment la marchandiſe ſi
chere & precieuſe, que pour argét elle ne ſe puiſſe achepter:
ou bien s'ils ne nous eſtiment dignes de ſçauoir les ſecrets
qui y ſont cachez. D'vne choſe ſuis-ie aſſeuré que tout homme de bon iugemét ne ſe mettra en peine de le reuoir deux
fois. Or ainſi que le deſir me croiſſoit de iour en iour, & que
tant plus ie voyois qu'il m'eſtoit difficile de le recouurer, tant
plus eſſayois-ie les moyens d'en paſſer mon enuie: ie feis tant
par gens interpoſez qu'il me fut preſté pour dix ou douze
heures ſeulement : pendant lequel temps ie me mis en deuoir de gouſter les raiſons, leſquelles y ſont deduites, & feis
tant qu'en la parfin i'en tiray la moelle en vn extraict ſom-
maire. Or ce qui plus m'a contenté en ce liure, ça eſté que
i'ay veu le champ ne m'eſtre du tout fermé pour combatre
auec les armes, tant de raiſon que de l'experience : car ce
ſont les deux baſtons q̃ Launay preſente (encore que de l'vn
ſeul il face ſon plus grand effort) & que ie ſuis treſcontent
d'accepter: voulant faire en cela comme le ſoldat genereux,
qui a ſon honneur en recommandation, lequel eſtant deſcendu en camp clos, ne s'amuſe, comme les femmes, à
combatre d'iniures, mais ſeulement par armes, deſquelles
il a conuenu. Ainſi donques, Launay, ie vous prie de penſer
que ie ne me veux defendre ny vous aſſaillir d'autres armes,
& que auſſi vous eſtimant homme de lettres, ie penſe que
vous ne vous deſtracquerez point du ſentier de raiſon, laquelle nous doit conduire à la verité. Faiſons donques tellement que les regardans puiſſent remarquer en nous vne
grande partie de l'honneſteté & gentileſſe des anciens che-
ualiers que lon nommoit errans, leſquels ſouuentesfois apres
auoir combattu long temps, ſi d'auenture la nuict ſurue-
noit, ne laiſſoyent de ſe careſſer l'vn l'autre & coucher enſemble, en attendant le iour auquel ils deuoyent vuider leur

querel-

Propofition
des poinds
principaux
de ce Traicté.

querelle. Mais à celle fin que ma difpute foit mieux enten-
due, ie propoferay fommairement les poinds, defquels ie
pretends difcourir en ce petit Traicté. Premierement donques puis qu'il eft queftion de l'Antimoine, ie declareray
que c'eft qu'Antimoine, puis ie prouueray qu'il tient la nature de poifon, & refpondray aux preuues & obiections de
Launay: en la fin i'adioufteray en bref les moyés par lefquels
on pourra eftre garenty de cefte drogue dangereufe.

Que c'eft
qu'Antimoi-
ne.

　　L'Antimoine eft nommé par les Grecs Stimme, & Stibie
par les Latins : les Arabes qui ont efté des principaux dro-
guiftes du móde, luy ont dóné le nom q nous retenós. C'eft
vn corps mineral, femblable à la Marcafite de plomb ou à la
pierre plombeufe : finon qu'il eft plus blanc & brillant, ainfi que l'efcume d'argent, & approche fort de la nature du
plomb, tellement que quelques vns font d'opinion qu'il eft
la mefne Marcafite de plomb. Pline & ceux qui ont efcript
des metaux, en ont fait de deux fortes : l'vne qu'ils nomment mafle, & l'autre femelle. Le mafle eft plus rude, plus
raboteux, plus fablonneux, moins poifant & moins brillant
que la femelle, telle que Diofcoride l'a defcript en fon cin-

Vertus de
l'Antimoine.

quiefme liure, là ou il dit qu'il à la vertu de reftraindre, d'e-
ftouper les conduicts, de refroidir, d'empefcher la trop grande croiffance de chair, de cicatrifer les vlceres, & de nettoyer les ordures & les vlceres des yeux : d'arrefter le fang
coulant de la taye du cerueau : & de faire les mefmes operations que fait le plomb bruflé. Car, comme il dit en la fin du
mefme chapitre, il fe conuertit aifement en plomb, lors que
lon luy donne cuiffon : bref, il fait beaucoup d'autres actiós,
toutes lefquelles procedent d'vne grande froidure & feichereffe. Ie laifferay les commoditez que les ouuriers mechani-
ques en reçoiuent : car il n'eft pas icy queftion de monftrer
comme il faut faire les mirouers ou les boullets: ie m'arrefteray aux vertus precedétes, defquelles nous fommes d'accord,
& fuyuant lefquels ie tafcheray d'efclaircir l'Antimoine, tellement qu'il puiffe eftre cogneu d'vn chacun.

　　　　　　　　　　　　　　　　　　　　　　Et pour-

Et pourautant que les anciens & modernes ont recognéu
en chafque chofe naturelle deux vertus, l'vne defquelles ils
nomment apparoiffante ou euidente, & l'autre cachee : ie
parleray de toutes les deux, & commenceray à celle qui nous
doibt eftre la plus cognue. Les vertus ou facultez apparoiffantes & euidentes procedent des quatres premieres qualitez qui font les premiers inftruméts de la propriete de chafque chofe : comme la chaleur eft le premier inftrument du
feu, par lequel il brufle. Ces quatre qualitez font chault,
froid, fec & humide, tellement conioinctes aux quatre elements, que mefmes les philofophes ont efté contrains de les
prendre pour leurs formes & perfections, qui les faict eftre
tels qu'ils font, ainfi que i'ay dict en quelque autre endroit.
De l'inequalle meflange de ces quatre premieres qualitez
procedent celles que nous nommons fecondes, en la compofition de tous les corps naturéls : tellement que tout ce
qui eft comprins entre la chappe du ciel & le milieu de la
terre, eft participant de ces quatre qualitez, & par confequent des fecondes : comme de dur, mol, efpais, tenure,
pefant, leger, gluant & caffant. Ainfi les corps compofez
qui participent plus du feu que des autres eleméts, font plus
chaults, plus fecs, plus tenures, plus legers & plus caffans :
& fi nous voulons paffer plus outre, & iuger par la veüe, le
gouft & le fler, ils fe trouueront plus noirs, plus amers & de
plus forte odeur. Au contraire ceux qui participent de la
terre, font froids, fecs, durs, efpais, pefans, blancs, fades au gouft, ou bien le plus fouuent infipides & de nulle
odeur. Ceux qui font aërez font chauds & humides, mols,
rares, gras, legers, rouges en partie & amiables tant au gouft
qu'au fler. Mais ceux qui tiennent d'auantage de l'eau font
froids & humides, mols, efpais, pefans, blancs, fades au gouft:
& le plus fouuent de nulle faueur & odeur. Les operations
de chafque corps compofé procedent, comme i'ay dit, de
ces premieres ou fecondes qualitez : tellement que par les
premieres ils efchauffent, ils defeichent, ils amoitiffent &

T f   refroi-

*Il y a en chaf-
que chofe na-
turelle deux
vertus.*

*Les vertus ap-
paroiffantes.*

*Premieres
qualitez.*

*Secondes
qualitez.*

refroidiſſent : & par le moyen des ſecondes ils endurciſſent, ils amoliſſent, ils eſpaiſiſſent : ils rendent les choſes peſantes ou legeres, gluantes ou caſſantes, blanches ou noires, ou rouges : de bonne ou mauuaiſe odeur : bref ils ont la vertu de communiquer & imprimer leurs facultez és autres corps, dans leſquels ils entrent, ou contre leſquels ils ſont applicquez. Ce qu'ils font ou plus ou moins, ſelon qu'ils participent ou plus ou moins de ces premieres & ſecódes qualitez ſimples, ou diuerſement meſlangees. De façon que les Médecins qui ont recerché principalement ces vertus euidentes & apparoiſſantes, & qui ſe ſont fiez plus volontiers en icelles qu'en toutes autres, ſe ſont propoſez de certains degrez pour entendre mieux leurs proportions, ayans premieremét eſtabli vne reigle aſſeuree de ce qui eſt temperé : car par icelle ils iugent les cauſes chauldes, ſeiches, froides & humides. Ceſte reigle eſt la plus iuſte qu'ils ont peu choiſir, c'eſt à dire, la plus temperee, puis qu'il eſtoit queſtion de cognoiſtre la complexion ou temperament des corps naturels. Le corps donques qu'ils ont cogneu le plus temperé, a eſté le corps humain : ce qui ſe prouue par les actions qu'il a les plus excellentes entre tous les autres animaux : comme il n'y a point de doubte que celuy qui fait plus heureuſement toutes les actions qui procedent de l'homme, ne ſoit le plus temperé entre tous les hommes. Ainſi ont ils prins l'homme temperé pour leur reigle, temperé di-ie en chaleur & humidité, eſquelles la vie eſt appuyee, non plus ne moins que le bon manœuure collationne touſiours ſon ouurage auecque celuy qu'il eſtime eſtre bien fait. Puis ils ont nommé toutes choſes ou chauldes, ou froides, ou ſeiches, ou humides ayans eſgard à ceſte reigle : & ont fait quatre degrez, ſelon leſquels ils donnent à entendre de combien les choſes ſurpaſſent ou deffaillent en icelle : tellement qu'ils ont nommé les choſes chaudes au premier degré, leſquelles ſurpaſſent vn peu la chaleur de l'homme, & leſquelles commencent deſia à l'eſchauffer, non toutesfois ſi manifeſtement qu'il ne ſoit neceſſaire

Degré pour cognoiſtre les proportions des qualitez.

Reigle pour cognoiſtre les qualitez.

ceſſaire d'autre preuue. Ainſi eſt-il des froides, leſquelles ſ'en
recullent d'vn peu. Celles qu'ils ont dit eſtre chaudes, ou
froides au quatrieſme degré, ce ſont celles qui luy ſont en
tout & par tout contraires. Car telles extremitez ne ſe contrarient ſeulement l'vne à l'autre, mais auſſi à ce qui eſt temperé entre les deux. Celles qui ſont au ſecond degré cōmen-
cent deſia à ſe faire ſentir manifeſtement, & celles du troiſieſme agiſſent auecque vehemence.

Ces choſes eſtans ainſi brefuement diſcourues, nous feront entendre quelle eſt la vertu apparoiſſante de l'Antimoine. Ie reuiendray donques à ſes actions, deſquelles nous
auons conuenu ſelon ce que nous en ont laiſſé Dioſcoride,   L'Antimoine
Galen & Pline : & toutes leſquelles ne peuuent reuſſir que   froid & ſec.
d'vne grande froidure & ſeichereſſe, qui procedent de la nature terreſtre & aqueuſe. Car auſſi la commune nature des
metaux eſt terreſtre & ſeiche: auſſi eſt celle de tous medicaments qui reſtraignent, eſtouppent, & empeſchent la croiſ-
ſance de chair. Et d'autant que l'Antimoine reſtraint, & toutesfois n'a aucune qualité apparoiſſante au gouſt, il ſ'enſuit
que non ſeulemēt il eſt terreſtre & ſec, mais froid & aqueux: L'Antimoine
terreſtre di-ie & ſec au troiſieſme degré: cōme tous reſtraig-   terreſtre &
nans de pareille nature: froid & aqueux pres du quatrieſme: aqueux.
comme le plomb lequel a beaucoup de ſubſtance humide
gelee par le froid: ainſi qu'eſcrit Galen au chapitre qu'il en a
fait expreſſement. L'Antimoine donques ſe retire de la nature humaine de trois degrez, en l'vne de ſes qualitez : & de
deux en l'autre.

Voila quant à ſa vertu manifeſte. Il nous faut maintenant   La nature de
monſtrer quelques opinions des philoſophes, Alchemiſtes &   tous metaux.
Aſtrologiens touchant la nature des metaux, par laquelle ce
que i'ay dit ſera d'auantage confirmé. Ariſtote eſcript que la
matiere des metaux procede d'vne vapeur. Les Alchemiſtes
& Auicenne ſe ſont fantaſtiqués vn pere & vne mere aux
metaux: & ont dit que le ſoulfre donnoit la ſemence, & que
l'argent vif leur donnoit la nourriture comme leur mere.

                                            Les au-

Les autres qui ont voulu estre plus subtils, escriuent que la matiere du soulfre & de l'argent vif s'assemble en vne masse terrestre, & que d'icelle il s'esleue vne vapeur tressubtille, laquelle depuis estant cuitte par la chaleur moderee de la terre, se conuertit en metail. Albert veut que cest humeur soit espais & gras. Les autres qui sont venuz depuis, & qui ont iugé de toutes ces opinions, ont arresté que la matiere des metaux procede de l'eau & de la terre principalement (non qu'ils ne veullent que les autres elements y ayent leur part) terre di-ie & eau tellement meslez, que la partie aqueuse maistrise la terrestre, laquelle y est proportionnee en telle maniere qu'elle obscurcit en partie la clarté d'icelle, sans toutesfois luy oster sa lueur. Les Astrologues veulent que la cause de ceste meslange procede des estoilles qu'ils nomment errantes, & pour ceste cause les Alchemistes nomment entre eux les metaux d'vn gergon particulier de Soleil, Lune, Mercure, Venus, Mars, Iupiter & Saturne. Les autres en donnent la cause à la chaleur, Aristote au froid : & les mieux entendus disent que la chaleur est cause que la terre & l'eau se petrissent ensemble, & que le froid fait geler la composition, comme aussi nous voyons les metaux se fondre par la chaleur, & se prendre par la froidure.

Les actiós de l'Antimoine procedent du froid & du sec. Ainsi donques les actions de l'Antimoine sont toutes procedantes du froid & du sec, tant à cause de sa nature particuliere que generalle, selon lesquelles il est plus froid & sec que les metaux, & n'est pas si parfaictement petri : car l'inequalité de sa substance se descouure par la mauuaise odeur qu'il rend, ainsi que ie diray cy apres. Galen aussi le met au nombre des medicaments lesquels deseichent fort, en son quatriesme liure de la Composition des medicaments selon les parties. Il a dauantage la vertu d'eslargir les yeux, & pour ceste cause les Grecs le nóment quelquefois Platyophtalme, c'est à dire, eslargisseur d'yeux, ce que Ieremie le prophete touche en vn passage de son liure.

Il reste maintenant à parler de sa vertu & faculté cachee.

Nous

Nous nommons vertu, puissance, ou faculté cachee, celle de laquelle nous ne pouuons rendre les raisons naturelles, telles que nous auons expliqué cy dessus. Ceste vertu estend merueilleusement loing les fimbries de son habillement : car depuis que les hommes sont au bout de leur roollet, ils n'ont point de plus asseuré recours q̃ deuers elle : & nous la peignent telle que bon leur semble. Mesmes pour la mieux authoriser, ils la font descendre du plus haut du ciel, & l'entassent parmy la meslange des quatre elements. Ils ont encore passé plus outre, & selon leurs fantasies ils ont donné des similitudes de substances aux choses qui n'en peuuent mais, comme à la peau d'vne biche pour guerir les gouttes, d'autant que la biche court bien viste : aux ceruelles des passereaux pour exciter l'appetit venerien, pourautant que les passereaux sont fort lubriques, & à vne infinité d'autres telles fantasies côtrouuees à l'appetit des hommes. Toutesfois si nous voulons considerer les choses de plus pres, & que nous-mesmes ne voulions esmoudre le glaiue qui nous doibt trancher la teste, il nous sera facile d'en parler vn peu plus clairement. Ce qui se fera pourueu que nous esleuions vn peu noz esprits en la contemplation des choses naturelles, lesquelles, bien qu'elles soyent composees de mesme matiere, ne laissent toutesfois d'estre dissemblables : soit à cause de la diuerse & differéte meslange de leurs commencemens, soit à cause de la vertu qui leur a esté particulierement donnee dés le premier iour qu'elles furét faites au monde. Ainsi non seulement le premier homme a eu la vertu d'engendrer : non seulement la premiere plante a eu le don de porter fruict & graine : mais aussi ils ont eu ceste faculté, que ce qui sortiroit d'eux en pouuoit faire autant. Voila comment les causes cachees procedent de l'entendible parole de Dieu, lequel a voulu dés le cõmencement que toutes choses produissent leurs semblables, non seulement en apparence exterieure, mais aussi en vertu interieure & faculté naturelle. Ainsi les medicaments purgeans ont la vertu &

De la vertu & faculté cachee.

Dont procedent les causes cachees.

tu &

tu & proprieté de tirer les humeurs vitiez de dedás le corps.
Ainſi la nourriture a la faculté d'augmenter & entretenir le
corps : ainſi les poiſons ont vne proprieté, par laquelle ils
contrarient aux hommes. Or tout ainſi que les raiſons de
toutes ces choſes ne ſe peuuent extraire des cauſes apertement naturelles : ainſi ne les pouuons nous cognoiſtre que
par l'experience, laquelle ferme la bouche & arreſte le pas
de toutes raiſons depuis que legitimement elle apparoiſt,
n'eſtant ſophiſticquee par legere croyance, qui eſt le vray
entretien de l'impoſture, & l'appaſt des Theriacleurs &
Charlatans.

Quelle doibt
eſtre l'expe-
riéce des me-
dicaments.
　　Mais puis que nous ſommes ſur la queſtion des medicaments, la vertu deſquels doibt eſtre experimentee, il nous
faut ſçauoir le moyen comment ceſte experience ſe doibt
faire, à fin que par la ſemblance des choſes nous ne ſoyons
trompez : car chaſcun ſçait qu'il y en a pluſieurs qui ont l'apparence de verité, leſquelles ne laiſſent pas de venir de la
boutique de menſonge. Le moyen donques d'experimenter les medicaments qui purgent, a eſté eſcript par Galen en
ſon liure de la faculté des Simples : qui eſt de le bailler premierement à vn homme ſain & de bonne complexion, puis
à vn qui ſoit vn peu intemperé, & en la fin à vn homme qui
ſoit malade. Ainſi en a l'on fait de l'Antimoine : & meſmes
il ne faut point doubter que l'on n'ayt oultre paſſé ce precepte de Galen : car il ny a Antimoniacle qui n'en baille à toutes heures, à toutes complexiós, à tous aages, & à toutes maladies : tellement qu'il n'eſt que trop experimenté. Et eſt vne
choſe aſſeuree qu'il purge : nous dirons cy apres en quelle
maniere & quel humeur. Et pour le preſent ie raconteray ce
que par experience i'en ay peu apperceuoir. Il me ſouuient
que quelquefois perſuadé par les faux miracles de ceſte drogue, par leſquels elle abuſe vn chaſcun, non plus ne moins
qu'vn faux prophete & impoſteur : ie fus ſi facile à croire ce
que Matthioli en eſcript en ſon commentaire ſur Dioſcoride, & ce que pluſieurs m'en preſchoyent, que me ſentant
chargé

chargé d'humeur, & estant assez difficile de mon naturel à
prendre medecine: ie la voulu experimēter en moy-mesme,
comme estant vne chose aussi facile à prēdre qu'vn grain de
bled mis en poudre. I'en mesļay donques seulement trois
grains auec vn peu de conserue de roses, dont il me suruint
en moins d'vne heure vn si estrange vomissement qu'encores que de ma nature ie sois facile à vomir, si est-ce qu'à chafque fois qu'il me prenoit, i'en estois au mourir. Or me print
il par huiĉt fois, & autant de fois me trauailla il par bas, dont
ie demouray quasi hors de moy-mesme, & me laissa vne grāde foiblesse, laquelle me continua bien huiĉt iours. Tout ce
qu'il purgea ne fut qu'vne matiere aqueuse: ce q̃ i'ay de mefme obserué en quelques autres qui en ont pris: & ny a point
de doubte que la purge qu'il fait ne soit semblable aux sains,
aux intemperez & aux malades, si ce n'est qu'elle soit diuer-
sifiee par le meslange de quelque humeur, lequel parauēture
se sera ietté parmi. La vertu donques cachee en l'Antimoine
est de tirer force humiditez du corps, tant par haut que par
bas. Ces choses ainsi deduites, il me sera plus facile de prouuer mon second poinĉt, qui est le principal, & monstrer que
l'Antimoine est vn poison & non vn medicament.

I'ay monstré amplement en mon premier liure Des venins la signification du mot venin & poison, auec la nature
& difference d'iceluy: ce qui n'est necessaire repeter en cest
endroiĉt, à fin de monstrer plus clerement ce que i'ay entrepris: mais ce sera le plus sommairement que faire se pourra.
Nous nommōs poison ou venin toute chose laquelle estant Que c'est que poison.
entree ou appliquee au corps humain, a la vertu de le combattre & vaincre, non plus ne moins que le corps est victorieux de la nourriture qu'il prend iournellemēt. Ce qu'il fait
ou par les qualitez manifestes, ou par vne proprieté naturelle, quelquefois seule, & quelquefois aidee par icelles. Le poison qui est tel, à cause de ses qualitez manifestes, est celuy
qui est beaucoup esloigné de la chaleur naturelle douce,
benigne, & humide, tel qu'est l'Arsenich chauld & sec
extreme-

extremement, tels que font tous autres fimples prochains de l'extremité, que nous auons nommé quatriefme degré, defquels encore que nous nous en poumions aider és applications exterieures, fi nous eft-il defendu d'en vfer au dedans, que premierement leur malineté n'en foit oftee, & parfaictement corrigée. Or auons nous monftré parci deuant que

l'Antimoine eft froid au quatriefme, & fec au troifiefme, dót il me femble qu'il n'eft neceffaire de plus gráde preuue touchant le poinct des apparétes qualitez. La Mandragore n'eft froide qu'au troifiefme degré, & toutesfois pour cefte caufe feule elle eft poifon. S'il eft ainfi que les fimples font dangereux dauantage d'autant qu'ils ont plus de caufes de danger, certainement ceftuy cy fera mis des premiers au rãc, comme eftant froid & fec, qui font deux qualitez diametralement oppofees à la chaleur & humidité naturelle. Mais paffons oultre : car ie me doubte bien de la refponfe ordinaire. Ie fçay bien que tels venins n'agiffent point finon en quantité : toutesfois cela n'empefchera pas que l'Antimoine, ie dis celuy qui eft crud, ne foit pour le moins du nombre de ceux cy : & celuy auffi qui eft preparé comme ils le preparét eftant chaud & fec en mefme degré, comme ie monftreray.

Venons à la malineté naturelle & cachee, & ne nous arreftons fur les formes fpecifiques, proprietez occultes, & toutes telles chimeres, touchons le poinct principal, & faifons comparaifon du medicament auec le venin & l'Antimoine : regardons quelle doibt eftre l'action de ceftuy-cy, & collationons fi bien celle de l'autre, que nous defcouuriós fi le dou-

ble eft femblable à l'original, ou f'il eft falfifié. Le mot de medicament purgeant eft attribué en general à toutes chofes, lefquelles ont la vertu de vuider les humeurs vicieux du corps : dont les vnes purgent indifferemmét chacune d'icelles, & les autres feulement celle qui leur eft familiere, fi bien que chafque medicament tire l'humeur qui luy eft propre. Les premiers font ceux qui purgent non de leur faculté, ains par vn accident, c'eft à dire, en lachant le ventre par leur humidité,

midité,ou en ouurant les conduicts fermez par leur chaleur.
Les autres sont nommiez proprement medicaments purgeans, lesquels, comme escript Galen, tirent l'humeur, non
plus ne moins que l'Aimant tire le fer, ou que les arbres tirent de la terre ce qui leur est familier . Or il n'est icy question des premiers: car ils agissent par qualitez manifestes, &
encores qu'il en fust question, si est-ce que l'Antimoine ne
pourroit estre mis en leur ranc. Car il n'est pas humide, &
tant s'en faut qu'il ouure les conduicts, que mesmes il les
estouppe, ainsi que nous auõs monstré. Il reste dõques d'aduiser des autres,& tascher,s'il est possible,de luy trouuer place,si non,le reiecter.

Les medicaments qui tirent l'humeur par la semblance Actions des
qu'ils ont auec iceluy, ont accoustumé de ce faire ou par les medicaments purgeans &
vomissements,ou par les selles: tellement que selon la diuer- l'vsage d'i-
sité de l'humeur qui doibt estre tiré,de la nature du malade, ceux.
de la saison,& de toutes telles considerations nous auons accoustumé de les ordonner. Et mesmes nous auons vn precepte de Galen,que lors que nous voulons purger par le vomissement, il faut reserrer le ventre : & au contraire si nous
entendõs purger par bas,il le faut amoitir & reserrer le haut.
Aussi ne voyons nous point, si ce n'est par quelque inconuenient, qu'vn mesme medicament face l'vn & l'autre, autrement ce seroit introduire contrarieté en la nature vniuer-
selle : ie dis faire l'vn & l'autre en mesme temps, & par vne
mesme vertu : ioinct que le vomissement est vne passion cõtre nature,encores que quelquefois le corps se descharge par
iceluy : mais c'est és maladies & estant contrainct & esguil-
lonné par la cause du mal. Les medicaments aussi estans entrez dedans l'estomach, & estans premierement esguillon-
nez par la nature , commencent à mettre en execution ce
qu'ils ont en charge: & selon leur naturelle faculté, ils tirent
l'humeur qui leur est familier les vns la cholere,les autres le
phlegme , & les autres la melancholie, qui sont trois humeurs qui ont accoustumé de sortir les limites de nature, &

faire

faire les maladies en nous : tellement que toutes les maladies qui furuiennent és corps procedent d'iceux : & pourautant qu'ils font diffemblables en fubftance, qualité, quantité, amas, mouuement & pourriture, il eft neceffaire qu'il y
ayt diuers medicaments, les vns deftinez pour les corriger &
pour rabattre leur coups : les autres pour en faire la vuidange. Ces medicaments eftans donnez à ceux qui font en pleine fanté, fe conuertiffent en poifon lors qu'ils ne trouuent à
quoy s'attacher, non plus ne moins que noftre chaleur naturelle, n'ayant dequoy fatisfaire à fa nourriture, eft contrain-
Cte quelquefois d'vfer des fuperfluitez de noftre corps, & en
abufer au lieu de nourriture : auffi ne trouuans point l'humeur qui leur eft familier, ils fe iettent fur les autres. Ils purgent non feulement la partie plus deliee de l'humeur, mais
auffi celle qui eft efpaiffe & quafi comme la lie. Apres les
vuidanges faictes felon l'art & l'ordre de nature, il enfuit vn
foulagement pareil à celuy que reçoit vn poure porte-faix
lors qu'il eft defchargé de fon fardeau. Selon la qualité &
quantité de l'humeur qui eft forti par le benefice du medicament : le Medecin raifonne de la maladie, il iuge de l'eftat
du procés qui eft entre la caufe du mal, & la nature du malade : fi bien que s'il s'apperçoit fruftré de fon intention, &
qu'il voye que le medicament, au lieu d'auoir tiré la cholere, ayt amené du phlegme, ou autre humeur, il iuge de la
contumacité du mal, & par confequent de la longueur de la
maladie : bref il prend iugement de ce qu'il a à faire. Et au
contraire quels font les effects du venin, duquel l'action pre-
cede d'vne vertu cachee ? Ils font toufiours de mefme efpece en tous corps & en tous temperamens, felon la diuerfité
defquels feulement ils diuerfifient en plus ou moins. Car
tous les venins ayans vne mefme fin, qui eft la deftruction du
cœur, principal bafton de la vie, s'attachent incontinent
qu'ils font entrez dedans a ce qu'ils rencontrent participer
d'iceluy, chafcun toutesfois felon fa nature. L'Aconite, les
Cantharides, l'Ephemeron Colchique s'attachent aux parties na-

Pourquoy il
y a diuers
medicaments
purgeans.

Les effects
& actiõs des
venins.

ties naturelles, & troublans l'œconomie d'iceux, ils ressemblent à vn guerrier, lequel pour auoir meilleur marché de
son ennemy, luy couppe les viures. Ces poisons ne peuuent
iamais estre domptez en partie, comme les medicaments,
& est necessaire pour en auoir la raison qu'ils soyent iettez
dehors : ce qui ne se peut faire si tost que la nature n'ayt enduré beaucoup. Leur action est vehemente, & encores qu'ils
soyent baillez en petite quantité, si ne laissent-ils pas de faire vn grand endommagement. Celuy qui doubtera de ces
choses, & qui en vouldra estre fait sage par authoritez (car
par experience ie ne le conseillerois) pourra lire ce que Nicandre, Dioscoride, Galen, Aesse, Paul Æginette & plusieurs
autres en ont escript. Toutes ces choses sont encores plus
dangereuses si le venin qui est pris a son action procedante
tant des qualitez manifestes, que de sa nature cachee : car on
dit communement, que mal sur mal n'est pas santé.

Or faites maintenant collation des actions de l'Antimoine auecque ce que i'ay dit. l'Antimoine estant entré dedans
le corps trauaille communement & par haut & par bas : on
le baille en maladies contraires, à tous aages & sexes, & en
toutes saisons. Il besongne incontinent qu'il est entré, & tire
aussi bien des eaux en vn hectique, qu'en vn hydropique : en
vn sain qu'en vn malade, en vn melancholique ou cholere,
qu'en vn phlegmatique : & trouue tousiours cest humeur
contre lequel il s'attache, ne chassant hors du corps que le
plus delié. Il laisse vne grande lassitude & deffaillance, encores que la nature en ayt esté maistresse. Que pourra la dessus
raisonner le Medecin qui apperçoit mesme quantité & qualité d'humeur en cest hectique, comme il a veu en l'hydropique ? accusera-il plustost l'opiniastreté du mal, que l'ouurage de sa drogue ? surquoy se fondera-il pour poursuyure la
guarison ? Ne iugera-il pas incontinent qu'au lieu de medicament il a baillé vn venin : ou que ce medicament n'a point
fait son deuoir, lequel au lieu de cholere luy a tiré des eaux ?
Voyant mesme effect en tous, ne soubçonnera-il pas la verité ? Car

Actions de
l'Antimoine
collationnees
auec celles des
medicaments
& venins.

té? Car, dira il, dont peuuent venir ces humiditez en cest
homme malade d'vne fieure ardente? sont elles point naturelles? ou bien, ce poison n'en a il point conuerti des bonnes
en cestes cy? Comment? d'où vient que si petite quantité
de drogue ayt ainsi trauaillé en si peu de temps, & par haut
& par bas? n'est-ce point la nature qui a ioué au quicte & au
double, & qui s'est soy-mesme desbordee pour se descharger
de ce qui luy faisoit nuisance? Que dira-il dauantage voyant
pareille operation au commencemēt de la maladie, lors que
l'humeur est encores crud, & qu'il n'est propre à la vuidange: pareille di-ie à celle qui se fera apres la cuisson d'icelle?
Voyla, ce me semble, que pourra dire vn Medecin bien entendu & bien raisonnant. S'il passe plus oultre, il dira que veritablement il se fait beaucoup de choses en nature, lesquelles sont merueilleuses: mais ce pendant il se souuiendra que
par ces choses l'ordre general d'icelle n'est iamais immué.
Car il ne pensera pas qu'il y ayt miracle au monde qui puisse
faire vne montaigne sans vallee, puis que, si ainsi aduenoit,
ce ne seroit plus montaigne. Il rentrera donques en telles ou
semblables considerations, & dira, que si l'Antimoine est vn
medicament, & qu'il tire l'humeur par la similitude de substance, il faudra ou qu'il ne guerisse que d'vne sorte de maladie, ou bien qu'il n'y a qu'vn humeur au corps. La premiere
partie de ceste disionction se prouue necessairement par ce
que ayant tiré du phlegme par la vertu de sa substance semblable, il ne pourra pas tirer de la cholere par la mesme vertu: car le phlegme & la cholere sont contraires & font des
maladies contraires. ainsi s'il guerist des fieures ardentes, il
ne pourra pas guerir des fieures quotidianes. ou bien il ne tire pas par la semblance de nature: ce que toutesfois Launay
confesse. Cela est aussi cler que le soleil. L'autre partie est ma-
nifestement declaree faulse par le premier liure d'Hippocrate de la nature humaine, & par le commentaire que Galen
a escript dessus: car s'il n'y auoit qu'vn humeur au corps, il
faudroit qu'il n'y eust qu'vn elemēt, qui feist la meslange des
corps

Marginal notes:

L'ordre ge-
neral de la na
ture ne peut
estre changé.

L'Antimoine
ne tire point
par similitu-
de de substā-
ce, ou il ne
guerit que
d'vne mala-
die.

corps compofez, ce qui eft non feulement contraire à la rai-
fon:mais auffi aux fens.Or tous les bons medecins fçauent q̃
non feulement il y a diuerfité de maladies:mais auffi q̃ chafque efpece de maladie eft diuerfifiee felon le fubiect auquel
elle eft : fi bien que Socrate malade d'vne fieure quarte,n'eft
tourmenté en la façon qu'eft Platon malade de pareil mal.
Cela f'experimente tous les iours non feulement par les ac-
cidens:mais auffi par la guerifon & moyen d'icelle.Pour cefte caufe Hippocrate a nommé l'occafion foudaine, l'experience perileufe, & le iugement difficile . Il eft donques facile de conclure que l'Antimoine n'a pas les vertus que lon
luy attribue.

Chafque ef-
pece de ma-
ladie diuerfi-
fiee felon l'in-
diuidu ou
particulier.

D'auantage f'il m'eft licite de recapituler plus fommairement la loy generale de la purge, & des medicaments purgeans, i'efclairciray ce poinct vn peu plus manifeftement.
Cefte loy eft de purger l'humeur lequel eft vitieux en qualité, ayant efgard à la voye par laquelle l'humeur fe porte
naturellement, & par laquelle la maladie, & la nature ont
accouftumé fe defcharger. Il faut d'auantage que cefte voye
foit commode par la loy de nature, & non incommodee par
accident . Cefte purge fe fait ou en vuidant fimplement les
humeurs qui font mauuais, non bouillans & offenfans vne
des parties du corps : ou bien elle fe fait en ramenant & retirant au contraire l'humeur qui coule par vn lieu non commode : ou en le deftournant vn peu des parties lefquelles
font incommodes par accident : ou bien en le pouffant auec
celuy qui commence à vuider : comme il aduient fouuent
lors que la nature qui commence à pouffer hors la caufe du
mal eft aidee par la medecine purgeante . Ces limitations
font prinfes de la doctrine Hippocratique, & font celles par
lefquelles nous pouuons fuffifamment difcerner les bons
medicaments purgeans d'auecques les mauuais. Rapportez
y voftre Antimoine,& dites: l'Antimoine ne tire point l'humeur qui eft vicieux, il ne le faict point vuider par là ou la
nature, l'humeur & la maladie ont accouftumé fe defchar-

La loy de la
purge.

V 3 ger, ny

ger, ny par les lieux lesquels ne sont point incommodez par
inconuenient. Il s'ensuit donques qu'il n'est pas bon medicament purgeant. Ie prouue ma proposition par ce qu'il est
consumptif, c'est à dire, il fond & consume la chair & les
humeurs, ainsi que ie monstreray cy apres : par ainsi il ne
vuide point les humeurs mauuais : tant s'en faut qu'il empesche le bouillon d'iceux, que mesmes il l'excite: On ne le
peut accommoder par artifice à ensuyure le mouuement de
la nature, de l'humeur & de la maladie: car il fait vomir aussi bien en hyuer comme en esté, les melancholiques que les
choleres : és maladies qui se purgent par haut, comme en
celles qui se purgent par bas: bref il faict vomir & purge par
haut & par bas, en toute nature, en tous temps, en toute humeur, & en toute espece de maladie.

L'Antimoi-
ne est poison
de propre na-
ture.

Oultre toutes les raisons susdites, l'affinité & semblance
de nature que l'Antimoine a auec le plomb, comme ont escript tous les anciens, doibt estre suffisante pour le mettre au
ranc des poisons : & faut confesser qu'encores il est plus venimeux, comme estant sa matiere plus inesgale & moins
pêtrie. Ce qui se peut facilement prouuer par la mauuaise
odeur qui en sort lors que lon le calcine, & que la partie d'i-
celuy plus aqueuse & humide s'euaporant sur le feu & rendant vne fumee puante & soulphreuse (laquelle sent ie ne
sçay quoy d'Orpin) laisse la partie plus contumace & terrestre en laquelle principalement la malineté est appuyee.
Launay est bien contraint de confesser ce point : mais il dit
que ceste malice est corrigee par la preparation qu'il en fait
auant que le bailler. Et puis que nous sommes tombez sur
ce point de preparation, ie deduiray en bref les causes & les
moyens par lesquels les medicaments malings ont accoustumé d'estre preparez, à celle fin que lon puisse iuger si ceste
preparation est legitime.

Les medicaments purgeans estans participans de la malice des poisons, ou pour le moins contraires en partie à nostre nature, se doiuent premierement eslire selon les regles
                                                    qui en

qui en ont esté ordonnees par les anciens, & selon les notes
par lesquelles ils sont remarquez. Cela fait on tasche de leur
oster leur malice, ou pour le moins de la retenir en bride : ce Deux moyés
qui se peut & doibt faire ou par la meslange de quelque au- de corriger
tre medicament, ou par industrie de l'art. La meslange du les medica-
medicament se peut faire pour trois raisons. La premiere Correction
pour contrarier à la forme & proprieté que nous auós nom- par meslage.
mee cachee, adioustant aussi quelquefois par ce moyen plus
grande vertu à ceux qui sont debiles, comme quand on adiouste le laict clair ou le miel auec l'Epithyme, lequel autrement n'auroit grande vertu à purger : changeant aussi quelquefois les malinetez de ceux qui sont contraires aux parties
principalles du corps, en y adioustant les medicaments lesquels ont la proprieté de les fortifier & defendre : Et quelquefois les meliorant & conduisant aux parties desquelles
nous voulons attirer l'humeur. La seconde raison se faict
pour contrarier aux qualitez premieres : comme quand nous
adioustons les choses froides auec les chaudes, à fin de les
temperer. La troisiesme se faict pour contrarier aux effects
& inconueniens qui procedent de la prise de tels medicaments, comme sont les defaillances, les espoinçonnements
de l'estomach, les tranchees & racleures de boyaux. Ainsi
auons nous accoustumé de mesler des choses de bonne
odeur pour adoulcir ces incommoditez, & pour conforter
le cœur, & les esprits. Ainsi quelquefois vsons nous de sa-
ueurs pour rompre les excez du medicament : aigues &
ameres, pour resoudre les ventositez & conforter l'estomach : salees, pour les poindre si dauenture leur action est
trop tardiue : huilleuses, pour rendre les conduicts plus cou-
lans : doulces ou insipides, pour les rendre plus aggreables ;
ou pour rompre leur poincture : aigrettes, & stiptiques, pour
rabattre leur veheméce, pour rendre la purgation plus lou-
able, & pour conseruer les parties destinees a la nourriture
du demourant du corps. Ainsi meslons nous quelquefois
des medicaments de contraire corpulence, comme quand
V 4 nous

nous meſlons des choſes gommeuſes & gluantes telles que
le tragagant & le maſtic parmy les medicaments trop ſubtils, tel qu'eſt l'Aloé & la Coloquinthe. Ce qui ſe faict pour
empeſcher qu'ils n'eſcorchent & facent ouurir les embou-
cheures des veines. Voila quant à la meſlange correctrice des
medicaments. Venons à l'induſtrie de l'art : laquelle par
quatre moyens a accouſtumé de diminuer leur malice. Le
premier eſt la cuiſſon, le ſecond le lauement, le tiers la trempeure ou infuſion, le quart la broyeure ou trituration. La
cuiſſon ſe faict par deux moyens, le premier par le bouillon,
le ſecond par la ſeule vertu du feu ſans aucune humidité, &
eſt nommee aſſation ou rotiſſure. Les Alchemiſtes la nomment calcination en leurs metaux. L'vn & l'autre a la vertu
de diminuer les humiditez ſuperflues des medicaments, &
principalement le ſecond qui rend plus poignans ceux, la
poincture deſquels eſtoit comme enſepuelie en l'humidité.
Le lauement a la vertu de diminuer ceſte meſme poincture : & encores dauantage ſi l'eau, auec laquelle on le faict, a
quelque vertu contraire au medicament qui eſt laué. La
trempeure ou infuſion en faict autant : & nous donne encores ce point dauantage, que les choſes trempees laiſſent leur
vertu en l'humidité dans laquelle elles ſont trempees. Ainſi quand nous voulons tirer la ſeule vertu purgeante d'vn
medicament, nous le faiſons tremper, & en prenons la ſeule
infuſion. La broyeure ou trituration eſt cauſe d'vne plus
parfaite meſlange : elle rend les medicaments plus ſubtils
& faciles à eſtre portez par le corps : & meſmes elle oſte
quelquefois de la malice d'iceluy, comme de la Coloquinthe, laquelle ſe doibt broyer parfaictement : autrement elle ſ'attacheroit contre l'eſtomach & eſcorcheroit
les boyaux.

Correction des medicaments par art.

Preparation & correction de l'Antimoine.

Conſiderons maintenant quelle eſt la vulgaire preparation de l'Antimoine : & voyons ſi par icelle ſa malice eſt
diminuée. Nous auons monſtré par cy deuant que l'Antimoine crud eſt froid & ſec, & que quand il n'y auroit autre
choſe,

chofe, il eſt poiſon du nombre de ceux qui le font à raiſon
de leurs qualitez exceſſiues . Auſſi auons nous diƈt qu'il eſt
de meſme vertu & faculté que le plomb , & pour ceſte cauſe quelques vns ont eſtimé que l'Antimoine eſtoit vne quatrieſme eſpece de plomb . Or la maniere de preparer ceſt
Antimoine maling , comme i'ay diƈt, de ſa nature, ſe faiƈt
tant par meſlange d'autre medicament que par cuiſſon en
la maniere que Matthioli nous a laiſſee par eſcript en ſon   Preparation
Commentaire ſur le cinquieſme liure de Dioſcoride . Car   de Matthiol.
premierement il pulueriſe l'Antimoine crud, puis il le met
dedans le creuſet, & le calcine ſur le feu . Cela fait,il le pulueriſe de rechef & le remet ſur le feu le calcinant par ce
moyen tant & iuſque à ce qu'il ne iette plus de fumee :
puis il meſle vne once d'Antimoine crud en demye liure de
calciné, auec demy once de Borax & recuit encores le tout
enſemble. Si donques la malice de l'Antimoine eſt oſtee par
adionƈtion de medicament , il faut que ce ſoit par celle du
Borax,& que le Borax ayt telle puiſſance & vertu:ce qui toutesfois eſt faux:comme ie veux monſtrer.   Que le Bo-

    Premierement le Borax que les Grecs ont nommé Chry- rax n'a aucu-
ſocolle , eſt vn poiſon, comme diƈt Dioſcoride, lequel faiƈt ne vertu de
vomir, & lequel par conſequent eſt ennemy de l'eſtomach. corriger l'An
Launay ſachant bien cecy a eu recouts à vne negatiue , & a timoine.
diƈt que le Borax duquel nous vſons, n'eſt pas celuy des an-
ciens:que c'eſt vn medicament compoſé faiƈt de nitre foſſile & naturel , qui eſt vne eſpece de pierre luiſante approchant de la nature du ſel : mais plus poignante & amere.
Toutesfois il diƈt qu'elle eſt bien deſgraiſſee, lauee & trempee en laiƈt de chieure, ou de vache, iuſques à ce qu'elle ayt
perdu ſa ſaleure,& depuis miſe au ſoleil auec huille d'aman-
des douces par l'eſpace de quaráte iours. Launay nous compoſe ainſi ſon Borax artificiel, encores que les anciens nous
ayent baillé deux autres compoſitions faiƈtes l'vne de la naturelle : & l'autre dont les orfeures ont accouſtumé d'vſer,
faiƈte de cuiure de cypre & de l'vrine d'vn enfant . George

              V 5   Agrico-

Agricola eſcript que le Borax que lon faiƈt à Veniſe eſt artificiellement faiƈt de Nitre, dur, eſpais, & ſemblable à vne pierre, toutesfois il le nomme Chryſocolle, pourautant, diƈt il, que veritablement c'eſt la Chryſocolle, que les Arabes nomment Tincar. Si celle que lon faiƈt à Veniſe eſt la vraye Chryſocolle, & que la vraye Chryſocolle ſoit poiſon (ie dis naturelle & artificielle) pourquoy Launay nous veut il nier ce poinƈt? veut il eſtre pluſtoſt creu q̃ ceux qui en ont eſcript? Et ne ſe faut arreſter ſur la couleur: car, comme diƈt Agricola, la couleur luy eſt donnee par le moyen d'vne herbe, & eſt celle de laquelle les orfebures ſ'aydent au deffaut de l'autre. Chriſtophle Encel en eſcript autant: auſſi faiƈt Iean Kerman, leſquels en ces derniers temps ont faiƈt des liures ſpeciaux pour les matieres metalliques. Et toutesfois puis que Launay penſe auoir faiƈt beaucoup de ſe ſauuer par là, & dire que noſtre Borax n'eſt pas celuy des anciens, ie ſuis treſcontent de le prendre en payement pour ceſte heure, pourueu qu'il regarde de pres à ce que i'ay à dire. Le Nitre eſt vn ſuc amaſſé & eſpaiſſi, lequel ſe peut aiſement rapporter à vne eſpece de ſel: car il tient fort de ſa nature. Celuy duquel le Borax eſt faiƈt, eſt dur, eſpais, & ſemblable à la pierre, ainſi que nous auons diƈt cy deuant, & par conſequent ayant trouué chaleur, il ronge d'auantage, comme eſcript Galen au chapitre vingtieſme du quatrieſme liure des Simples: là ou meſmes il diƈt que toute eſpece de ſel tiré de terre, eſt plus eſpais & terreſtre que l'autre, dont il ſ'enſuit qu'il eſt plus chaud & ſec: & ſi ce n'eſtoit que ſa poinƈture eſt rabattue par les parties aqueuſes, ceſte chaleur approcheroit du feu. Le Nitre eſtant bruſlé approche fort de la nature de l'Aphronitre, qui eſt ennemy mortel de l'eſtomach, & ne ſe doibt prendre ſinon en treſgrande neceſſité, comme eſcript le meſme Galen au neufieſme liure des Simples. La vertu de tous les ſels eſt de reſtraindre, renuerſer & troubler l'eſtomach & d'eſmouuoir le vomiſſement, de deſeicher & purger en raclant: & pour
ceſte

De la nature du Borax.

ceste cause, dict Mesué, il ayde l'action des medicaments qui purgent paresseusement. Le Nitre estant de ceste nature, pourra-il contrarier à la naturelle malice de l'Antimoine? n'augmentera-il pas plustost sa subite & laborieuse purge? pourra-il fortifier les parties principalles du corps encontre ceste malice? le rend il meilleur? le peut-il conduire aux parties desquelles nous voulons tirer? Quand est de la contrarieté des qualitez, il n'est mestier qu'il le face: car nous sommes sur les vertus cachees: & quand ores nous y serions, tant s'en faut qu'il luy contrariast, que mesmes il augmenteroit sa seicheresse iusques au quatriesme degré & le rendroit chaut, ainsi que nous dirons tantost. Passons donques outre. Les effects du Nitre contrarient-ils aux effects de l'Antimoine? tant s'en faut, que mesmes il augmente les époinçonnements de l'estomach & esmeut les vomissements: mesmes ie ne sçay si ie doibs passer plus outre & dire que le Borax en est la seulle cause en cestuy-cy. A il bonne odeur pour conforter les esprits? nous auons parlé de la saueur. Sa corpulence est elle contraire à celle de l'Antimoine? non: car l'vn & l'autre est dur, espez & pesant. Mais vous me respondrez qu'il est preparé, & que par telle preparation il perd sa salure: à quoy i'insiste, qu'encore que par telle preparation il se face quelque separation de forces: si est-ce la malice & qualité ne se peut effacer du tout, si ce n'est qu'il fust faict contraire à soy-mesme. Ie dis d'auantage que quand les Alchemistes ont parlé des choses contre nature, ils ont entendu cela des sels, & des autres moyens mineraux: pourautant qu'ils ont veu de combien ils estoyent eslongnez du genre metallique, dont ie conclud qu'ils sont plus imparfaicts & moins commodes à rendre les metaux familiers de la nature humaine: car estants au dessoubs des metaux, ils ne peuuent seruir de moyenneurs entre les deux: ce qui se doibt plustost rapporter aux simples, que nous nommons vegetaux, lesquels participent de la nature animalle & mineralle. Ie sçay bien que les metaux

Des sels contre nature selon les Alchemistes.

taux ne peuuent eſtre communiquez à noſtre nature que
premierement ils ne ſoyent reduicts en nature de ſel : mais
ce n'eſt pas à dire, que pour les bonifier il faille vſer des ſels
qui ſont moyens mineraux . D'alleguer au contraire auecques Launay, que Galen a dict le Nitre eſtre bon a prendre
contre les humeurs eſpais & gluants: c'eſt ſe couurir d'vn ſac
mouillé : car Galen n'entend pas cela du Nitre qui a paſſé
par le feu , lequel par ce moyen approche de la nature de
l'Aphronitre ennemy mortel de l'eſtomach, comme eſcript
le meſme Galen au lieu que Launay a allegué . Et qu'il ne
ſoit ainſi, baillez le Borax ſeul ainſi calciné, & vous en verrez
les meſmes effects que de voſtre Antimoine. Ie notteray vn
point en paſſant pour monſtrer combien Launay ſ'eſt abuſé en ſa compoſition de Borax faict de Nitre naturel : car ſ'il
auoit entrepris de nous en monſtrer, il ſeroit bien empe-
ſché. La confrontation de noſtre Nitre auecques la deſcription de celuy des anciens nous en faict ſages , & m'en rapporteray à ce qu'en a eſcript Matthioli, auquel Launay ſe fie
tant. Quand donques il dict que le Borax eſt faict de Nitre
naturel foſſile , c'eſt propoſer fauſement . De vouloir aſſeurer de quoy il eſt faict , & comment, ce ſeroit vouloir nous
faire a croire qu'il a eſté du conſeil des Veniciens, leſquels
en gardent le moyen comme vn riche treſor. Et croy certainement que ſi Launay euſt eſté meilleur Alchemiſte qu'il
ne ſ'eſt monſtré : ou qu'il euſt reuiſité ſi peu que rien les li-
Noſtre Bo- ures de tels philoſophes, il euſt pluſtoſt ſoubçonné le Borax
rax eſt fait de eſtre faict de ſalpeſtre, attendu que ſouuentefois ils vſent de
ſalpeſtre, ſels ſalpeſtre au lieu de Borax : & qu'auecque peu de preparation
& aluns. le ſalpeſtre peut faire les actions du Borax. Meſmes, au deffaut de celuy de Veniſe, on en compoſe auecques du ſalpeſtre, duquel on ſ'ayde : non toutesfois ſi bien que de l'autre.
I'en ay veu vne douzaine de receptes pour en faire , toutes
par le moyen des ſels, aluns & ſalpeſtres. Alexis Piemontois
en a eſcript vne, en ſon empirie, dans laquelle il entre de l'a-
lun , du ſel alcali (dont on vſe pour faire le verre) & du ſel
gemme.

gemme. Or les raisons que nous auions deduictes touchant
le Nitre se trouueront, pour le moins, autant suffisantes,
estant rapportees au salpestre, sel alcali, sel gemme & alun:
tellement que le Borax, soit qu'il soit faict de l'vn ou de l'autre,
ne peut estre que tresmauuais & dangereux, & par consequent inhabile a corriger l'Antimoine. l'adiousteray encore ce que Matthioli escript, qu'il ne conseille pas de mesler du salpestre au lieu de Nitre és medicaments qui entrent dans le corps, si lon que lon se vouslist mettre en danger: sur ce point il s'attache aigrement aux pauures moynes
qui ont commencé Mesué, & les argue de peu de charité, en
ce qu'ils conseillent de prendre du salpestre par la bouche.
Voila ce qui se peut dire touchant la meslange.

Il reste a discourir si par artifice, qui est le second moyen
de corriger les medicaments, ceste malice est diminuee. La
preparation artificielle de l'Antimoine est faicte par cuisson
seiche & bruslante, nommee calcination. Or par la calcination l'humidité qui lioit & amassoit les parties terrestres est
chassee, lors que par le moyen du feu on puluerise les choses que lon calcine: ainsi que Geber escript en la quatriesme partie de son premier liure Du sommaire de la perfection. Quand donques vous preparez vostre Antimoine
vous l'endurcissez & luy baillez vne vertu de feu, attendu
que l'humidité aqueuse s'euanouit & par consequent la mol-
lesse & la froidure qui y estoyent appuyees, ainsi la seicheresse s'augmente: car l'humidité qui luy contrarioit est ab-
sente, & telle seicheresse, comme escript Galen, ne peut
estre sans grande chaleur. Aussi voyons nous que tous les
metaux froids & secs de leur nature deuiennent caustiques,
c'est à dire bruslans, par la calcination, car le feu qui est contraire a leur chaleur naturelle, non plus ne moins qu'a la
nostre, les altere. Et ainsi les Alchemistes escriuent que
toute espece de chose calcinee se conuertit en nature de sel,
& acquiert vne poincture plus grande. Galen aussi au proesme du neufiesme liure des Simples, escript que toute chose res-

[note marginale : Côtre la calcination de l'Antimoine.]

[note marginale : Effects de la calcination.]

se restraignante & froide (comme est l'Antimoine cru) reçoit par la bruslure vne chaleur grande, par laquelle l'humidité est consumee, & de reste demeure terrestre, auecque la chaleur conjoincte qu'Aristote nomme empyreume.
L'argent vif m'en sera resmoing, duquel l'on faict par ce
moyen le precipité & la pouldre de Mercure. Tous les bons
Alchemistes seront en cecy de mon opinion, tant par les experiences qu'ils en font ordinairement, que par ce qu'ils
ont vne reigle, que tous metaux sont froids en leur dehors,
à cause de la partie aqueuse, laquelle y predomine: mais
qu'au dedans ils ont vne grande chaleur, laquelle apparoist,
lors que la froidure se separe auecque l'humidité par le
moyen du mesme subiect qu'elles ont, a sçauoit l'eau, ainsi comme i'ay desia dict. Or encores que par vostre calcination il vous semble que l'Antimoine soit vn peu adoulci,
par l'absence du mauuais soulfre: toutesfois l'esprit fixe demeure, & ny a seulement que le volant qui quicte la place. Par la calcination donques, vous endurcissez & ignifiez
vostre Antimoine, qui sont deux choses contraires à la bonté des medicaments. Et ne vous seruira de dire que ces regles s'entendent seulement de la transmutation & perfection des metaux imparfaicts: car de pareilles causes il ensuit tousiours pareils effects, lesquels ne peuuent estre chan-
gez par les diuerses intentions des ouuriers. Ie sçay bien
que si Launay voit quelquefois Geber, il ne fauldra pas de
me respondre qu'en calcinant les metaux ils sont purifiez
par les choses qui ont vertu de ce faire, entre lesquelles il
nomme les sels: mais s'il regarde plus auant, il trouuera que
par ce moyen les parties impures en sont separees, lors qu'ils
tirent auecques eux la substance terrienne, & y laissent seulement la pureté des corps. Qu'il me monstre maintenant
qu'en calcinant son Antimoine & y meslant le Borax, vne
telle chose se face: tant s'en faut que mesme toutes les
substances demeurent confuses & sont prises & portees
dans l'estomach. Mais si cela se faict, que Matthioli ne le
met-il

met-il dés le commencement ? ou pourquoy y remefle il de
l'Antimoine cru ? veut-il de rechef gafter ce qu'il a tant de
peine a nettoyer ? Dauantage, confiderez, ie vous prie, de
rechef, confiderez de plus pres ce que vous faictes en calcinant voftre Antimoine : ne le rendez vous pas d'autant
contraire à la nature humide, que le verre fec luy eft contraire ? Certes il eft ainfi : car par ce moyen vous trouuerez
qu'il eft aucunement vitrifié. Mefmes vous eftimez celuy
eftre le plus gentil compagnon, qui le rend plus cler & tranf-
parent, qui eft vne des proprietez du verre. I'en ay chez moy
de cinq ou fix fortes : i'en ay de celuy de Saluffes, qui commence a auoir la vogue : i'en ay de toutes les façons, toutes tranfparantes. Or fçauons nous bien que l'action de faire du verre eft l'extreme du feu, & par confequent de la feichereffe. Mefme Theophrafte Paracelfe efcript au chapitre
fixiefme du premier liure de Gradibus, que ce qui reduict
en chaux, cendre & verre, eft au quatriefme degré du feu :
autant en dict Arnault de Villeneufue : Et encore que voftre Antimoine ne foit en cefte derniere vitrification (comme ie ne veux pas acertener, d'autant qu'eftant mis fur les
charbons, il rend encore de la fumee, a raifon de l'Antimoine cru que lon y a remeflé) toutesfois fi me confefferez vous
qu'eftant reduict de nature opaque & vmbreufe en tranfpa-
rante, il faut qu'il foit quelque maniere de verre, pour le
moins au premier degré. Comment donques pourra noftre
nature diffoudre & deflier cefte dureté & feichereffe vitreu-
fe? Car il faut qu'elle le face, auant qu'elle f'en ayde à iecter
hors les mauuais humeurs : ou bien le medicament ne com-
patiroit pas : ce qui eft toutesfois neceffaire, comme i'ay
monftré, finon qu'il fe face poifon & en tout & par tout re-
belle à la nature. Si cecy ne vous fuffit, baillez du verre
broyé à vn chien & vous verrez comment fes operations ap-
procheront de celles de voftre Antimoine. Mais vous me
pourrez alleguer le tefmoignage du mefme Theophrafte
Paracelfe, lequel efcript en fon liure qu'il a faict De la longue

L'Antimoi-
ne preparé eft
aucunement
vitrifié.

gue vie, en vn chapitre expreſſement faict de l'Antimoine,
que tout ainſi que l'Antimoine affine l'or, ainſi affine il les
corps : & parlant paraboleuſement, comme de couſtume, il en faict vn fort grand ſecret, & touche le moyen de
le preparer, fort obſcur & difficille à entendre: mais non pas
tant que lon ne voye bien que ce n'eſt pas la preparation de
Matthioli. Premierément, dict il, gardez qu'il ne ſe cor-
rompe : mais tenes-le tout entier comme il eſt, ſans aucune
perte de ſa forme & ſubſtance : car ſoubs icelle eſt caché le
grand ſecret de l'Antimoine, lequel ſe doibt pouſſer hors
par la cornue ſans aucune teſte morte, & de rechef repeter
par vne tierce purge reiteree ; & alors il ſort, & ſe baille au
poix de quatre grains auecques la quinte eſſence de Meliſſe.
Iean de Rupeſciſſa qui a eſcript il y a plus de trois cens ans
de la conſideration des quintes eſſences de toutes choſes, a
faict vn chapitre de la quinte eſſence de l'Antimoine, de laquelle il dict merueille, & proteſte que c'eſt le ſecret des ſecrets, le plus eſmerueillable qu'il eſt poſſible de trouuer :
toutesfois regardez comment il l'acouſtre. Il le met en
pouldre premierement, il le meſle auec le vinaigre des philoſophes dedans vn vaſe plombé, & le laiſſe ſeptante iours en
fien de cheual : puis il le met ſur le feu & en tire, auecques
les moyens qu'il propoſe, vne liqueur qu'il nomme benoiſ-
te, plus riche que nul treſor : plus douce que miel & ſuccre.
Regardez maintenant de combien voſtre preparation eſt eſ-
longnee de ces deux precedentes. Et quand ores la propoſition de Paracelſe ſeroit vraye, & meſme ce qu'en dict Iean
de Rupeſciſſa, il faudroit que la preparation fuſt telle qu'ils
la demandent & commandent. Dont ie m'eſmerueille de
Matthioli, luy qui faict eſtat de la vraye medecine, & qui
ſ'eſt tant adonné à reprendre les autres, comme il a mis en
auant ceſte preparation ſans l'eſplucher de pres, & ſoigneuſement recercher les raiſons des effects d'icelle. Parquoy ie
ne me puis perſuader, & me ſemble qu'il eſt du tout impoſſible de croire que telle preparation ſoit legitime, par laquelle

Preparation
de l'Anti-
moine ſelon
Paracelſe.

Preparation
de l'Anti-
moine ſelon
Ie. de Rupe-
ſciſſa.

quelle l'Antimoine est rendu bruslant & caustique, & retient la pluspart des malices du plomb bruslé, & par consequent, il a la vertu de fondre & resoudre la chair & les humeurs tant bons que mauuais. Ce que i'apperceu il y a enuiron vn an ou plus, en vn nommé maistre Nicolas, peintre de la Royne, lequel fust malade d'vne hydropisie, dont le poure homme se voyant enflé, comme vn tabourin, m'appella long temps apres le commencement de son mal, auquel selon que l'art me commandoit, & que la raison me iugeoit, i'ordonnay quelques medicaments & clysteres propres à tirer les eaux. En la fin se faschant de la longueur de telle maladie, & ayant esté trompé par les faux miracles de l'Antimoine, il s'addonna à en vser, dont il mourut peu apres. Estant ouuert on luy trouua le dedans les boyaux rongez & gastez. Ce qui fust cause de me confermer encores d'auantage en mon opinion premiere. Car tels sont les effects des medicaments caustiques & septiques, c'est à dire, bruslans & fondans les humeurs & la chair. Cecy se peut prouuer d'auantage par la subite operation de l'Antimoine, lequel en moins d'vn heure faict sortir vn demy seau d'humiditez hors du corps, & faict des accidens que le plus maling de tous les autres poisons ne pourroit faire, estant pris au double de cestuy-cy, voire & y fust le Sublimé. Ces humiditez sont ce celles qui sont causes des maladies attachees & arrestees en vne des parties du corps? Telle vuidange se pourroit elle faire en si peu de temps? Ce sont celles qui naturellement sont attachees au dedans de l'estomach & des boyaux, & qui rendent ces parties plus glissantes, & sans lesquelles aussi les actions naturelles ne se pourroyent faire si heureusement, comme elles se font. Ce sont humiditez phlegmatiques superflues de la nourriture : mais vtiles pour maintenir les parties naturelles en leur soupplesse accoustumee.

Les humeurs que purge l'Antimone.

Cerchez donques vne autre preparation, si vous voulez faire vostre profit de ceste drogue. Consultez les philosophes

Alche-

Alchemistes, lesquels ont plus parfaite cognoissance des metaux, que vous n'auez, & adioustez mes prieres auec les vo-
stres : à celle fin qu'ils vous donnent à entendre quelque
autre moyen, comme ie m'asseure qu'il y en a d'entre eux,
lesquels par continuel estude & experience, ont descouuert
des secrets, que nature a cachez en ses metaux : que si vous
n'en auez d'autre par leur moyen, vous ne trouuerez mauuais si i'enrolle vostre Antimoine au ranc des poisons. Et si
vous ne vous contentez de raisons precedentes, faictes essay
de vif-argent & d'Antimoine, baillez-en esgalles portions à
deux chiens, & vous verrez lequel des deux aura plustost
faict son coup.

Interest de la police.

Ie desirerois en cest endroict que le Magistrat, lequel a
l'entretien de la police en charge, tint la main à cecy : à celle
fin que le chemin fust couppé à ceux, lesquels par le moyen
de ceste drogue peuuent plus aisement mettre leur mauuaise volonté en executió : car il n'y a poison, par lequel on puisse plus couuertement empoisonner vn homme, soit ayant
esgard à sa quantité, soit ayant esgard à sa qualité, d'autant
que la grosseur d'vn pois suffira pour tirer l'ame d'vn corps :
& n'ayant aucun goust ny odeur, elle ne s'apperceura pas si
tost estant meslee parmy quelques confitures, ou parmy du
vin, ou dans vn potage. Bref il ne se trouue point vn bouc-
con duquel on se puisse plus traistremét aider, que de cestuy
cy. Que vous seruira donques, Messeigneurs, d'auoir defendu aux apothicaires de bailler du sublimé ou de l'Arsenich,
si vous permettez, & si par conniuence vous donnez la main
à cestuy-cy ?

Responce aux raisons & ac-cusations de Launay.

Il me faut maintenant respondre aux raisons & obiections
mises en auant par Launay, à celle fin que le lecteur puisse
mieux iuger de nostre differét. Ces raisons sont fondees en
tesmoignages & en l'experience. Le premier de ses tesmoignages par lequel il pense que l'Antimoine n'est point poison,
est appuyé en ce qu'il dict que tous les anciens qui ont parlé
des poisons, n'ont point mis l'Antimoine en leur ranc : à
quoy

quoy il est tresfacile de respondre. Premierement, l'argument est seulement probable & non neceffaire : car s'ils n'en ont point parlé, ce n'est pas à dire qu'il ne le soit. Secondement, tous ceux qui ont dict que le plomb estoit poison, n'ont ils pas dict que l'Antimoine l'estoit aussi, puis que selon leur opinion, l'Antimoine est vne espece de plomb, la plus imparfaicte de toutes ? Dioscoride qui a escript que l'Antimoine auoit les mesmes effects que le plomb bruslé, & qui a dict que le plomb bruslé est plus vehement que le laué, n'a-il pas estimé que l'Antimoine estoit poison? Si Launay est bon Alchemiste, il sçait bien que l'Antimoine est vne Marchassite. Quand donques Pline, Dioscoride & Albert ont dict que la fumée du plomb que lon calcine, est dangereuse & mortelle, n'en ont-ils point voulu entendre autant de l'Antimoine? Le plomb plus imparfaict des metaux est dangereux à cause de son imperfection : l'Antimoine est la quatriesme espece de plomb la plus impure (ou pour le moins, s'il n'est espece de plomb, vous me confesserez qu'il est beaucoup plus impur, attendu les raisons precedentes) il s'ensuit donques que l'Antimoine est plus dangereux que le plomb. L'autre tesmoignage est pris de Matthioli, & de Gallus tous deux medecins de l'Archeduc. il dict que si l'Antimoine estoit poison, ces deux grands personnages ne l'eussent tant recommandé. I'admire & reuere Matthioli & Gallus pour leur doctrine : mais la verité a plus de puissance sur moy. Ils sont tous deux hommes subiects à s'abuser comme les autres. Et possible que quand ils auront bien gousté & digeré mes raisons, ils changeront d'opinion. Quand est de Matthioli, ie sçay bien qu'il y a des passages en ses commentaires ausquels il s'est abusé. Entre autres i'en ay remarquez deux sur lesquels i'ay discouru en mes liures Des venins, & ay monstré, selon mon iugement, auec toute modestie ce qui me sembloit estre esloigné de verité. Parquoy ce bouclier de Launay ne me semble suffisant côtre les raisons cy dessus deduictes, & faut qu'il ayt recours aux

Matthioli s'est abusé en quelques endroicts de ses commentaires sur Dioscoride.

experiences, iufques à ce que ie les luy aye rabattrues.

Et a fin que ie ne confonde rien, il nous faut voir premierement que c'eſt qu'experience, & en quelle maniere nous
en deuons vſer. Experience, ſelon Ariſtote & Galen, eſt
vne memoire des choſes leſquelles ſont apparues ſouuentesfois en vne meſme maniere, tellement que pluſieurs
memoires d'vne meſme choſe engendrent vne experience,
ſur laquelle on puiſſe fonder quelques reigles propres à baſtir vn art & ſcience, laquelle comprenne generallement ce
que l'experience a trouué en particulier. Or l'experience, comme dict Galen, a eſté trouuee ou fortuitement, ou
de propos deliberé. I'appelle fortuitement ſans aucun conſeil ou preuoyance : ce qui aduient ou par cas d'auenture,
ou par nature. Par cas d'auenture, comme ſi celuy qui a
la fieure ardente reçoit vn coup d'eſpee en l'vne des veines du bras, & que par ce moyen il ſoit guery. Par nature,
comme, ſil aduient que luy-meſme reçoiue guariſon par
auoir ſaigné du nez : telle experience nous monſtre que la
ſaignee eſt bonne & ſalutaire. Celle qui a eſté trouuee de
propos deliberé eſt en celuy-meſme febricitant : Car ſi
eſtant alteré extremement il a de pleine volonté pris la
cruche a-meſme, il a beu ſon ſaoul, & que delà il ſe ſoit
bien porté, on en recueille l'experience. Toutesfois on ne
fera pas du premier coup des reigles generalles : mais il
faudra que cela ſoit confirmé par le temps & long vſage,
comme dict Ariſtote au huictieſme des Ethiques : de peur
qu'au lieu de baſtir vn art, nous n'eſleuions vn chaſteau à
l'ignorance. Encores n'eſt ce pas aſſez : car il faut que ceſte experience ſoit ioincte auec la raiſon, puis que ce ſont
les deux inſtruments, par leſquels les arts & les remedes
ſont inuentez, comme eſcript Galen ſur le premier Apho-
riſme d'Hippocrate. Autrement le Medecin ſeroit ſemblable à ceux deſquels il parle au neufieſme liure des arreſtz
d'Hippocrate & Platon, & leſquels ſuyuants la ſeule experience, ne peuuent corriger les fautes qu'ils ont faictes.

Pour

Que c'eſt
qu'experien-
ce, & com-
ment elle ſe
doit faire.

Pour ceste cause aussi le mesme Galen au troisiesme liure
Des parties malades, dict que l'inuention des remedes procedante des vrayes demonstrations est beaucoup plus excel-
lente, es choses qui aduiennent peu souuent, que n'est pas
l'experience. Mesmes il craint tant que nous ne soyons
trompez par ces experiences, qu'au cinquiesme liure De la
methode, il escript que personne n'ose mettre en auant vne
nouuelle experience, iusques à ce qu'il se soit persuadé auoir
iustement condemné les premiers remedes, desquels on a
accoustumé s'aider. Non toutesfois que Galen condemne
les medicaments trouuez nouuellement, cela ne veux-ie
nier à Launay : mais il faut adiouster les limitations de Galen, a sçauoir la raison & l'experience. Il y a encore vn autre
point à obseruer entre vne infinité d'autres que ie laisse pour
n'estre trop long : c'est qu'il faut donner raison pourquoy telles experiences aduiennent plustost ainsi que ainsi. Et ne suffit de dire que ce sont proprietez cachees : car ces proprietez
concernent l'vniuersel, & non le particulier : autrement vous
ne pourriez pas faire reigle generalle, & vostre experience
demeureroit incertaine. Cecy se doibt obseruer religieuse-
ment, à fin de fermer la bouche aux imposteurs, qui à chasque bout de champ diroyent, Ie l'ay experimenté, & ce téps
pendant se ioueront de la vie des hommes à tort & à trauers.
Car, comme dict Galen, l'experience est perilleuse à cause
que la matiere sur laquelle on experimente, n'est pas comme
celle d'vn charpentier ou d'vn couureur : laquelle estant gastee, n'apporte pas beaucoup de dommage, mais elle est plus
digne & ne peut-on en icelle experimenter les choses non
approuuees sans vn tresgrand peril, attendu que la mauuaise
experience n'importe rien moins que de la vie. Paracelse
mesmes l'vn des premiers autheurs de l'Antimoine, escript
au sixiesme chapitre de son Labyrinthe, que l'experiéce procede de plusieurs experiments tirez par science, & que là où
est la science, là est l'experience : & au contraire, que là où est
l'experience, là est la science : toutesfois dict il, la sciéce doibt

prece-

preceder l'experiment. Ie veux maintenant sçauoir de vous
qui auez si bien experimenté l'Antimoine, si vous auez memoires suffisantes pour faire ceste experience, & si ceste experience est ioincte auec raison, pour en faire vne reigle generalle. De raisons vous n'en auez point : mesmes elles vous
sont contraires, ainsi que i'ay monstré cy deuant. Auez vous
trouué, sans y penser, que l'Antimoine preparé, comme vous
le preparez, eust telle vertu ? S'il est ainsi, à quelle fin l'auoit-
on preparé deuant ? de dire que la nature vous l'a monstré,
ie ne sçay pas comme vous le prouuerez : car ce poinct s'entend seulement des choses qui sont au corps, & qui procedent du corps. Le seul moyen de propos delibere vous demeure, duquel si vous vous voulez aider, il faut necessairement que vous l'ayez faict estant poussé de quelque raison,
ainsi que le malade par la soif.

Dictes moy, ie vous prie, quelle est ceste raison. Est-ce
point que Paracelse, comme i'ay dict, a escript, que comme
l'Antimoine affine l'or, ainsi affine-il les corps? Si ie vous nie
ceste proposition, que deuiendrez vous ? Ie suis certainement contraint de la tenir pour suspecte : car il ny a aucune
proportion ou compassion entre l'Antimoine & le corps,
comme il y a entre l'or & l'Antimoine. L'or & l'Antimoine sont corps qui ne viuent point, ils sont terrestres, froids
& secs, & immobiles : le corps humain est viuant, il est plein
de chaleur & humidité fecöde, il se meut, & est presque autant esloigné des metaux, que le feu est de la terre. Que di-
rez vous aussi si ie vous respods auec Arnault de Villeneufue,
que la nature n'est point corrigée qu'en sa nature mesme : &
parauenture qu'à bon droict ie vous pourrois dire, que quand
quelques vns ont escript que l'Antimoine corrige le corps,
ils ont voulu entendre du corps metalique, c'est à dire de
l'or, lequel est ainsi nommé par excellence. C'est là dessoubs,
Launay, qu'ils ont, selon leur maniere accoustumee, couuert
leurs secrets. Ne sçauez vous pas de combien de noms ils se
sont aidez pour cacher leur pierre philosophale qui purifie

les me-

les metaux? Paſſons donques oultre,& me môſtrez le temps,
& long vſage que vous auez de voſtre experience. Regardez
ſi vous auez des demonſtrations & preuues pour la confir-
mer. Monſtrez moy par raiſon que iuſtement vous ayez condemné noz remedes accouſtumez. Ie ſçay bien que Launay
ſeſt efforcé de ce faire. Ie ſçay bien que pour rendre ſa marchandiſe plus vendable, il a reſemblé le Charlatan, qui deſ-
priſe celle de ſes compagnons : mais ie reſpondray tantoſt à
ce point,incontinent que i'auray vuidé ceſtuy-cy. Monſtrez
moy donques de rechef ſi vous auez quelques raiſons pourquoy l'Antimoine guerit pluſtoſt la peſte,que la fieure hectique,la quotidiane que l'ardante : ou pourquoy il les gueriſt
toutes enſemble., & de tout cela tirez moy vne belle regle
generalle , & l'enroollez parmy celles d'Hippocrate & Galen. Ne nous penſez pas payer de dire qu'il y a beaucoup
de choſes incogneues, deſquelles les vertus ne ſont encores
experimentees : car ie ſuis bien d'accord auec vous de ce
poinct. Ie ſuis bien d'accord auſſi qu'il y a des ſecrets en
l'Alchemie de grande efficace. Ie ſçay bien qu'il n'y a que
quarante ou cinquante ans que le Gaiac, la Saſſepareille, la
Schyne, & quelques autres, ſont en bruit,& que nous en re-
ceuons de fort grands allegements . Mais que voſtre Antimoine doiue tenir ligne de compte, ie le nie : & eſt le ſeul
poinct que i'ay debattu. Les vertus du Gaiac,de Saſſepareille,& de la Schyne apparoiſſent tant par les qualitez exterieures,que par experiences,raiſons & approbations des plus doctes. Et puis,ces ſimples approchent vn peu plus pres de noſtre nature : ils ont veſcu & ont eſté plains de chaleur & humidité feconde, par ainſi la comparaiſon n'eſt pas eſgalle. De
dire q l'on vſe de Precipité en la peſte & d'huille de Vitreol
en la fieure quarte,& que par meſme maniere on pourra bié
vſer d'Antimoine : ce n'eſt pas bien argumenté. Car la con-
ſequence n'en vaut rien : & y peut auoir raiſon en l'vn, &
non en l'autre. Les huilles leſquelles tiennent de la nature
aërée ſont beaucoup plus familieres de la nature humai-

ne, que

ne, que ne font pas les fubftances terreftres de l'Antimoine.

Il y a encores vn poinct qui me faict condemner voftre experience & la maniere d'en vfer : c'eft qu'encores que vous cognoiffiez la vertu de voftre drogue eftre de faire vomir, toutesfois vous ne regardez point fi celuy a qui vous la baillez eft difpofé à vomir, à celle fin de l'y preparer felon le precepte general que Galen nous a laiffé au commentaire fur le treziefme Aphorifme du quatriefme liure. Il faut, dict il, experimenter premierement comment celuy qui doibt prendre l'Hellebore, a accouftumé de fe porter des purges qui fe font par haut, c'eft à dire, par le vomiffement. Faites en l'effay par medicaméts vomitifs qui foyét mediocres, & fi vous trouuez que difficillement il fy purge, il fe faudra bien garder de bailler l'Hellebore à ceft hôme deuant qu'il foit preparé. Ie pourrois en ceft endroict remplir voz coffres de la mefme mônoye que vous en auez tirée, & amener des exéples de plufieurs qui fe font mal trouuez de l'Antimoine, & d'autres qui en font morts. Quâd eft de ceux qui en ont efté guaris, ie croy que fils eftoyent balacez auec les autres, qu'à grand peine pourront-ils iamais gaigner terre. C'eft vne chofe couftumiere en telles impoftures que de bien remarquer celuy qui par vne bonté de nature a efté en vn mefme temps deliuré de deux maux, & oublier ceux qui fen font mal

En quelle ma-
niere l'Anti-
moine peut
guarir.

trouuez. Ie ne doubte pas toutesfois que la prife de l'Antimoine n'ayt feruì de quelque chofe : mais en la façon q feruit le coup d'efpée à vn qui fe côbattoit contre fon ennemy: car ayant vn apoftume au cofté, & ne l'ofant faire percer par vn Chirurgien, pour la grande apprehenfion qu'il en auoit, il receut ce bien de celuy qui luy penfoit mal faire en luy donant vn coup en ceft endroict. Il fert auffi en la maniere que la malice & mefchanceté de la femme feruit à fon mary, laquelle l'ayant empoifonné & craignant que le premier poifon ne fuft affez fort pour le faire mourir, luy en rebailla encores vn autre, lequel fe trouua côtraire au premier: & ainfi ce pendant qu'ils fe combatoyent, la nature faite plus forte,

les chaf.

les chaſſa tous deux ſelon l'epigramme que nous en auons
en Auſonne lequel i'ay faiĉt François au premier liure des
venins. Ainſi donques l'Antimoine entre dedans le corps,
aguillonne tellement la pauure nature deſia aſſaillie, q̃ con-
trainte de reprendre ſa force, elle le iette premierement dehors, & par conſequent il prepare les conduiĉts à la cauſe du
premier mal, laquelle quant-&-quant esbranlee ſe peut ietter apres le premier vaincu. Que ſi l'on m'allegue d'auantage que les humeurs qu'il tire hors du corps ſont ceux qui faiſoyent & cauſoyent les maladies : ie reſpondray, & eſt vray,
que autant ou plus d'humeurs tirera-il en l'homme le plus
ſain du monde, & que autant en font les petites eſcailles, qui
ſ'eſleuent lors q̃ lon bat les chaudieres d'arain ou de cuiure
apres qu'elles ſont nouuellement tirees du feu. Ce que i'ay
veu experimenter en vn homme malade de la fiebure quarte, lequel en auoit prins en poudre à la perſuaſiõ de quelques
gens peu entendus en la Medecine.

    Il reſte maintenant à monſtrer que les medicaments, deſ-
quels nous vſons ordinairemēt en la guariſon des maladies,
ſont veritablement medicamĕts propres pour les effeĉts que
nous en requerons, a ſçauoir la Rheubarbe, la Scammonee,
& le Turbith : qui ſont les trois contre leſquels principalement Launay ſ'eſt attaché. Premierement ſi nous en voulõs
faire comparaiſon auec les metaux, il n'y a point de doutte
qu'ils ne ſoyent beaucoup plus amis de noſtre nature : car
pour le moins, ils ont la vie d'auantage, ſuyuant laquelle ils
ſont participans de noſtre eſprit nourricier. I'ay l'vſage auec
la raiſon, les deux inſtruments des arts, comme nous auons
monſtré : i'ay le commun conſentement des anciens & des
modernes : i'ay les operations ordinaires en toutes les maladies, eſquelles nous nous aydons d'iceux. De dire auec Launay qu'ils ſont amers & poignans, & que pour ceſte cauſe ils
ſont malings, ce ſeroit vouloir confondre les genres auec les
eſpeces : car ſ'il a leu ſon Meſué, il a appris que ceſte propoſition eſt comparatiue : c'eſt à dire, ayant eſgard à ceux qui ne

ſont

Defenſe des
medicamĕts
ordinaires cõ
tre les calom-
nies de Lau-
nay.

sont si amers ne si poignants. Il a appris d'auantage qu'elle
se dict souuentesfois des medicaments de mesme espece : &
que ce ne seroit pas bien coclud, la Rheubarbe est plus amere que le plomb, ou l'argent vif : il sensuit donques que la
Rheubarbe est plus dangereuse que le plomb, ou l'argēt-vif:
car la Rheubarbe est d'vne autre espece que le plomb & l'ar-
gent-vif. Ceux qui m'ont ouy discourir ceste matiere en mes
leçons, le monstreront à Launay sil ne se veut contenter. Se-
roit-ce bien derechef conclud, la Rheubarbe est plus amere
que le sublimé, qui n'a gaire de goust, la Rheubarbe donques
est plus dangereuse drogue que le sublimé? L'amertume có-
forte l'estomach, ce dict Mesue, elle corrige la poincture &
empesche les ventositez & la pourriture: la Rheubarbe est
telle & la Scammonee en tient en partie. Et puis que nous
en sommes là, ie dy que l'Antimoine est plus maling pourautant qu'il n'est d'aucun goust: car sil fait les actions desquelles nous auons parlé cy deuant, & q̄ nous ne les puissions rapporter à aucune cause pour le moins apparēte, ne faut-il pas
dire que sa malice est bien grande? Quand la peste est en vn
lieu bien aëré, & qu'il n'apparoist aucune cause pour laquelle
elle sy doibue tenir, n'est-ce pas signe qu'elle est plus dangereuse? l'homme dissimulé n'est-il pas plus à craindre que celuy qui est ouuert? Mais noz medicaments sont falsifiez, ce
dict Launay, ie sçay bien qu'il sen trouue voirement de falsifiez: mais gardez vous en. Si le mâche de la coignee ne vaut
rien, voulez vous pour cela la ietter en la riuiere? Pourquoy
Launay en vse-il luy mesme ainsi que i'ay veu en vne recepte
signee de sa propre main? I'ay veu & reuisité vne grāde partie des boutiques de ceste ville de Paris, ou i'ay rencontré de
bons & mauuais medicaments : mais ie puis asseurer d'vn
poinct, que i'ay trouué en quelques vnes de la Rheubarbe,
de la Scammonee, & du Turbith aussi bon qu'il sen rencontre point, si ce n'est que Launay vueille nier en tout & par
tout cela qui nous apparoist à l'œil. Nous auons toutesfois
les liures aussi bien que luy : nous auons les moyens de les
confron-

confronter: nous fommes en vne cópagnie de Medecins des
plus excellents de l'Europe: & auós la trafique des eſtrágers. De la Rheu-barbe.
S'il dict que la Rheubarbe qui vient à Venile n'eſt pas bóne,
il ne faut que voir fi elle eſt rouſſaſtre, pefante, de fubſtance
rare: il ne faut que voir fi eſtant rompue elle apparoiſt rouf-
fe-iaune & entremeflee d'azur : il ne la faut que mafcher &
voir fi elle ne collore pas de couleur de faffren, fi elle n'eſt
pas amere & ſtiptique ; fi elle apparoiſt telle , que feruiront
toutes noz difputes ? Voſtre precepteur Matthioli eſt il entré en cefte doubte , luy qui eſt Medecin de l'Archeduc ?
D'auantage, venons aux effects, ne font-ils pas tels que les
Arabes anciens, & les Medecins modernes l'oint efcript ?
Voulez vous mefmes dementir ceux de ce temps qui nous
en ont donné le pourtraict ? Ne fçauons nous pas bien que
les Venetiens trafiquent en Alexandrie, & que non feulement les drogues d'Egypte, mais auſſi celles de l'Inde y font
amaſſees pour le reſte du monde ? Ne fçauons nous pas bien
que les Portuguez trafiquent ordinairement en Calicut? Lifez les nauigations nouuellement mifes en lumiere, & vous
gardez vne autrefois de tomber en telle abfurdité . Tout ce De la Scam-monee.
que vous dictes de la Scammonee eſt le plus beau du mon-
de: mais vous ne dictes pas tout. Car vous taifez les moyens
que nous auons de la preparer : vous ne dictes pas que fa
poincture eſt temperee tant par la cuiſſon que lon en faict,
que par la meflange des autres medicaments . Lifez voſtre
Mefué & vous le trouuerez Quand à nous qui ne nous voulons deſtraquer de la raifon, nous improuuons les falfifica-
tions que lon en faict, & que mefmes on faifoit du temps des
anciens. Nous admoneſtons les Apothicaires d'y auoir l'œil,
nous les reuifitons pour ce faict, & feparons le bon d'auec le
mauuais: & n'en voyons point tels inconueniens aduenir en
vingt ans, qu'il en eſt aduenu en vn feul de voſtre Antimoine . Nous fçauons auſſi quelles font les marques du bon
Turbith, nous le preparons tous les iours , nous en ordon- Le Turbith.
nons, & en apperceuons les effects . Ie deduirois ce point
                                                        plus

plus amplement, si ce n'estoit que ie l'ay reserué pour vn autre endroict : & si ie ne sçauois que le lecteur non passionné prendra les raisons susdictes en si bonne part, que pour le moins verra-il que ce que i'en ay faict a esté plustost pour cercher la verité, que pour enuie que i'eusse de contredire aux escripts de Launay.

Ces choses deduictes & bien entendues serôt suffisantes, ce me semble, pour empescher desormais que les hommes ne se monstrent si faciles à croire le premier venu, & mettre leur vie si precieuse & vnique entre les mains de ceux qui par experiences sçauent masquer leur ignorance, & qui pour mieux se faire reuerer, resemblent les Theriacleurs, lesquels pour bien vendre leurs drogues ne font autre estat que de guerir les gouttes, les ladreries, les vieux vlceres pourris & enchancrez, & toutes telles maladies delaissees par les plus sçauans : comme si a eux seuls tels secrets eussent esté reuelez : comme si la verité aymoit mieux estre maniee par des ignorans, que par les doctes : & comme s'il leur estoit possible de guarir les maladies difficiles, ne sachant guerir les moindres. Ie me resoudray donques sur ce poinct, que puis q̃ Matthioli & Launay peu versez, comme ils monstrent, en l'Alchemie, ne nous donnent autre moyen de faire nostre profit de l'Antimoine : il faudra attendre que ceux qui par vn long labeur s'y sont addonnez, nous en monstrent quelque plus seure preparation, soit auec extraction d'huile, ou auec quelque autre chose que leur art leur enseigne. Ce temps pendant i'admonesteray vn chascun d'y prendre garde, & prieray, voire adiureray le Magistrat d'y adiouster son authorité. Et pourautant que l'Antimoine ainsi preparé faict vne si grãde subuersion de l'estomach, qu'à peine s'en peut il voir de plus grande en si peu de temps, ie conseilleray à celuy qui en aura prins, de reconforter son estomach auec des medica-

Remede contre l'Antimoine. ments, dont les vns seront pris par la bouche, & les autres seront appliquez par le dehors. Il pourra mesler des remedes qui empeschent la rongeure parmy ceux que l'on prẽdra par
la bou-

la bouche, ce qu'il fera par le conseil du bon Medecin, lequel ordonnera des clysteres, ayans la vertu d'adoucir & de conforter les parties dediees à la nourriture. Car ce sont les plus offensees par ce poison, ainsi que les accidens le tesmoignent. Il pourra d'auantage se nourrir de viandes delicates, de facile digestion & nourriture, à celle fin de restaurer les humiditez naturelles de ces parties. Ie deduirois la guerison plus amplement, si ce n'estoit que la plus part se pourra retirer des chapitres precedens : esquels i'ay touché amplement ce qui est necessaire d'entendre touchât la guerison des poisons qui ont la vertu de consumer les substances du corps humain. La confirmation aussi de toutes ces choses est amplement deduicte au second discours que i'ay faict sur les vertus & facultez de l'Antimoine, lequel sert d'Apologie à ce premier, & auquel la malice des metaux est suffisamment môstrée auecque plusieurs telles questiôs naturelles traictees, lesquelles m'ont semblé necessaires pour la parfaicte intelligence des Venins.

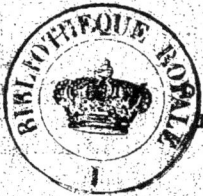

FIN DES DEVX LIVRES DES VENINS.

REGISTRE.

Venit

F I N.

ADVERTISSEMENT AV LECTEVR.

L'ABSENCE de l'Autheur, lequel n'a peu voir les corre-
ctions, a eſté cauſe que pluſieurs fautes ſont eſchappees en
l'impreſſion de ce liure; leſquelles ſont quelquefois telles
qu'elles interrompent le ſens du diſcours. Parquoy nous te
prions les vouloir recorriger, comme il enſuit. ſil ſen trouue
quelques vnes que nous n'ayons nottees, il te plaira, amy
Lecteur, les vouloir ſupporter, comme aux vers qui ſont en
la page 61. leſquels il faut ainſi diſpoſer:

———quand tu vois dans les cieux
Les Pleiades leuer qui en plus petit nombre
Se portent clerement

Au reſte, garde de t'abuſer aux figures des Pauots, par
les mots, premier, ſecond, troiſieſme : car celuy que nous auons
notté premier, eſt nommé vulgairement erratique où Co-
quericocq en François. Le ſecond eſt le domeſtique, & le
tiers eſt le cornu.

Y

FAVTES

DE L'IMPRIMERIE DE CHRISTOFLE PLAN-
TIN; A ANVERS, M. D. LXVII. AV MOIS
D'OCTOBRE.

LES OEVVRES
DE NICANDRE
MEDECIN ET POETE
GREC, TRADVICTES EN
VERS FRANÇOIS.

ENSEMBLE,

Deux liures des Venins, ausquels il est amplement discouru des bestes venimeuses, theriaques, poisons & contrepoisons.

PAR

Iaques Gréuin de Clermont en Beauuaisis,
medecin à Paris.

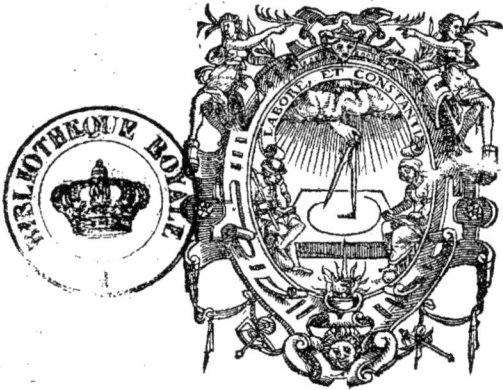

A ANVERS,
De l'Imprimerie de Christophle Plantin.
M. D. LXVII.
AVEC PRIVILEGE DV ROY.

LE CONTENV DES PRIVILEGES.

La Maiesté Royalle a permis & donné Priuilege à Chriſtophle Plantin, Imprimeur iuré au païs de Brabant, de pouuoir luy ſeul imprimer, ou faire imprimer, vendre, & diſtribuer par tous ſes païs, terres & Seigneuries, vn Liure intitulé : Les œuures de Nicandre Medecin & Poëte Grec &c. *Et deffend à toutes perſonnes, de quelque qualité ou conditions qu'ils puiſſent eſtre, d'imprimer le ſemblable, ny ailleurs imprimé le vendre ou diſtribuer deuant ſix ans accomplis, ſur peine de confiſcation des liures qui ſeroyent trouuez, d'autre Impreßion que du conſentement dudit Plantin, & d'amende arbitraire : ainſi comme plus amplement il appert és originaux, donnez à Bruxelles : le premier, au conſeil priué du Roy noſtre Sire, le 7. Iuin.* 1 5 6 5.

Signé

Bourgeois.

Et l'autre, au conſeil de Brabant le 23. *dudict.*

Signé

I. de Witte.

A M. IEHAN DE³
GORRIS EXCELLENT
MEDECIN A PARIS.

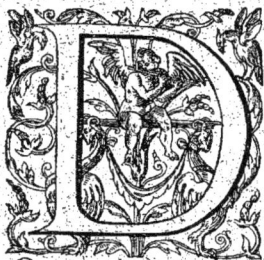

DE GORRIS, qu'vn chacun
aime, cherit & prise,
Pour auoir bien conduit vne
tele entreprise,
Que celle qui me fait marcher
par les sentiers,
Qui ménent pour sçavoir d'Apollon les métiers,
Ie ne m'estimerois meriter la louange
Que lon donne a celuy qui d'vne langue étrange
Echangeant les propos, fait à la sienne voir
Quel étoit des Gregeois le desiré sçavoir:
Si voulant par la France heureusement épandre
Ce qu'autrefois chanta notre pœte Nicandre
Ie ne le te donnois, pour être gardien
Du thresor plus cheri d'Apollon Delien.
Car alors que ce Dieu eut la plume choisie
Pour joindre la science auec la Poësie,
Il t'amena ce Grec & le mit en tes mains
Afin de luy montrer la langue des Romains:

A 2　　　　Dont

Dont il ne fut trompé : Car plain de cette flamme
Qui dans le braue cœur d'vn bon pœte s'enflame
Par les champs des Latins tu élanças vn vers,
Qui à ses dous accords attira l'vniuers.
    La Muse des Romains parauant delaissee
Engraua ce bien fait au cœur de sa pensee,
Et quelque tems aprés elle te coronna
D'vn laurier immortel qu'Apollon luy donna :
Pour estre des premiers qui d'vn braue courage
Aux pœtes de la Grece ont montré ce langage.
Puis ayant pris ton liure à mesme heure elle ala
A la muse Françoise, & ainsi luy parla :
    Or que ie sache bien q̃ l'orgueil vous sur monte,
Et que de nous aussi ne tenés plus de comte,
Pour auoir à voz pieds ces chantres langoureux
Discourans a l'envi des plaisirs amoureux,
Et qui vous courtisant par leur plume feconde
Cõduisent vôtre nom aus quatre parts du mõde,
Si vous faut il penser avecques la raison
Que n'avés eté nee en meilleure maison
Que nous autres vos sœurs : car le tems nôtre pere
Iadis vous engendra en vne même mere ;
Tout aussi bien que vous Memoire nous porta,
Et de même mamelle elle nous allaita.

                                      Bien

Bien que de nation l'ainée soit Gregoise,
Et que ie sois Romaine, & que soyés Françoise,
Toutesfois il ne faut pour tout cela penser
Que l'vne puisse en rien sur l'autre s'avancer:
Sinon que de tout tems à vne seur ainee
La preference étoit honnestement donnee:
Laquelle si voulés encore retenir,
Il faut premierement de nous vous souvenir:
Et ne vous abuser si la prompte Iunesse   (se,
Vous élut quelquefois pour dame et pour maitres-
Vous offrant de ses dons, dont les pœtes menteurs
Alors ne dirent pas nous en estre déteurs.   (re,
Les plus braves d'entre eux qui pesent vous cõplai
Et qui seuls se vantoyent vous pouvoir satisfaire
Ne vous donnerent rien de riche & d'excellent,
Qu'ils ne l'eussent a nous emprunté paravant.
Ainsi m'en faisoit on, alors que iune & belle
Mon amour fut suivi d'vne trouppe fidelle.

    Mais vous vous en devés d'autãt moins orguil
Que lon voyt ces presents incontinent faillir: (lir
Pource qu'ils sont autant legers & perissables
Que leurs mortels subiets sont vains & variables,
Prenants mort en leur vie, ainsi comme le son
D'vne cloche sonante, ou bien d'vne chanson.

            A 3   Ne

Ne penses donc, ma seur, fonder vne esperance
De l'immortalité en si peu d'asseurance,
Et regardés plustost de bien favoriser
Celuy qui vous pourra heureusement priser.
Tels furent quelquefois ceus qui d'ardante cure
Donnerent du grand tout l'entiere pourtraiture :
Qui montãs iusque au ciel connurẽt les grãs cors,
Dont nous apercevions icy bas les effors :
Qui la terre & les cieux tellement mesurerent,
Qu'vn seul point inconnu là dedans ne laisserent :
Et qui reconnoissants les tems & les saisons
Remplirent de bons fruits les champêtres maisons,
Les étables de beufs, les cuves de vendanges,
De pesantes moissons la grand'œre des granges :
Bref, qui ayant apris les plus dangereus maus,
Que font à l'improveu aucuns des animaus,
Forcerent tellement le vouloir de nature,
Que de ses grands thresors elle feit ouverture,
Prodigant tout cela d'vne seconde main
Qu'elle avoit enfermé en son avare sein.

   Bien que vieilles soyons & presque surannees,
Telles beautés pourtant ores nous sont donnees
Par ceus qui mieus apris resentent dans le cœur
La douce passion de nôtre amour vainqueur.

                                        Tel

Tel auſſi fut celuy qui eut l'ame ſaiſie
Par la gentile ardeur d'vne douce pœſie,
Et qui, pour doctement ma grace meriter,
Me voulut quelquefois ce livre preſenter:
La ou des añimaus les natures ſe voyent
Qui d'vn dos eſcaillé aus campagnes vndoyent,
Et ou lon peut auſſi remerquer le poiſon
Meſmes empoiſonné par vne gueriſon.

  Ia dis vn medecin amoureus de ſa Muſe
Chanta Gregeoiſement la race de Meduſe:
Et ore vn medecin ſur les accords Latins
A chanté les aſſauts de ces enfans mutins,
Et me les a donnés pour ample témoignage,
Qu' a la Muſe Latine il vouë ſon courage.
Or montrés maintenant ſi tous les courtiſans
Amuſés à vos pieds, vous donnent tels preſens:
Et ſi ceus qui vous font ainſi enfler de gloire,
Pourront bien contenter le tems & la memoire.

  La Muſe avoit mis fin à ſon mordant propos,
Lors que ſa ſeür perdit l'acoutumé repos,
Et ne luy répondant que d'vn mauvais viſage,
Elle eſcarta ſon pas en vn prochain bocage,
Que les pœtes François pourſuyuans ſon amour
Avoyent en la ſuivant éleu pour leur ſejour

                                    Les

Les vns elle trouua songeants sur les louanges,
Les autres abayans les biens des dieux étranges :
Elle en veit quelques vns qui sans glaives pointus
Se mêloent au millieu des peuples combatus,
Les autres qui sentans leur volonté trompee
Se repentoyent d'avoir mis la main a l'épee.
Elle sort du boccage & ne se mêlant pas
En ce discort émeu, elle change a le pas.

   Lors elle m'aperceut hors la trouppe seduitte
Marchãt par les sentiers du mocqueur Abderite,
D'Hippocrate & Galen, & m'appellant de loing,
Grévin, ce me dit elle, est ce donc la le soing
Que tu disois avoir de la muse de France,
Veu que m'ayant quité tu cerches l'alliance
D'vne dame nouuelle , encor que paravant,
Iurant de demourer mon fidelle servant,
Tu eusses à mes pieds chanté l'ardante flame,
Qui te faisoit aimer vne gentille dame ?
Et puis apres changeant de ton & d'instrument,
Tu eusses devant moy chanté tragicquement
Les malheurs de Cesar, & d'vne voix comique
Montré des Citadins l'amoureuse trafique ?

   Muse iouët des foux, luy répons-di-je alors,
Ie fus tel voyrement quand les premiers efforts

De

De l'amour me tenoyent, & que mal caut & sage,
Je te donnai les vers de mon aprentissage,
Qui furent mes esteufs, mes cartes & mes dés,
Mes plaisirs plus aymés & les plus demandés:
Et te trompes pourtant si tu eus esperance,
Que de toy seulement j'auois la connoissance:
Car ceus sont abusés, qui, pensans receuoir
Le bruit par ce seul point d'estre gens de sçauoir,
Et qui trop adonnés à ce jeu poëtique
Disent qu'ils font profit à notre Republique,
Ne pensans que jadis Platon les banissoit,
Et que pour citoyens il ne les connoissoit.

    Mon parler finissant ne fut si tôt deliure,
Que toute vergongnée elle ne prit ton liure,
Que de coup d'auanture en ma main je tenois,
L'ayant desja relu, & relu maintefoys.
Pour quoy doncq', ce dit elle, as tu pris tāt de peine
De lire ces beaus vers que la Muse Romaine
M'a ja tant reprochés, attendu qu'autrement
Tu ne prises les vers que l'on fait maintenant?
M'estimes tu si peu, toy qui as pris naissance,
Ainsi comme j'ay fait, au païs de la France,
Que te rendant ainsi facile à te changer
Tu voises poursuyuant vng amour estranger?

               B   Si

Si entre les Latins tu as élu Lucrece,
Opian & Arat & Nicandre en la Grece:
Ici tu te retiens tant seulement les vers
Dont autrefois Denys discourut l'vniuers:
Et moy qui t'ay cheri, cependant delaissee
Je ne trouue aucun lieu en ta libre pensee.
Mais si tu te souuiens qu'autrefois t'ay aimé,
Et que par mon moyen tu fus bien estimé,
Fai au moins enuers moy cela que voulut faire
Le docte de Gorris pour à ma seur complaire:
Et si en ce point là tu le veus imiter,
Tu pourras doctement à chacun profiter:
Tu pourras, bien apris, en l'art Hipocratique
Paroître, & tenir lieu en nôtre republique,
Et là come vn Herculle estre victorieus
De ces monstres tortus, qui trop pernicieus
Malent dedans le corps vn si dangereus vice,
Qu'en bref il va troublant la premiere police.

Ainsi parla la Muse & fit tant enuers moy,
Que jurant en ses mains ie luy promis la foy,
Qu'en faueur d'Apollon, qui prit de moy la cure,
Je tirerois au vif tout cela que nature
Entumba dans la terre, & tout ce qu'en la mer,
Pour prendre acroissement, elle fit enfermer:

                                          Tout

Tout ce qui se nourrît sur les flancs de la terre:
Tout ce qui est en l'ær & au ciel qui enserre,
Sous vn manteau commun, les animaus diuers
Cytoyens du pourpris qu'on nomme l'Vniuers.

    De Gorris, la promesse est grande & difficille,
Et meriteroit bien vn homme plus habille,
Et suffisant aussi à faire tels sermens
Qui menacent le ciel & les quatre elemens.
Car les metaus cachés au ventre de leurs meres,
Les poissons de l'eau douce & des ondes ameres,
Les animaus nouris par les chams & les bois,
Les oiseaus qui dans l'ær degoisent de leur vois,
Les astres vagabons & ceus qui ne deplacent,
Tous d'un cõmun accord encontre moy s'amassent:
Et, ainsi que Guerriers bien apris aus combas,
Ils se sont tous campés pour me fermer le pas,
Là m'ayant apperceu, affin de reconnoître
L'assiete de mon camp, ils ont fait apparoître
Tous les plus dangereus, qui fort mal entendus
Si jeterent aus chams ainsi qu'enfans perdus:
Ils furent arrestés par vn soldat de Grece,
Puis d'un glaiue François ils furent mis en piece,
Tout ainsi que tu fis alors que ces mutins
Furent tous terracés par tes glaiues Latins.

        B 2   Voila

Voila ce que i'ay fait aus premieres rencontres,
Et le deuoir aussi que ie veus que tu montres
A la Muse Françoise, à qui dernierement
Je fis, comme tu sçays, ce dangereus serment.
Prens le doncq, de Gorris, ie t'en donne la charge,
Et le va deffendant dessous la grande targe
De ton authorité: Mais si quelqu'vn s'est mis
En renc pour supporter les soldats ennemis,
Fay que deuant tes yeus il se coule & se fonde,
Comme la neige faict sous le grand œil du monde.

   AINSI mon de Gorris, puisse le premier cours
De tes doctes écrits demourer à tousjours,
Et trouuer d'age en age vne course eternelle,
Comme de mon haineur l'entreprise est mortelle:
Et si l'on me permect vn bon heur desirer,
Puisse-je croistre plus, qu'il ne peut empirer.

Ja. Greuin Medecin.

LES

LES THERIAQVES DE

NICANDRE MEDECIN ET POETE GREC, MIS EN FRANCOIS PAR IAQVES GREVIN DE CLERMONT EN BEAUVAISIS, MEDECIN A PARIS.

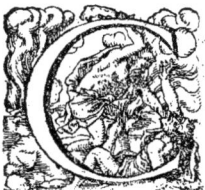

CHER *Hermesianax, perle de mon lignage,*
Ie veus soigneusemēt te presenter l'image,
Et le danger mortel auec la guerison
Des bestes qui soudain blessent de leur
    poison:
Car ayant bien apris a guerir leur nuisance,
Le laboureur ouurant t'aura en reuerance,
Le bocheron aussi, & le bouuier, alors
Que d'une dent mortelle ils se sentiront mords.
ON DIT *que la vipere & les mieures phalanges,*
Les serpens enuieus & les fardeaus étranges
Dont la terre est chargee, issirent des Geans,
Si le poete Hesiode honneur des Ascreans
A dit la verité, pres les eaus de Permesse,
Sur l'antre Melissein: mais Pallas la deesse
Vierge Titanienne à fait le Scorpion
Gréleus & empointé, lors que contre Orion
Bergier Beutien, s'egrissant elle apreste
La mort pernicieuse aueque ceste beste:
Car pour auoir touché à son vétement saint

Droit

Droit au talon du pied vn Storpion lattaint,
Sortant à l'impourueu du lieu ou il le guette
Sous vn petit caillou: & aprés sa Planette
Remercable, inerrante & d'obscure lueur
Fut atachee au ciel ainsi comme vn veneur.

    Or tu pourras soudain, & sans grand facherie
Etranger le Serpent hors de ta bergerie,
Ou bien hors du logis, ou bien hors du rocher,
Ou bien hors ta paillace ou il se peut cacher:
Quand tu sens dans les chams les vapeurs vehementes
De l'Eté chaleureus, & que tu te contentes
De dormir sur le soir, ton lict estant dreßé
Sur le chaume, au serein pres vn bois herißé,
Sus vng tertre, en vn val, ou la haute futee,
Le boys & la forest des serpens est broutée,
Comme la plaine égale, & les creus vmbrageus:
Et ou l'herbe nouuelle épandant ses cheueus
Vmbrage des beaus prés la face verdoyante:
Au tems que le serpent d'allure languißante
S'écoule & se deuét de sa premiere peau,
Et seche & écaillee; alors qu' au renouueau,
Ayant les yeus chargés il fuit de sa taniere,
Et s'en va pour manger du fenoil la criniere,
Qui le rend cler-voyant & fort à s'élancer.
Ainsi donc tu pourras heureusement chasser
Ceste peste qui nuit, par la vapeur émue
De la corne de cerf, qui est toute branchue,

Tu

Tu pourras bien encor quelquefois allumer
La pierre de Gagés qui ne peut consumer
A la force du feu:mais aussi soit iettee
Pour brûller dans le feu,la feuille chiquetée
De la belle fougere,ou méle vn égal pois
De pied de Rosmarin au cresson Alenois.
Tu peus méler encor,& poiser en balance
La méme portion de corne qui commence
A naitre au front des daims,ou méme pesanteur
De soufre ou de nielle à la forte senteur.
Ou bien pren le Bitume,ou iette dans la flamme
Le caillou Thracien qui dedans l'eau s'enflamme,
Et s'étaint contre l'huille:or tous les bergers l'ont
D'un fleuue Thracien que l'on nomme le Pont,
Ou ces deuore-chair par les riues pierreuses
Vont suyuant pas à pas leurs brebis paresseuses.
    Pren de l'ortie ou bien du Galban dont il sort
Quand il est dans le feu,vne odeur qui sent fort.
Le Cedre mis au feu a des senteurs fumeuses,
Qui peuuent dechasser ces bestes venimeuses,
Apres qu'il est rappé aus trenchans dentellés
D'une sië coupant:Ces remedes brûlés
Vident en peu de tems le creus qui les enserre,
Et les lits forestiers,dont couché sur la terre
Tu dormiras sans peur:mais si tu as desir,
Ayant fait ton labeur,de dormir à loisir,
Et que ce que i'ay dit soit de trop grande peine

Pour

Pour le lit que t'apporte vne nuit trop prochaine:
Va chercher pres les bors d'un fleuve entrerompu
L'umide Calament au beau tige crépu:
Il est en abondance au courant des riuieres,
Et au long de leur levre il épand ses crinieres,
Se plaisant au couler des champétres ruisseauls.
Ou bien fai sur la terre épandre les rameaus
Du vitex bien fleuri: & la feuille puante
Du Pollion qui sent vne odeur mal plaisante:
La Viperiere aussi, les crins-origaniers,
Et de l'Auaronne encor' les cheueus montaniers
Fleurissans par les chams aus vallees blanchies:
Les crins du Serpollet, qui soigneus de leurs vies,
Succent la terre moitté & tousjours se panchans,
Dont iettant leur racine & serpentent les chams.
Voy la Puciere aussi qui par terre se vire,
La fleur blanche au Vitex, le crené Onogire,
Ou bien du Grenadier les épineus rameaus,
Et ceus de l'Asphodel tous branchus & noueaus,
Et la Morelle encor, la mauuaise Garence
Qui sur la prime vere aus bouuiers fait nuissance,
Lors que le beuf en rut son rameau vient manger,
Le Pinet qui sent fort pourra bien étranger,
Et chasser les serpens qu'on trouue d'auenture.
Il faut mettre vne part de l'herbe qui t'assure
A l'entour de ton lit fait à la hâte aus chams,
Et de l'autre étoupper la cauerne aus serpans.

Pile

Pile auſſi dans vn pot, ou vn vaſe de terre
Dela graine de Cedre ou le jus ſe reſerre
Propre à t'oindre le corps: ou bien pren ſi tu veus
Le pinnet qui ſent fort ou broie les cheueus,
Mélés parmi de l'huille, à la ſeche pulciere
Qui naiſt deſſus les monts, & de méme maniere
La ſauge ſalutaire, en adjoutant dedans
La racine au Laſer limee ſous les dens
Dune ſie coupante. Auſſi ont ils en haine
Aſſés ſouuent l'odeur de la ſaliue humaine.
'n l'huille & ſay dedans la chenille piller
Qu'on voit dans la rouſee aus jardins ſecouler,
Ayant le dos tout vert. Si tu as en vſage
Le fruit tout plein de ſuc de la mauve ſauuage
Pour ten oindre le corps, la nuict tu paſſeras
Sans eſtre en rien bleſſé: ou bien tu preſſeras
Dans le fons d'un mortier deus branches cheueluës
De bonne Garderobbe, & des feuilles menues
Du creſſon Alenois vn obole peſant:
Et plain la main auſſi du nouueau fruit naiſſant
Aus carrottes des champs: pourueu que tu le piles
Et façonnes le tout en tourteaus, treſutiles
Si aus lieus euentés on les met pour ſecher:
Puis quand ils ſeront ſecs il les faut écacher
En vn pot, & ſoudain tous les membres en oindre.
Ques'il t'eſtoit poſsible en plein chemin attaindre,
Et fermer en vng pot, deus ſerpens aſſemblés
Et encore viuans, à l'heure que comblés.

C   Du

Du plaisir de l'Amour ils jettent leur semence,
Tu trouuerois remede encontre leur nuisance
Dangereuse & mortelle, y adioutant le pois
De dis dragmes. (pourueu que ce soit par trois fois)
De la mœlle d'un cerf egorgé tout à l'heure,
Et trois liures d'unguent ou la rose demeure:
Il est vulgairement des maistres appellé
Le premier, le moyen & le beaucoup pillé.
La même portion te soit aussi presente
D'huille d'oliue verte & encore écumante,
Et de cire le quart: Le tout tu mêleras
Dedans vn vase rond & soudain le cuiras.
Jusque à ce que la chair faitte en bouillant plus tendre
S'émorcelle en l'oppins: puis il te faudra prendre
Vne cuiller bien faitte affin de mêler mieus
Tout auec les Serpens: sois aussi curieus
De tirer de leur dos l'épine, dans laquelle
Il demoure toufjours de la poison mortelle.
Il faut t'oindre le corps de ce diuin vnguent
Soit prenant le repos, ou soit en cheminant:
Soit qu'au sec de l'Eté attentif a l'ouurage
Tu purges au râteau ton ample moissonnage.
Que si tu viens tumber sans t'oindre par le cors
Au milieu des serpens estant ieun (c'est alors
Que ce mal va blessant l'homme auquel il s'adresse)
Par mes enseignemens tu fuiras la détresse.
La femelle entre tous montre plus grand fureur
A ceus qu'elle rencontre, auec vne grosseur

Que

Qui luy enfle la queüe : elle a grande engoullure,
Dont la mort suit de prés sa fatale morsure.
Mais il faut euiter ce coup pernicieux
Qui compagne l'Eté, quand tu vois dans les cieus
Les Pleiades leuer, qui en plus petit nombre
Se portent clerement, & tressaillent à l'ombre
De la queüe au Toreau : ou lors que l'Alteré
S'est caché plein de faim en vn creus enterré,
Ou auec ses petits soigneus il se repose :
Ou alors qu'ardamment il cerche quelque chose
Pour seruir de pâture, ou lors que des forés
Il retourne saoulé aus terriers qui sont prés
Pour à l'aise dormir. Garde toi bien pour l'heure
D'aller par les chemins ou le serpent demeure,
A lors que tout plombé il fuit pour n'estre mors,
Et que par ce moyen il se sauue le cors
Du coup dont le poursuit ta Vipere cendreuse.
C'est lors qu'obstinément ardante & furieuse
Elle fraye auec lui, & d'une forte dent
La teste à son mari elle couppe en mordant :
Mais tous les vipereaus aueque leur naissance
De la mort de leur pere eurent bien la vengeance,
Lors qu'Orphelins de mere ils sortirent rongeans
Du ventre delié : Car entre les serpens
Seule dedans son cors ses petis elle porte :
Mais les autres serpens les ont en céte sorte :
Ayans ponnu les oeufs au milieu des forés,
Leur fruit encoquillé, ils couuent par aprés.

C ij   Xi

Ni quand laiſſant ſa peau d'écaille ſillonnee

Il ſ'écoule, ioyeus d'une autre retourne:

Ni quand fuyant du cerf les deus naſeaus épars,

Il jette courroucé ſus les hommes fuïars

Son venin porte-mort: Car ſur la longue beſte

Touſjours des cerfs & dains le grand courous ſ'apreſte.

Il ſ'en vont en ſouillant par les lieus raboteus,

Aus maſures auſſi, & cerchans par les creus

Du vent de leurs naſeaus qu'horriblement ils pouſſent,

Encontre les ſerpens touſjours ils ſe courroucent.

Sur Othris le chénu et ápre ſont portés

Les ſerpens pleins de pourpre, & aus lieus peu hantés,

Aus creus vallons auſſi, aus roches forétieres

La ou le Pourriſſeur à choiſi ſes tanieres.

Il varie en couleur, vne il n'a ſeullement,

Il eſt ſemblable au lieu qu'il tient couuertement:

Les vns ſont aus caillous & pierres de Mercure,

Petits, ápres, brûlans, dont pourtant la morſure

Ne touche vn homme en vain, mais porte vn grand dáger.

On en voit quelques vns par le corps ſe charger

D'une coulleur ſemblable aus limaçons de terre.

Dans vne écaille verte vn autre ſe renſerre:

Ainſi diuerſement riolant piolant

Sa longue entortillure: vn autre ſe mélant

Au milieu de l'arene & ſe veautrant au ſable

S'en va tout blanchiſſant la rondeur de ſon rable.

　　Or pren garde a l'Aſpic ſanglant, & raboteus,

En ſon écaille ſeche il eſt plus dangereus

Que

Que tout autre animal: il se traine sur l'aire,
Tirant d'un plus long fil par vn chemin contraire
La trace de son ventre: Aussi à il le cors
Horrible à qui le voit, & qui plus est, alors
Qu'il est par le chemin, en se trainant il porte
Vne charge tardive, & fait en telle sorte
Qu'il semble sommeiller & clignoter les yeus:
Mais il chasse du cors le sommeil ocieus,
Tout soudain qu'il entend la vois à son ortille,
Ou quelque son nouueau qui à coup le reveille.
Puis il fait de son train vn grand aire tout rond,
Et leue au beau millieu la terreur de son fond.
Sa méchante longueur dont la terre se charge
Se mesure à vne aune, elle comprend de large
Autant que les épieus qu'un ouvrier à limés
Pour la chasse aus Toreaus & Lions animés.
Sur son dos deseché vne couleur se porte
Aucunefois de frêne & de diuerse sorte,
Aucunefois cendreuse, & plus souvent aussi
De la couleur de suïe il à le dos noirci,
Comme le noir limon venu d'Æthiopie,
Tout tel que celui là qui mélé se délie
Au canal débordé du Nil, qui murmurant
Dedans la mer battue en la parfin le rend.
Du front sur les sourcils deus bossettes lui sortent,
Et les yeus enpourprés sous le replis se portent.
Puis lòrs que courroucé trop inhumainement
Aus passans qu'il rencontre il jette son tourment,

C φ 3   Tou-

Toujours il siffle, enflant sa gorge seche & noire:
Et si à quatre dents en sa basse mâchoire,
Creuses, longues encor', & courbes, dont il sort
L'indomptable venin qui apporte la mort.
Venin qui seullement dessous la peau se montre.
(Sur le chef ennemi tombe ce mal encontre)
La morsure en la chair aussi n'apparoît point,
Ni l'indomptable enflure échauffee, en ce poinct
L'homme meurt sans douleur, la paresse endormie
Aussi en la parfin donne fin à sa vie.

    Le rat de Pharaon tout seul garde son cors
De l'Aspic sommeillant, soit qu'il voise aus efforts
D'un combat qu'il apprête, ou bien soit qu'il detaille
Et jette tous les oeufs, dehors de leur écaille
Les humans & croquans aus dommagables dens,
Alors qu'ils sont couués des venimeus serpens
Ceste beste cerchante est pareille & semblable
A la Blette menuë & fine & dommageable,
Epiant le mal heur des poulles du pailler
Jusques sur le juchoir qui les voit soummeiller,
La ou dessus la perche un lit elles batissent,
Et leurs petits poussins foiblets elles nourrissent,
Les échauffant dessous l'un & l'autre côté.
Or aiant aus marets de l'Aegypte apprêté
Sur les Aspics tortus sa grand bataille fiere,
Il se jette subit dedans une riuiere,
Et va battre du cors le Tartare bourbeus
Puis soudain il se rend par les membres boueus,

                                    Ma

Mælant son petit cors dans la fange envlopante,
La quelle il va secher, à la challeur brûlante.
Et fait qu'elle ne peut sous les dens enfoncer.
Jncontinant apres ou il vient s'addresser
Vers le serpent lechant & hideus dont il ronge
La teste ou il s'attache, ou bien il vous le plonge,
Le prenant par la queuë, au fleuue tout moussu.

  Tu peus voir aisement les formes qu'a receu,
Assés diuersement des viperes la suitte: *La Vipere.*
Longue elle est quelquefois, & quelquefois petite,
Toute telle qu'Europe & Asië les voit,
Et que tu ne pourrois trouuer en autre endroit,
En Europe elles sont courtes, blanches, cornuës
Par le bout des naseaus: elles se sont tenuës
Sur les mons de Sciron, au haut Pannonien,
Dans l'Aselen chénu, au val Coracien,
Et en Rippee aussi la Vipere est nourrie
D'une aune de longueur, voire plus en Asie:
Telle que l'on la void dessus le haut vallon
D'Agages ou auprés l'âpre Bucarteron:
Toute semblable aussi dont Cercaphe se charge.
La teste par derriere apparoît assés large:
Elle tire dessus son premier ploiement
Une queuë accoursie assés horriblement,
Pleine d'écaille rude: aus foréts elle dresse
Puis de çà, puis dela son trein plein de paresse.
Tout mâle au chef pointu va conduisant son pas
D'une grande longueur, ce que l'autre n'a pas:

            Mais

Mais la largeur du ventre est vn peu plus étroite:
Sa courte queuë aussi s'etend vn peu plus droite,
Pendant égallement sous le cors allongé
Iusqu'a son bout égal d'écailles tout rongé.
Le regard irrité rougit toute sa veuë,
Et en léchant aussi d'une langue fourchue,
Par le bout de la queuë il se va herissant:
La vipere Cocite il est dict du passant:
A qui lon voit sous peau deus chien-dens fort mortelles
Vomissans le venin, mais bien plus aus femelles,
Car de toute la gueulle elles mordent la chær,
Ou lon peut voir les dens largement se cacher.
De sa morsure il sort la liqueur resemblante
A l'huille, & quelquefois, comme toute sanglante,
Et pale quelquefois, souuentefois aussi
Tout le cuir verdoiant apparoit engrossi
D'une enflure pesante, aucunefois pourpree,
Et de morne couleur quelquefois coulouree.
Il porte quelquefois vne aqueuse tumeur,
Ou lon voit çà & là se leuer en grosseur
Force ampoulles ainsi que sont apparoissantes
Celles qui vont courant dedans les éaus bouillantes,
Ou bien comme on les voit s'éleuer en vn cors
Brulé dessus le feu: il sort aussi dehors
Mille vlceres pourris, les vns pres la morsure
Et les autres à part iettans la pourriture.
La poignante douleur va le cors moissonnant,
Dont il est tout brulé: les hocquets vont sonnant

			Dou-

Doublement au gofier, alors qu'ils fe rencontrent
Autour de la lüette, & par le cors fe montrent
Les étourdiffemens, dont il eſt arrêté,
Par les membres aufſi vne debilité
S'appefantit à l'heure, vne douleur s'apprêté
A l'entour de fes reins, & puis dedans fa téte
La pefanteur s'affied qui va l'éblouiffant :
Dans le gofier feché incontinent il fent
Quelquefois comme vn feu, tant de foif il endure.
Il a le plus fouuent aus vngles la froidure :
Et au long de fon cors vne grêle gelant
Ainfi qu'une tempéte eſt toujours écoulant.
Ce blême cors aufſi fouuent en fa mifere
Vomit de l'eſtomach des monceaus de colere :
Il fent par chaque membre vne humide fueur
Plus froide que la nége, & ſi a la couleur
Comme vn plom qni noircit, quelquefois toute perfe,
Et de la fleur d'ærain quelquefois non diuerfe.

Tu recongnoîtras bien le cauteleus Cornu
Qui s'élance en vipere : aufſi eſt il connu
Pour autant qu'auec elle il a méme figure
Deus cornes il foutient defquelles il s'affure,
Et quatre quelquefois, dont l'autre eſt imparfait,
En cendreufe couleur fon roulement il fait.
Toujours pres de la voye il dort dans les ornieres,
Et quelquefois aufſi dedans les fablonnieres
La vipere fubite en fon tortillement
Du long trait de fon ventre affaut tout autrement

Le Cornu.
Ceraſtes.

D   Par

Par vn sentier tout droit: mais cest autre tournoye
Son dos tout âpre & rude en vne courbe voye,
Errant tout en trauers du milieu de son train,
Comme vn Esquif tiré au vent de l'Affricain
Plonge son flanc en mer & çà & là se treine,
Détourné par le vent & bronchant sous l'haleine.
Pres la playe cruelle, au lieu qu'il aura mors,
Vn cor tout endurci prendra naissance alors
Ressamblant a vn clou: les ampoulles ternies
(Qu'a peine peut on voir) comme cloches de pluies
Autour du lieu blessé s'en iront épandant,
Sans faire grand douleur. Cil qui sent le chien-dent
Du Cornu mal-faisant, viura par neuf lumieres
Qu'aura fait le soleil, & de même manieres
Aus deus aines toujours il aura la douleur,
Et aus iarets aussi: & puis vne couleur
Ternie apparoitra: lors de trop grand martire
Par le cors du malade vn peu d'esprit se vire,
Dont le pauuret a peine est sauué de la mort.

Maintenant ie dirai la figure & le port

Le coule-
sang.
Hæmor-
rhous.

Du Serpent Coule-sang qui toujours se repose
Dans les terriers pierreus, & là dedans compose
D'un caillou rehaussé son lit qu'il a petit,
S'étant a la pâture assouvi l'appetit.
Il franchit en longueur d'un pied toute la trace:
Mais en largeur il est, des sa flammante face
Vers le bout racourci toujours ramenuisant.
En sa couleur il est quelquefois reluisant

Quel

Quelquefois au rebours sa couleur est de cendre:
Son col est trop étroit:on voit sa queuë étendre
Des l'endroit du nombril, qui petite se ront,
Et se fait plus menuë. Il a dessus le front
Deus cornes blanchissants, son oeil & sa paupiere
Resemble au Sautereau: il a la téte fiere
Mievrement herissee, & comme le Cornu
Il conduit de trauers toujours son cors menu.
Du milieu de son dos son manigage il tire
Pressant son ventre en terre: & alors qu'il se vire
Aueque son écaille & auec son marchér
Il fait un petit bruit, semblable a l'écacher
Des roseaus deséchés. Au tour de sa morsure
Dés le commancement il court une figure
Perse découlouree, & a lentour du cœur
Des l'heure se nourrit la mauuaise douleur.
Le ventre est tout plein d'eau, & des la nuit premiere
Le sang nouuellement infesté de cholere
Ruisselle de l'oreille, & du col, & du nés:
L'urine rouge sort: sous les membres domtés
Par la challeur du cors la playe renouuelle.
Garde que contre toy le Coule-sang femelle
Ne jette son venin, pourtant qu'elle mordant
On sent en la gensiue ainsi qu'un feu ardant
Qui entre au plus profond: le sang comme rousee
Coule du bout des doits, & la dent arrousee
Grince a raison du mal. S'il est vrai ce qu'on dit,
Au reuenir de Troye haineuse se rendit

La

La miserable Helene encontre tout, leur race
A l'heure que fuyant la mauuaise menace
De l'Aquilon fiflant, pour fauue fe garder
Elle fit pres le Nil fon nauire aborder:
Car alors qu'elle voit Canobe hors de vie
Qu'au fablon Thonien cête bête ennemie,
Ayant le col rompu par vm venin qui nuit
Auoit ja fait dormir vne eternelle nuit:
Elle luy écrafa le milieu de fa trace,
Rompant la liaifon qui fon épine enlaffe,
Dont la roüelle apres luy va fortant du cors.
Les Cornus chancelans & Coulle-fangs delors
Boitterent entre tous par ce mal qui les preffe.

Le Pourif-
feur.
Sepedon.
    Regarde, a celle fin que bien tu le connoiffe
Le cors du Pourriffeur, qui eft tout reffemblant
A cil du Coulle-fang: mais il va s'écoulant
D'un marcher tout contraire, & fi n'eft effroyable
D'un corps qui foit cornu: vne couleur femblable
A vn tapis velu deffus fa peau s'étend:
Sa tête eft fort pefante, & fa queuë en montant
Toute courbe fe voit: car eftant éleuee
Elle s'apparoîtra toute retortillee.
Le coup du Pourriffeur eft bien fort dangereus,
Et porte aueque foy vn mal trop douloureus.
Ce grand venin mortel par le corps fe pourmeine,
Le poil tout defeché laiffe la peau mal feine,
Comme font les pappons d'un Chardon éuenté:
Pourtant que du fourcil de l'homme tourmenté,

                                            Et

Et de la téte auſſi s'éleue la criniere,
Et le poil noir encor de deſſus la paupiere.
Les membres arondis ſont marquetéz de blanc
Et les marques auſſi qui blanchiſſent de rang
Font courir ſus la peau une couleur méchante.

La forme a l'Alteré eſt touſours reſſemblante
La petite vipere: & celui qu'il aura
Bleſſé de ſon venin, bien plutôt ſentira
Le deſtin de la mort: ſa grêle queuë obſcure
Noircit depuis le bout: & aprés ſa morſure
Le cœur s'allume tout: puis de trop grande ardeur
La levre ſe tarit par le defaut d'humeur,
Et ſe ſéche de ſoif: le pauuret de grand rage
Retire à bouche ouuerte un dereglé bruuage,
Comme un Toreau courbé ſur la riue d'une eau:
Tant que ſe déchargeant de ce peſant fardeau
Le nombril ſoit rompu par le ventre qui monte.
Entres les jeunes gens on recite un vieil conte,
Que quand le fis ainé du tems eut pris les cieus,
Diſtribuant bien loing les regnes precieus,
Aus freres qu'il auoit, & voulant par careſſe
Faire bien aus mortels, il leur donna Jeuneſſe:
Cár ils auoient deſja condamné deuant tous
Le dérobeur du feu: mais toutéfois les ſous
Ne receurent proffit pour tout ceſte malice,
Car ſe ſentans recreus, ſus un blanc ventre nice
Jls chargerent ce don, le quel ayant marché
Flechiſſoit, & auoit ſon goſier deſeché,

D 3   Quand

Quand voyant au terrier ceste béte tortue
En flattant la pria qu'en sa déconuenue
Elle le secourut, mais elle demandoit
A ce sot pour loyer la charge qu'il auoit
Receuë sur son dos, luy voyant que ce faire
Étoit necessité, n'alla point au contraire.
Et tout depuis ce tems les hommes sont vétus
De vieillesse facheuse, & les serpens tortus
Laissent leur vielle peau. Ceste béte ennemie
De l'Ane ricanant prit la grand maladie
Dont elle blesse encor' plus dangereusement.

L'Eaute-
rier.
Cherfydr°

    Orsus il faut aussi regarder maintenant
L'eau-terrier, qui resemble a l'Aspic en figure.
Des signes mal faisans vont suyuant sa morsure:
Car on y void la peau puante se secher
Eténdue au dessus & au tour de la chær,
Laquelle se creuant de bouä pourrissante
Montre facilement la morsure puante.
Les brûlantes douleurs vont l'homme consumant,
Par les membres aussi s'épand plus vitement
La flamme qui par rang cruelle le martire.
Aus viuiers tarissans ce serpent se retire,
Portant a la grenoille immortelle rancœur:
Mais aprés que le chaut a deseché l'humeur,
Et qu'au fond de l'étang la bourbe est demourée,
Il se jette blaffart & de couleur cendrée
Sur la terre, échauffant son cors du tout malin
Au soleil, puis siflant de la langue en chemin

Aus

Aus fillons alterés il va pour fe repaitre.

   Aprés lui tu pourras trouuer & reconnoitre

Le court double-marcheur, qui a le cors menu,

Et eft double-têtu: il te fera connu,

Pource qu'il a toujours vne foible lumiere:

Car par les deus côtés fa jouë fort groffiere

Apparoit feparee: il a toujours porté

Sur fon cuir, qui eft fort & diuers marqueté,

Vne couleur de terre. Etant en la fleur d'âge

Les bocherons coupans dans l'oliuier fauuage

Millefois couronnant le bâton d'un rameau,

De ce double-marcheur vont dépouillant la peau,

Alors qu'il apparoit deuant la vois premiere

De la douce Cigale vn peu trop printaniere.

Céte peau fait grand bien a ceus qui font bleßés,

Lors que dedans la main des hommes tout glaßés

La Nice engourdiffure eft froidement cachee,

Ou quand la liaifon de leurs nerfs eft lâchee.

   Tu trouueras aprés le Scytale eftre ainfi

Qu'eft le double-marcheur: mais il eft engroffi

Vers la queuë menuë en groffeur tu doibs croire

Qu'il eft tel que le manche a vne dolouére:

L'autre a fa corpulance ainfi comme les vers,

Et tous autres boyaux, lefquels tous font couvers

Et nouris en la terre humaine nourriciere.

Quand il laiffe le Roc & la creufe tainiére,

Deffus la prime vere, alors que les ferpans

Sont montrés par la terre, il ne va par les chams

Ayant

LeDouble marcheur.
Amphifbæna.

Le Scytale.

Ayant d'autour son cors ôté la peau fácheuse,
Pour manger du fenoil la criniere umbrageuse:
Mais ainsi qu'endormi il se retire a part
Au pied d'une montaigne, ou au bois alécart,
Se repaissent ainsi de terre beaucoup pire,
Et n'apaisant sa soif combien qu'il le desire.

Le Basilic.

　　Voy le Roy des serpens excellent entre tous
Encor qu'il soit petit, par le cors il est rous,
Et a la tête en pointte, il porte d'étendue
Trois paumes en longueur: toute beste tortue
N'endure son sifler, lors que sur le midi
Ce serpent se conduit d'un couler plus hardi,
Et qu'elle est retournant du prochain pâturage,
Ou du bois, ou d'u lieu ou elle a son bruuage.
Le cors qu'il aura mors brulant s'échauffera,
Et la chær d'icellui noirâtre coulera,
Nul des oiseaus assis sur son cors ne prent vie,
Bien que fut le Corbeau qui croace a la pluye,
Le Millan, ou Vautour, ni animal qui soit
Nommé dessus les monts, si un coup il reçoit
La mauuaise senteur qui sort de sa charongne,
Que si la faim mauuaise en apres les empongne,
Les faisant sans penser repaitre de ce cors,
Sur l'heure & à l'instant ils trebucheront morts.

Le Chê-
neau.
Dry mis,
vel
Chelydr°.

　　Voy les maus du Chêneau, qui autrement s'appelle
Rude-peau par aucuns: ce serpent se recellé
Quelquefois dans un chêne, ou bien dans les faûteaus
Bâtissant sa demeure au plus profond des vaus.

Le

Le nom de Rude-peau & d'Hidre lon lui donne,
Qui le lac familier & la mousse abandonne,
Et les maréts aussi, se retirant de leau,
Pour chasser dans les prés apres le Sautereau,
Et la Grenoille encor. Le Tabon le pourchasse,
Et n'ayant éprouué vn grand bruit qui le chasse
Se retirant soudain il entre vîtement
Par le tronc d'un foûteau, là ou profundement
Il bâtit son repos : la couleur de son rable
Est de suye, & sa téte est a l'Hidre semblable.
Il sort de tout son cors vne odeur qui sent mal
Comme la colle autour de la peau d'un cheual,
Et des cuirs tous mouillés sous la lame trenchante
Du fer-a-raualler rend vne odeur puante.
Lors qu'il mord le talon ou la plante du pied,
Vne odeur étouffant dessus le cors s'assied.
Pres la playe il s'éleue vne noirâtre enflure,
Puis de trop grand douleur, que le malade endure
Trop odieusement, l'esprit est empéché,
Et de grand peine il a tout le teint deseché.
Dessus son cors aussi on void la peau pourrie,
Tant ce subit venin luy moissonne la vie.
Autour les yeus couuerts vn éblouissement
Du pauure impatient redouble le tourment.
L'un s'étrangle en buglant, son vrine est fermee,
L'autre tout au contraire a la téte assommee,
Et si ronfle oppressé d'un hocquet redoublé :
Vomissant du gosier vn humeur écoulé

E   Aucu-

Aucunefois ſanglant & quelquefois cholere:
Et puis en la parſin ceſte forte miſere,
Qui eſt toute eſſardee, épand ſubitement
Par le cors affligé un mauuais tremblement.

Le Dragō.   Regarde puis aprés & connois la nature
Du Dragon iaune & pers, qui prit ſa nouriture
Au chênu Pelion par le Peonien,
A l'entour du vallon dit Peletronien,
Dans les fouteaus épés: il te viendra paroitre
D'un cors qui eſt fort beau, & le pourras connoitre
Portant en ſa machoire, aſſiſes au dedans
De l'une & l'autre part, trois rengees de dens.
Il a les yeus fort grans ſous l'épeſſe paupiere,
Et là barbe au menton teinte d'une cholere.
Encor qu'il ſe courrouce aſſés terriblement,
Si eſt ce que ſa dent ne fait pas grand tourment:
Car on voit ſeullement ſa petite morſure
Comme ſi la ſouri, qui prend de nuit pâture,
Avoit ſa dent menuë au lieu enſanglanté.
Contre luy ſe courrouce au combat apprêté
L'Aigle royal oiſeau, lui menant guerre forte
De ſon bec recourbé, alors qu'en quelque ſorte
Elle void que des bois le droit ſentier il ſuit:
Car là il va cerchant tous les uids qu'il détruit,
Et le fruit des oiſeaus, & les œufs qu'il écache
Et mème ce Dragon aiſement luy arrache
Le lievre au vite pied, & auſſi le mouton,
Qu'elle cheant deſſus du millieu d'un buiſſon

Auoit

Auoit grippé de longle & porté hors de terre,
Elle fuit, pour manger on leur void faire guerre.
Mais vollant alentour en vain il la pourfuit,
Se recourbant fouuent, & lors qu'elle s'en fuit
Auec ses yeus affreus de trauers il regarde.

Si tu vas quelquefois, & que tu prennes garde
Dans le vallon de l'ifle a Vulcain le boiteus,
Ou en Samos la froide (elles sont toutes deus
Au golfe Thracien assés loing retirees
De Junon Refcintide, ou les vndes dorees
D'Hebre vont s'écoulant par le mont Zonien
De neige enfariné, au creus Zerinthien
Pres le chêne Oeagride) en ces lieus a ton aife
Tu verras le Millet bête qui eft mauuaife.
C'eft vn monftre tortu, qu'aucuns ont appellé
Le Lion écaillé riollé-piolé.
Sa groffeur & longueur paroît toute diuerfe:
Et tout incontinant deffus la chær il verfe
Vn humeur tout pourry difficille a garir,
Dont le venin rongeant ne ceffe de courir
Par les membres du cors: toujours l'hydropife
Empirant les douleurs tient la pance faifie
Au milieu du nombril. Ces Serpens affamés,
Quand les rais du Soleil sont les plus allumés,
Vont foingneus recerchants les ouailles paoureufes,
Pour s'engorger de fang, aus roches raboteufes,
Soit du mont de Sai, ou du mont Nofclin:
Alors que les paifans autour d'un long Sapin

Le Millet.
Cenchre-
nes.

E 2   Pour

Pour mieus se rafraichir laissent leur pâturage.
Garde, ores que tu sois d'audacieus courage,
De te metre au deuant du furieus serpent,
De peur qu'il ne te brûle, & que toujours frappant
Ton cors auec sa queuë, il ne rompe & dechire
Tes clauettes en deus, dont le sang il desire.
Fui toujours de trauers, & non par le sentier
Que tu vois estre droit : retourne autre quartier,
Recourbant tout le trein de la béte hideuse :
Car elle se fait mal en la ronce épineuse,
Aus branchages ployans & nœus entrelaßés :
Mais par vn droit sentier ces Serpens élances
Se jettent plus soudain. Tels monstres ont leur race
Abondante toujours par les isles de Thrace.

L'étoillé
Stellio.

    La méme est l'Etoillé qui mord cruellement,
Encor' qu'il soit petit : On dit communement
Que Ceres éplouree apporta grand' nuisance
Aus membres de l'enfant & luy fit violence
Pres le puis Callichore, a l'heure qu'elle fut
Au logis de Celee, ou soudain la receut
La vielle Metaniere. Il y a d'autres sortes
De serpens se trainant par les foréts plus fortes,
Par les boys & buissons & foßés vmbrageus,
Nommés Elopiens, les autres Sablonneus
Les autres Chasserats qui sont porte-couronnes :
Beaucoup d'autres encor' ne nuisants aus personnes,
Ainsi que l'on peut voir les Aueugles & Dards,
Et les Moluriens aus campaignes épars.

Or

Or ie veus dire en bref & auec asseurance

Remedes.

Des feuilles & les fleurs qui donnent allegeance
Contraire a tous ces maus : ie veus aussi parler
Du tems plus oportun, quand l'homme doibt tirer
Les racines des chams, dont la douleur vrgente
Tu pourras dechasser du mal qui se presente.

   Au lieu ou les serpens prennent nourrissement
Autour des bois feuillus il faut songneusement
Prendre l'herbe a la main, alors qu'elle est nouuelle,
Et qu'encores le sang de la playe ruisselle :
Ce remede est exquis. Pren doncques de Chiron
La racine tant bonne : elle porte le nom
Du Saturnin Centaure : elle fut reconnuë
Par Chiron qui luy vit l'encolure menue
Sur le froid Pelion : vn beau crin marjolain
Pendant la va couurant, dessus on void a plain :
Sa fleur toute doree : elle a dedans la terre
La racine au profond qui longue ne se serre
Occupant les sentiers du Pelethrone bois,
Boy la donc étant seche, ou verte quelquefois,
Et la broye au mortier, l'ayant aprés mêlee.
Et vn demi setier de la liqueur coulee
D'une vigne abondante, elle est bonne a chacun,
Dont toute-salutaire on la nomme en commun.
La Sarasine aussi, qui se plait a l'vmbrage
Et de la Vinciobosse a le pareil feuillage
Tel que cellui du l'hierre : On void aussi sa fleur
Rougir comme l'Hisgin : mais vne forte odeur

Est

Est éparse au deſſus:ſon fruit viendra paroître
Tel que celui qui croît ſur le Poirier champêtre,
Et que le Mirte en ou Bacche le ſoutient.
La racine du mâle en ſa longueur contient
Vn coude de profond,celle de la femelle
S'arrondit en boſſette:elle eſt en couleur telle
Que le buis d'Horicie, & en elle ſe prend
Encontre la Vipere vn remede excellent,
Soit contre la femelle a la forte morſure,
Ou ſoit contre le mâle,il faut de ſa raclure
Vne drachme poiſant,puis apres écouler
La liqueur de la Vigne,affin de l'y mêler.
Dans les Vallons rompus & roches raboteuſes,
Voy le Trefle,remede aus bêtes ſerpenteuſes,
Nommé le Troi-feuillu,ou la petite fleur:
Il a le crin de Lote & de Rue l'odeur.
Mais en montrant ſes fleurs & ſon diuers plumage
Il ſent comme Bitume.il faut prendre en bruuage
De ſa graine tout plain vn poſſon meſuré,
Et la rompre au mortier:ainſi plus aſſuré,
Tu buras le remede a ces bêtes étranges.
    Or ie te chanterai maintenant les mélanges,
Dont on fait vn remede encontre le tourment
Qui va ſuivant ces maus.Cerche premierement
De la Trinacienne & ſalubre racine
Du Tapſe, & puis la mêle auec la Roſagine,
Et la Rue germante, & dans la graine auſſi
Du Vitex blanche-fleur:pren le germe acourci

Qui

Qui va croiſſant deſſus la baſſe Sarriette,
Iettant autour des boys ſa feuille menuëtte,
Comme le Serpoullet:ſois ores l'arracheur
Du tige a l'Aſphodele éleué par ſa fleur:
Et ores de ſon pied, ores de ſa ſemence,
Dont la gouſſe alentour va prenant accroiſſance.
Ou pren la Paritoire:elle ſe plait aus eaus
Pouſſant par les marèts ſes floriſſants rameaus:
Le nom de Clybatis quelquefois on luy baille:
Pren donc le tout enſemble, & ainſi le detaille,
Et le bois écaché en chopine de vin
Ou de vinaigre encor', & même en ce venin
Aſſés facillement l'eau ſert de medecine.
   Cerche ſongneuſement la tant bonne racine
De l'herbe Viperiere a qui eſt demouré
Le nom Alcibien:ſon tige eſt entouré
D'un crin tout épineus:auſſi ſes fleurs brunettes
S'épandent çà & là comme des viollettes:
Son pied grêle & profond va ſous terre croiſſant.
Il aduint quelquefois qu'Alcibie paſſant
S'endormit en vn antre au long de la bordure,
Mais ſur le bort de l'aine il receut la bleſſure
D'une fiere Vipere, & tout incontinent
Il ſe leua, ſentant la grandeur du tourment:
Puis aus dens il rongea la racine ſuccee
L'ayant priſe de terre, & l'écorce laiſſee
Il mit incontinent ſur ſon mal douloureus.
   Tu guariras auſſi des ſerpens dangereus

                                   Buuant

Buuant en du vin blanc la criniere entamee
Du Marrubin qui porte vne verte ramee,
Et fait a vne vache enfler le pis nouueau,
Lors que toute haineuse elle a vn jeune veau,
Dont ayant force lait elle aime eſtre nourice.
Ceſte herbe des bergiers a le nom de Meliſſe,
Ou cellui de mielleuſe, entant que par l'odeur,
Qui tout ainſi que miel ſ'éleue de ſa fleur,
L'Auette affriandie auec l'ælle bruyante
Autour de ſon feuillage eſt toujours voltigeante.
Pren auſſi quelquefois ceſte petite peau,
Dont la poulle caignarde eſt couurant ſon cerueau:
Ou bien racle vn morceau de l'herbe Polyenême
Ou pren de l'Origan: ou bien la l'obbe extrême
Du foye d'un ſanglier, celle dis-ie qui ſort
Au dehors de la table, & retire ſon bort
Approche vers le fiel, ou deuers les portieres:
Donne luy en boiſſon ces mélanges entieres
Rompues doublement en vinaigre ou en vin:
Mais de vin il enſuit vn ſecours plus diuin.
Tu peus auſſi coupper la criniere hauſſee
Du Cypres toujours verd, ou de la Panacee,
Ou le mortel coullon du Bievre mal'heureus:
Ou celui du cheual que le Nil orageus
Nourrît vn peu plus haut que Sais la brûlante:
Cheual qui dans les chams met vne faus méchante,
Et qui lors que les bleds ſont en belle verdeur
Ja montans en épics laiſſe la profondeur,

                                        Et le

Et le limon bourbeus de céte grand'riuiere
D'autant qu'il luy suffit pour se tirer arriere,
Et pour paitre des dens. Or il t'en faut coupper
Vne drachme pesant, & en eau la tremper:
Puis soudain écacher céte drogue amassee.

   Garde bien que ne soit par oubli delaissee
L'Auronne, ou du Laurier le fruit amenuise:
Le crin de marjolaine y est aussi prisé,
Lequel est verdoiant pres l'humide riuage
Et sentier des jardins: adjoute à ce bruuage
La presure nouuelle a vn Levraut soudain,
Ou celle au faon de Biche, ou celle la d'vn dain,
Pourueu que de l'ordure auant elle soit nette:
Ou pren le ventre au Cerf appellé la caillette,
D'aucuns le gras boyau, duquel tu tireras,
Deus drachmes enuiron qu'apres tu meleras
En vin viel qui soit pur comblant vne chopine.

   Connois du Pollion l'entiere medecine,
Du Cedre & du Genievre, & de ce fruit porté
Par la Plane qui sert de logis en Eté.
La graine de Bupleure, & celle qui est prise
Au Ciprés Ideen est fort bonne & exquise,
Pour garir & chasser vne grande douleur,
Comme est aussi du Cerf l'outil ensemenceur.
Mais apren maintenant l'autre suite inuentee
Pour se sauver de mort: pren la Poulibatee,
Et la pille au mortier en y mélant dedans
Chôpine de bon vin pressoiré de long tems,

F   Et

Et autant d'huille graſſe, auec chopine & pinte
De tiſane, & ainſi tu domteras l'attainte
De ce venin fielleus, qui va rongeant a mort.
Tu pourras prendre auſſi de la pois qui ſent fort
Douze drachmes peſant & la mœlle diuine
De la verte Ferule : ou la grande racine
Qui hautement ſoutient le Fenoil aus cheuaus,
Et la graine au Perſil qui croît au bord des eaus,
Auec celle de Cedre écachee & rompue,
(Le tout tienne vn poſſon) puis la graine menue
Du grand Perſil bâtard, auec la peſanteur
De deus drachmes de Mirre a la noire couleur.
Broyés y quant & quant la graine toute entiere
Du Comin portépy, & la chær de Vipere
Mêlee auec le tout ſans meſure & ſans pois,
Qu'en trois poſſons de vin tu buras a la fois.
Pren d'Aſpic d'outre mer qui a grande puiſſance
Vne drachme peſee a la juſte ballance :
Et le Cancre a huit pieds qu'auras pris dedans l'eau
Mêlé parmi le lait qui eſt trait de nouueau,
Et parmi le Glayeul nourri ſur le riuage
De Drilon & Naron, ou eſt le pâturage
De deus dragons cruels & le lieu ancien
D'Armone & ſon mari Cadme Sidonien.
Pren auſſi la Bruyere a la feuille longuette
Qui porte belles fleurs, là ou l'eſſein d'Auette
Bourdonnant ſe repait : pren deſſus l'arbriſſeau
Du Tamary ſterille vn branchage nouueau,

Deité

Deité du Prophete, ou le fort de la vie
Et le deftin auffi auec la prophetie
Fut mis par Appollon en Coripe adoré.
Pren de verte Puciere vn rameau d'échiré,
De marjolaine auffi les fleurs & le panage,
Les Thytimaus laités, & l'éuenté branchage
De Seu & de Cytife. Il faut le tout broyer
Auecques vn pillon dans le fonds d'un mortier:
Puis en vn vafe grand mettant la medecine
Tu méleras du vin tout plein vne chopine.
Tu pourras bien auffi cuire dans les liqueurs
Des petits Grenouillons les ancêtres crieurs.
Souuentefois encor' le foye de la béte
Pris en du vin commun, ou fa mauuaife téte
Beuë en vin ou en eau chaffera la douleur.
Ne laiffe la Doree éclerante en couleur
Ne le Moron courbé, ne la feuille puiffante
De Conile, nommez herbe Toutgariffante:
Ou l'Origan d'Hercul, garde d'y oublier
La feuille-Afne-Origan, affin de l'allier
Aus fommets defechés pris a la Sariette,
Qui broyés vont chaffant céte douleur infétte.
Or pren le Burguépin humide, & paroiffant
Comme petits Pauots qu'un fleuron blanchiffant
Tourné tout a l'entour a jamais enuironne:
Le mot de Compagnable en furnom on luy donne,
Pres le mont Tmolien & le Parthenien,
Là ou eft le tumbeau de Giges l'ancien:

F 2   Ou

Ou les cheuaus oiſeus en Clayſe vont repaître
La part ou eſt ſortant la riuiere de Cayſtre.

Or connois maintenant & en mes vers apprens
Les racines du tout contraires aus ſerpens.
Remerque doncques l'une & l'autre Viperiere:
De l'une eſt épineuſe & rude la criniere,
Et comme a l'Orchanette eſt ſon crin herißé,
Son pied grêle & petit en la terre eſt pouß́é:
L'autre eſt plus haute en feuille & en ſommet, qui porte
Vne fleur bien pourpree, & ſa graine eſt en ſorte
Qu'il ſemble vne Vipere: elle a le chef auſſi
Etroit par le deſſus, poignant & endurci.
Il faut également que les deus tu reſerres
Pour les rompre en vn tronc, ou dans les creuſes pierres,
Ou bien dans vn mortier: Ou bien en leur deffaut
Tu tireras le pied à l'aigu Panicaut,
Peſant également la ſalubre racine
Du Baſilic des eaus, & de la Branqu'-vrſine.
Tu pourras prendre encor du Perſil toujours vert
Le grain Nemeæen, & le crin trop couuert
D'Encueme montaniere, adjoutant double charge
De racine D'Anis dans ta balance large,
Que peſante & ployante apres tu tireras:
Et le tout dans vn vaſe en fin tu broyeras,
Pour apres t'en aider encontre les Viperes,
Et des noirs Scorpions les morſures ameres,
Et celles du Phalange ennemi malfaiſant:
En mélant dans du vin trois oboles peſant.

Con.

Connois la montaniere & la blanche Carline:
Car il y en a deus que l'on congnoit par sine,
L'une est noire a la voir semblable a l'Artichaut,
Jettant sa cheuelure arondie par haut:
Sa racine apparoit toute noire & épesse,
Elle croît plus souuent en vn lieu qui s'abaisse,
Dedans les bois obscurs se cachant du Soleil.
Mais l'autre toujours frache est paroissante a l'œil
D'une fleur éclairante, elle porte paoureuse
La téte contre bas: sa racine est mielleuse,
Et blanchâtre vn petit: la noire tu fuiras,
Et de l'autre vne drachme en de l'eau tu buras.
Pren aussi plain ta main de l'herbe reconnue
Par le nom d'Alcibie, elle doit estre bue
Auec du petit vin. Il aduint quelquefois
Qu'un veneur la trouua chassant dedans les bois,
Aus Rocs Phalacreens pres les grandes gâtieres
De Crymnes & de Grase, ou les troupes guerrieres
Firent le grand cheual: là pendant qu'il haloit
Ses chiens Amycleens: vn jeune chien suyvoit
Recerchant a l'aboy les traverses poureuses
D'un Chevre mal-mené par les forets vmbreuses:
Mais le pouuret receut dedans l'anglet ploureus
D'une longue Vipere vn coup pernicieus,
Criant il la secouë, & mangeant céte plante,
A l'aise il se sauua de mort toute sanglante.

Pren de la Paume-dieu les rejetons tout gras
Alors qu'il seront verts, auquels tu mêleras

L'âpre crin de Meliffe, ou l'herbe qu'on appelle
Par le nom du retour du Soleil, & laquelle
Nous montre le chemin & annuels retours
De celui qui fur nous va conduifant fon cours,
Comme de l'Oliuier les feuilles palliffantes.
Tu auras mémement les racines prefentes
Du nombril de Venus, qui ont auffi pouuoir
De garir aus talons les mules, qu'on peut voir
S'écorcher pauurement par la faifon glacee.
Pren l'herbe d'Efculap qu'on nomme Panacee,
De laquelle il garit l'enfant Iphiclien,
Alors qu'auec Hercule il trouua le moyen
De faire brûler l'Hydre. Ou pren la Scolopendre,
Ou le crin verdoyant du bon pied d'Alexandre.

   Or fi tu peus tenir les petits Blettereaus
Ou bien la mere même, il faut peller leurs peaus
Sur l'ardante chaleur de ton feu qui flamboye,
Et puis aprés il faut que le ventre on nettoye
Des boyaus ou lon fçayt l'ordure fe cacher:
Puis mettre le bon fel & faire tout fecher
Hors le Soleil, affin que deffus il ne jette
Ses rayons confumants la chár toute tendrette.
Puis alors que bleffé il t'en faudra vfer,
Auecque ton couteau il faut amenuifer
De céte béte feche en du vin pour bruuage,
Comme on fait du Lafer, ou bien du fec fromage,
Ce remede fera entre tous le milleur:
Car tu t'en fauueras de tout autre mal'heur.

                                    Ecoute

Ecoute maintenant parler de la Tortuë,
Qui habite la mer: sa vertu est connuë
Encontre le poison des Serpens venimeus,
Par lesquels sont blessés les hommes malhureus:
Que le remede donc te soit fort profitable.
Lors que céte Tortuë aus hommes dommageable
Sera par les Pécheurs mise au gravier seché,
Tu la renuerseras, puis du col arraché,
Tu feras déloger la vie de sa téte:
Et puis tu recevras le sang noir de la béte
Dedans vn pot tout neuf & venant du forneau:
Mais il ne faut faillir d'en faire écouler l'eau,
Qui apparoit plombée en la baute partie
Du mortier qui est fait de pierre bien pollie:
Dans lequel il faudra que tu faces secher
Le sang, dont tu pourras en apres écacher
Le pois de demie once, & faire vne mélange
Auec deus de Comin qui vient en lieu étrange.
Adioutes y encore vne petite part
De presure au Levraut, qui se prendra du quart
De deus drachmes pesant. Prenant de céte masse
Vne drachme, il faudra qu'un bruuage lon face
Auecque du bon vin, & tu auras trouuë
Encontre les Serpens vn remede approuué.

 Or connois les effets & les signes étranges
Qui suiuent la morsure aus coupables Phalanges.
Le noirátre est nommé le Region poissé
Qui a beaucoup de pieds, & le ventre persé

Les Phala-
ges ou ai-
ragnees.

Vers

Vers le milieu, ou sont les dents pernicieuses.
Apres qu'il a touché ses playes dangereuses
N'apparoissent au lieu : mais au dessous des yeus
Le mallade rougit, & au cors mal.heureus
Une horreur s'affermit : l'outil qui ensemence
Auec le cors s'étend, dont l'humide semence
Va sortant peu a peu, & le froid a tous cous
Assis dessus la hanche affoiblit les genous :

　　Mais montre leur apres l'Etoilé d'autre sorte :
Un rable clair & beau dessus le dos il porte,
Et des rayons aussi : ceus qui en sont touchés
Tremblent a l'impourveu : les liens sont lâchés
Aus genous, & leur tête est toute sommellante.

　　L'autre c'est l'Asuré dont la laine est piquante,
Qui a des deus côtés un marcher éleué :
Sa morsure est mauuaise a qui l'a éprouué :
Le cueur en a douleur, & une nuit umbreuse
S'éleue autour la temple : une bouë arigneuse
Va sortant par le col, & quant & quant aussi
Par la prochaine mort son jour est accourci.

　　L'autre c'est le Veneur au Loup presque semblable :
Il arrête l'Avette en sa toille admirable,
Il y tue la Mouche, & y prend les Thaons,
Et y fait demourer les petits Moucherons :
Mais douleur ou nuisance a l'homme il ne peut faire.

　　Le Dysder vient après que lon nomme en vulgaire
Le rous Guêpier, ayant de la Guêpe le nom,
Pour tant qu'il luy resemble : elle a le cœur felon

Du

Du Cheual qui la fait: car des Guêpes la race
Descend du Cheual mort dont elle tient l'audace,
Comme l'Avette fait du Toreau pourrissant.
Autour de sa morsure on vera paroissant
Une enflure fort grande, & autres doleances,
Ores vn tremblement ores des defaillances
Surviendront aus genous, dont le pauvre blessé
Succombera du tout au sommeil avancé,
Lequel sera la fin des douleurs miserables.
   Parlons des Fourmillons aus Fourmis tous semblables:
Leur encolure est rousse & le reste emfumé:
Ils ont leur large dos d'étoilles tout semé:
Dessus leur petit col on void leurs noires têtes
Faisant même douleur que font les autres bêtes.
   Ceus la qui sans faucille amassent par les chams
L'épi, qu'a dos courbé ils vont tous arrachans,
Ceus la peuuent trouuer vne trouppe mordante
De Phalanges, qui ont la couleur éclairante:
Tels que la Cantharide. Apres qu'ils ont laissé
Leur venin en la peau, au tour du lieu blessé
On void toujours leuer des ampoulles facheuses,
Le coeur en devient fol, puis des erreurs douteuses,
Et la fureur ensuit: l'œil en est entaché,
Et la langue ne fait qu'un parler empêché.
   Connois vn animal que l'Egypte reserre,
Et qui se va paissant en sa mauvaise terre:
Il est de la Phalene assez prés approchant,
Que durant le soupper les hommes vont chassant,

G   Volti-

Voltigeant a l'entour de la lampe allumee:
Aßés étroitement son æle est emplumee,
Aussi seche que cendre, ou que le crin sans vert
Dont l'Origan champétre est sechement couvert.
Un qui luy est pareil tire sa nouriture
En l'arbre Perseen. il a la téte dure,
Courbee encontre bas, il regarde a côté,
Il a le ventre gros : un homme est tourmenté
Par l'aguillon poignant que céte male béte
Lui fiche dans le col, & par dessus la téte,
L'envoiant a méme heure au cercueil enfermé.

Les Scor-   Je diray maintenant du Scorpion armé
pions.   De son triste aguillon, la race detestable.

Celui qui paroit blanc est du tout incoupable :
Mais celui qui est rous pousse subitement
Au milieu de la joüe un feu tresvehement,
Tout brûlant de venin duquel on se tourmente
Ainsi que d'une fievre & d'une soif ardente :
Puis le noir en piquant laisse dedans le cors
Un méchant tremblement : & le malade alors
Comme tout insensé, ne se retient de rire.

Celuy la qui est vert, quand une fois il tire
L'aguillon sur un cors, il y laisse une horreur,
Comme si une gréle épandoit sa froideur,
Voire fut-ce en Eté : la pointure mortelle
De son fier aguillon apparoit estre telle
Que de neuf entre-nœuds bâtie proprement,
Elle en touche le cors plus dangereusement.

L'autre

L'autre paroît plombé, il porte vn ventre large,
Lequel est fort gourmand: car toujours il le charge
De l'herbe qu'il devore: & s'il vient a toucher
A l'aine d'un passant, il ne faut d'arracher
La piece quant & quant d'un coup inevitable,
Tant il a gourmandant la bouche insatiable.

L'autre est presque semblable au Cancre rivager
Qui aus bors de la mer s'approche pour manger
La mousse qui blanchît, & les autres ordures.

Les autres ont le port des recourbés Pagrures,
Ils ont des tenaillons havés & herißés,
Et sont dessus le dos tout ainsi renforcés
Qu'un Pagrure hôtelier des roches raboteuses,
Aussi ont ils de luy leurs races mal-heureuses.
Apres qu'il a la mousse & les caillous laißé
De l'Océan qui est aisement courroucé:
Dont se sentant tiré du pécheur qui l'aguette,
Dans les trous aus souris tout subit il se jette:
Et lors les Scorpions dans les trous caverneus
Sont faits de ce cors mort enfans pernicieus.

Les jaunes sont ceus la dont la queuë est noircie
Par l'entrenœud dernier: leur pointure ennemie
Apporte vn trégrand mal consumant peu a peu,
Auec leurs pieds tortus éclairans, comme feu.
Ils sont mortels a l'homme, & encor' en méme heure
Ils font mourir l'enfant. a tous ceus ci demeure
Vne æle bien épesse ainsi qu'au Sautereau,
Qui vollant sur l'épi épaillé de nouveau

G 2 &c

Se va paiſſant de grain, ſuiuant toujours les erres
Par les monts & les plis des verdoyans lierres.

Les Mou- Mais je ſçai le moyen de leur remedier
ches. Comme auſſi je ſçai bien au Bourdon montanier,
Et a l'Auette encor a qui l'aguillon même
Donne la mort, alors que de fureur extrême
A l'entour de ſa rûche elle en pique vn paſſant,
Et dans la playe ouuerte elle le va laiſſant:
Ainſi donc il luy donne & la mort & la vie.

Le Iule, Or je ſçai bien auſſi la malice ennemie
Le Pem- Du Iule, & de la Guépe au méchant aguillon:
phredon. Et la douleur que fait le petit Pemphredon:
La Scolo- La Scolopendre auſſi qui deuant & derriere
pendre. Pour piquer juſqu'a mort porte vne téte fiere,
Et qui ſe meut des pieds comme lon void ſur mer
Auec les ælerons la galere ramer.

La Rablet- Ie ſçai l'aueugle, horrible, & mortelle Rablette,
te ou Mu- Qui meurt dedans l'orniere ou paſſe la charette.
ſaraigne.
Le Pourriſ- Ie ſçai le Pourriſſeur, qui a le cors ainſi
ſeur. Seps. Que les petis Lézards: La Salemandre auſſi
La Salamā- Qui eſt fine, & toujours a l'homme dommageable,
dre. Et qui dedans vn feu a ſon chemin paſſable
Sans étre endommagee, & ſans avoir douleur:
Car le feu ne lui peut par ſa grande chaleur
Griller le bout des pieds ne ſa peau crevacee.

Les Poiſ- Auſſi ſçai-je cela que la mer courroucee
ſons. Retourne dans ſon gouffre a l'appetit du vent.
Ie ſçai l'émerveillable & le divers tourment

               Que

Que porte la Murene alors qu'elle s'élance
Sur le pécheur qui péne, & sa dent elle avance
Tant qu'elle le contraint de laisser son vaisseau,
Et souvent se jetter a l'apetit de l'eau.
Si ce qu'on dit est vrai, en laissant le repere
De la mer, elle va frayer a la Vipere.

    Ie connois bien aussi tous les medicamens
Propres pour repousser les dangers survenans,
Lors que la Pastenaque & la Vive nuisible
A laissé dans le cors vne pointure horrible.
La Pastenaque blesse alors que dans les rets
Sur le pécheur lassé qui la poursuit de pres
Elle jette vn poinçon, ou quand le poinçon méme
Est fiché dans le tronc d'un arbre qui vient bléme
En sa feuille flétrie, & en son demourant,
Qui perdant sa vigueur se seche tout mourant:
La charnure de l'homme en est toute pourrie.
On conte que iadis par la pointe ennemie
De ce poisson marin Ulysse fut attaint,
Dont le sort de la mort tout soudain luy survint.

    Or je raconteray les herbes qui sont faites
Pour garir tous ces maus: pren donc des Orcanettes
Le feuillage semblable a ce crin blanchissant
Que porte la Lettue: ou le bout florissant
De la Ronce, ou le crin pris a la Quinte-feuille:
L'Arction, le Cicame, & l'Ozeille, & la feuille
Du Lycopse au grand tige, & l'Ordil toujours vert:
L'écorce de dedans dont le Hétre est couuert.

Remedes.

G 3

Mêle

Méle aussi quant & quant de la basse Piniere,
Ou du Persil bâtard : ou la semence entiere
Prise sur le Panais, ou bien le fruit nouveau
De l'arbre Terebinthe : Ou va cueillir dans l'eau
Qui undoye en la mer, de la Phuque pourpree.
Ou pren le pur Cheveu de Venus Cytheree,
Qui du cours de la pluye oncques ne fut couvert.
Ou pren le Maceron qui paroît toujours vert,
Ou bien du Panicaut la racine épiante,
Et de Leucas aussi : même te soit presente
La branche verdoyant' du petit Romarin
Qui porte le Cachri : coupes aussi le crin
De la Poulybatee, ou la criniere belle
Du Pauot onereux que l'on nomme Epitelle,
Et le Thilaque aussi : ou bien le fruit premier
Qui apparoît tout rond au sauvage figuier
Avant que le bon vienne : ou le nouveau branchage
Qui va portant la figue : ou l'Artichaut sauvage.
Méle aussi quant & quant de la fleur qui se rend
Sur le mâle Bouillon qui hautement s'étend,
Les feuilles d'Averon, d'Eclere, ou de Carotte,
Le pied de Coulevree, auec lequel on frotte
La tache noire, ou blanche épandue en longueur
Que la femme est portant auec vn crevecœur.
Adjoutes y encor les feuilles de Vervaine,
Du Burguépin aussi qui va domtant la peine :
Car il peut bien a jeun sauver l'homme de mort,
Ou la langue de Cerf, ou le Moron qui sort

Asses

Aßés bas sus la terre, ou la criniere belle
Prise a la Matricaire encor toute nouvelle.
Le tout soit mis parmi le rouge Lemnien,
Qui pour chasser tous maus a receu le moyen.
Et quelquefois aussi pren la racine amere
Du Comcombre sauvaige: encor pour la misere
Qui s'enfle par le ventre & le tient engrossi,
Certes il sera bon d'y adjouter aussi
Le fruit du Paliüre ou la haye se panche,
Ou le crin épineus de la plante Orobanche.

    Pren sur le Grenadier le vase rougissant,
Ayant un petit col, ou la fleur blanchissant
S'éleve tout autour: aussi pourras tu prendre
L'épineuse Bugrunde, & le fueillage tendre
De la salubre Hysope, & celui de l'Orpin,
Et la grappe non mure au serment porte-vin:
La graine au Coriandre hôtesse montagniere,
Et la téte de l'Astil, les fleurs de la Puciere
A la feuille petite: Ecache quelquefois
Du poivre tout nouveau, du Cresson-Alenois
Qui fut nourri dans Mede: aussi fait la Morelle:
Le Senevé encor & la criniere belle
Du Pouliot fleuri te sauvera de mort.
Quand tu seras bleßé tu auras grand support
Du Porreau Stratien: de la graine qui bleße
Prise deßus l'Ortie ébat de la jeuneße.
Mets y l'oignon de mer a qui lon voit porter
Le téte blanchissante y pouvant adjouter

                                          Le grain

Le grain sec de la Bulbe, & l'herbe surnommée
Par le nom du Dragon, & la tendre ramée
Prise du Burguépin, & encore la nois
Ecaillee en rondeur sur les Pins dans les bois.
    Pren aussi la racine à la salubre plante
Qui a le pied semblable à l'eguille piquante
Du Scorpion poignant, tu auras bon moyen,
Si tu pren le Sida dit Psamatheïen:
Il croît & se nourrit au graveleus rivage
De la ville de Coppe, au long du marécage
De Schœne & de Cnopee: ou pren le Pistachier
Qui porte le rameau semblable à l'Amandier
Aus rives de Choaspe Indienne riviere:
Adjoutes y encor la petite criniere
Prise au Persil bâtard, & le Myrte noirci,
Et le rameaus d'Orualle, & le Jasme aussi,
Et le Fenoil moussu, & la graine sauvage
Du Chichier étranger, & même le plumage
De l'herbe qui sent mal aueques ses rameaus:
Et encore le Baume adoucira ces maus.
Adjoutes y encor la couronne nouvelle
Faite de Mellilot, auec la feuille belle
De la Vigne sauvage, ou les bergers des chams
Tirent les rejettons, & les vont écachans.
Tu mêleras aussi dans ce que tu composes
Le petit grain nourri aus Violliers & aus Roses,
Et au Trialle rouge, & au Lychne abaiśśé,
Cueille aussi la Noüeuse au Iardin heriśśé,

La Couleuvree aussi, & le fruit de Jacinthe
Que Phebus ploura tant d'une longue complainte,
L'ayant contre son gré blessé dont il mourut,
Pres le fleuve Amyclee, ou le coup il receut
Quand le Disque élancé resaillant d'une pierre
Luy rompit le cerveau & le rua par terre.
Mets y encor' du Trefle, & le suc larmoyant
De Laser, d'un chacun trois oboles pesant:
Ou méles quant & quant dans céte medecine
Du Serpollet cornu, de la Criste-marine,
Et du petit Cypres, de l'Anis, & aussi
La racine Libique: estans cueillis ainsi
Boy les seuls, ou mélés, & dans l'herbe rompue
Soit du vin, ou vinaigre, ou de l'eau répandue:
Voire même de lait tu pourras bien vser.

　　Que si marchant aus bois, tu n'en peus aduiser,
Et que navré tu sois oppressé de grand'peine,
Mâche dessus le champ de l'herbe, ou de la graine,
De la racine aussi dont les chemins sont plains:
Ayant succé le jus, prens le marc en tes mains,
Et le mets sus ta playe: ainsi sera domtee,
La douleur & la mort par la béte apportee.

　　Ou mets dessus le mal la ventouse d'ærain
Pour tirer le poison & le sang tout villain,
Ou le suc de Figuier; ou tire de la braise
Un fer bien échaufé au cœur de la fournaise:
Ou trempe luy le bras, ou de son pied blessé,
L'endroit ou le serpent a le coup aduancé,

Dedans des peaus de Chevre étans de vin remplies :
Mais il faut qu'a l'entour du membre tu les lies,
Jusque a ce que le vin empêche le malheur.
Aussi pourras tu bien pourchasser la douleur,
Souler une Sangsue en la playe sanglante,
Ou mettre d'un Ognon la liqueur attirante :
Ou env'lopper le mal le plus songneusement
Dans les crottes de Bouc prises nouvellement,
Pourveu qu'auparavant elles soyent dans les lies
De Vinaigre, ou de vin parfaitement paitries.

    Or affin que tu sois par un moyen parfait
Assuré de tout point, lors que tu auras fait
Un remede contraire à la douleur extrême,
Mets ces medicamens dessous une main même :
Pren donc la Sarasine affin de l'y fermer,
La racine au Glayeul & l'Aspic d'outremer,
Le Galban, la Carotte, & le pied d'Alexandre,
Pourveu qu'il soit seché : aussi faudra il prendre
Le pied mol de Pivoine étant nouvellement
Tiré hors de la terre, & le sec vêtement
De l'Hellebore noir, de la fleur écumiere
De Nitre, & du Comin, & du crin de Puciere.
Il faut a l'Herbe aus pous l'écorce dépouiller,
Et prendre le Cytise, & le grain de Laurier,
Et le cal des Chevaus, & la petite Ortie,
Et le Pain de pourceau, & la liqueur sortie
Du Pavot tout nouveau, auec le grain porté
Par le chaste Vitex, auquel soit adjouté

H

Un peu de Cinamome auecque le fueillage
Du Buame d'Arabie, & du Panais sauvage:
Et plein la main de sel, & encor il y faut
Le Cancre mis auec la pressure au levraut:
I'entends ce Cancre la qui prend sa nouriture
Dans les fleuves coullans contre la pierre dure.
Or il faut mettre tout dedans un grand mortier,
Et les rompre si bien qu'il n'y ayt rien d'entier
Soubs le pillon de pierre, & puis il faudra prendre
Du suc de Grateron & souvent le répandre
Sur les simples sechés, dont faconner tu dois
Des Tourteaus qui auront d'une drachme le pois
Pesés également, & dont pour ton usage
En sis possons de vin tu feras un bruvage.
    Pren donc en amitie Nicandre Homerien,
Qui jadis fut nourri dans le bourg Clarien.

Et toy, mon de Gorris, qui dans céte écriture
As peu veoir des Serpens la diverse nature,
Et le moyen aussi que Dieu par sa bonté,
Pour nous sauver de mort, nous y a presenté:
Reçoy en amitié, & aye souvenance
De Grevin qui a pris en Clermont sa naissance.

LES CONTREPOISONS DE

NICANDRE MEDECIN ET POETE GREC
mis en François par Iaques Greuin de Clermont en
Beauuaisis, Medecin a Paris.

BIEN que des anciens dont nous sommes sortis,
Les murs de nos cités ayent esté batis
En diuers lieus d'Asie : & non obstant encore
Que tu sois elongné de moy, mon Prothagore,
Si est ce qui je puis asses facilement
T'ecrire le remede encontre le tourment
Qu'apporte le poison, dont la prise ennemie
Des hommes imprudens a retranché la vie.
Car toy, tu es voisin du troubleur Helespont,
Dessous le mont aus Ours qui apparoit tout rond,
Auprés de l'Antre saint de Rhee Lobrienne,
Ou d'Athis elle élut la chappelle ancienne :
Et moy, je suys voisin du lieu ou les enfans
De Creuse desiree ont partagé les chams
Qu'ils eurent pour leur part en la fertile Epire
Au trepied Clarien du dieu qui de loing tire.

L'Aconite   Connoy premierement l'Aconite fielleus,
Difficille a domter, qu'Acheron tortueus
Porte sur son riuage ou les villes dressees
Par le Roy Priolas ont esté renversees :
Et ou se void le gouffre & l'horreur des enfers
(Dont jamais on ne sort) horriblement ouverts.
Il reserre aprement de la bouche les riues,

Et le

Et le pallais voûté & toutes les gensives:
Puis dedans la poitrine instable se mouvant
Çà & là vagabond il va l'homme aggravant
Qui sent le mal au cœur, & puis mordant sans cesse
L'estomach bondissant & ouert, il s'adresse
Vers la porte, qu'aucuns ont appellé le cœur,
Ou bien de l'estomach le large receveur.
Le passage se ferme ou les boyaus commencent,
Et ou abondamment les viandes s'empancent.
Vne moitte sueur des yeus va s'écoulant,
Le ventre tout troublé décharge vn vent roulant
Qui sort tout en vn coup, & vn plus grand s'arrête.
Plus bas sur le nombril. On sent dedans la tête
Vn pesant ennemi, & mêmes au dessous
De l'une & l'autre temple vn tremblement de pous.
Toute chose qu'on void, a l'œil apparoit double
Ainsi que void de nuit qui de bon vin se trouble.
Comme les nourriciers de Denis le cornu,
Apres auoir foullé sur le raisin grenu,
Et de moust écumeus ayant la tête armee,
S'en vont rouillant les yeus & par la grand vallee
De Nisse chancellans, ils courent sans raison:
Ainsi est ébloui qui a beu ce poison.
Il est dit mort-aus-Rats: car il ôte la vie
A tous les rats frians, qui d'en prendre ont enuie:
Des autres Tu-Panther, car par luy plus souuent
Les Bouuiers & Cheuriers à mort vont poursuiuant
C'est étrange bétail qui tout mourant se guide

                    H 3   Au val

Au val Phalacreen sur la montaigne d'Ide.
On l'a dit Tu-femelle, & aussi Malle-mort:
Dans les rochers pierreus on le void comme il sort.
Mais pour remede il faut de chaus vne poignee
En chopine de vin presentement baignee,
Et la boire a l'instant: pren aussi quant & quant
De l'Auronne coupé le tige verdoyant
Et du vert Marrubin que l'on nomme Melisse.
Tu pourras boire aussi du germe qui herisse
Dedans le bois gentil au beau tige immortel:
Et de la Rue aussi auecques l'Hydromel:
Ou éteindre vn fer chaut aus dents d'une tenaille,
Ou bien le marc de fer que la flame détaille
En deus parts au fourneau: tu pourras bien encor
Rougir dedans le feu vn pois de nouuel or,
Ou d'argent & l'éteindre en vn pot d'eau troublee.
Prens des feuilles de l'Ive vne demi poignee,
Ou le pied desseché d'Origan montanier,
Ou cil du Policneme encor vert & entier:
Et le donne en vn pot de la liqueur mielleuse.
Tu tireras aussi la boisson plus moilleuse
De l'oiseau casanier, quand du feu la challeur
Emmorcellant le cors fait tomber sa liqueur.
Rempli son ventre aussi de jus qui se peut prendre
Au consumé de chār d'un veau bien gras & tendre:
Ou pren du lait de femme, auquel sera mélé,
Du jus Balsamien goutte a goutte coullé,
Quelquefois dedans l'eau, pourveu qu'avant il tire

Du ven-

Du ventre ce repas qui tardif n'y peut cuire.
Pren la pressure aussi d'un Fan, & autant sert
Celle la d'un Levraut qui dort a l'œil ouvert,
Prise auecque du vin ou tu l'auras mêlee.
Pille aussi du Meurier la racine pourpree
En un mortier de bois : cuis la dans la liqueur
Du dieu des vignerons, & la donne au labeur
Des mouchettes du ciel, & ainsi la dtéresse
De ce mal onereus ne sera plus maitresse
De l'homme pacient : ains gaillart & accort
Marchant comme devant il chassera la mort.

Regarde en second lieu une boisson méchante   La Ceruse
Mêlee iniquement de Ceruse éclerante.
Sa couleur est de lait écumeus s'élevant
Et gras comme au printmps tu le vas recevant
Dedans le pot a traire. Elle donc écumeuse
Et ápre-reserrant s'élargit venimeuse
Par toute la machoire, ou lon void sur les dens
La gensive ridee : & entrant au dedans
Elle enrudit la langue, & puis elle deseche
Le profond du gosier, laou une tous seche
Táche de pousser hors ce dommage ennemi.
On est foible & veillant quasi tout endormi :
L'appetit de vomir fait des doulleurs mortelles :
On void l'erreur qui met mille formes nouuelles
Devant les yeus trompés, & ores sommeillant
Le cors est réfroidi, & du tout defaillant
Faisant place au labeur des membres il n'étriue.

Fais

Fais luy boire le suc de la mirtine Olive,
Ou bien l'Orcadien, ou le Premadien.
Le ventre chassera, glissant par ce moyen,
La malheureuse drogue. Ou bien tu feras faire
Une prise de lait que tu auras veu traire
D'un gros pis éleué: mais tu en ôteras
Toute la clere vielle: ou tu te souleras
Du suc glueus, tiré du tige & du fueillage
De la Mauve boullie, ou bien fais un bruvage,
Rompant le plus souvent & mêlant en du vin
De la Jugioline encontre ce venin.
Ou bien fais échauffer la sermenteuse cendre
Trempee dedans l'eau que tu feras épandre
Et couler au trauers d'un recourbé panier
Tissu nouvellement auecques de l'osier:
Car ainsi pourra il tenir toute l'ordure.
Et d'abondant encor de l'huylle qui soit pure,
Ou tu auras mêlé & rompu des noyaus
De l'arbre Persien, domptera tous les maus.
Persee quelquefois le feit croître en Mycene,
Ayant trenché le col a la Gorgonienne,
Et s'estant élongné du champ Cepheïen:
Quand dessus le sommet du mont Melanthien
De son glaive courbé échapa la poigneé.
La aussi fut montré par la Nymphe Langee
Au fis de Jupiter ce bruvage inuenté.
Tu pourras prendre aussi de l'encens arrêté
A l'entour des rameaus des arbres de Geritte,

Et apres

Et aprés le broyer parmi de l'orge cuitte.
Ou pren le suc gommeus que plore le Noyer,
Ou celui qui autour d'un Orme, ou d'un Prunier
S'amasse abondamment, & puis fai le deffaire
Dans vn bruuage chaut: car tu pourras attraire
Vne part du venin par le vomissement,
Puis l'autre sortira dans l'eau chaude aisement:
Quand le cors tout moiteus prendra sueur plus grande.
Ou rempli de bon vin, ou de bonne viande
Il fuira de la mort le danger perilleus.

Garde toy bien aussi (si tu as curieus
Senti ce fort poison) de boire miserable
De la devore-bled Cantharide, semblable
A la pois qui se fond, & qui de sa liqueur
Leve comme la pois vne mauuaise odeur.
Au goût elle resemble a l'esquille nouuelle
Du Cedre que lon rappe, elle ronge mortelle
Par sa boisson humide, & la levre, & l'endroit
Du bas de l'estomach, tantôt elle vient droit
Mordre au milieu du ventre & ronger la vessie:
Vne douleur s'aigrit qui tourmente ennemie
L'endroit de la poitrine, ou les os plus tendrés
Se courbent sur le ventre: incontinent aprés
La fureur en ensuit: puis l'homme foible & lâche
Se laisse surmonter lors que ce venin tâche
Tant plus a l'amattir contre tout son espoir:
Il est troublé d'esprit tout ainsi qu'on peut voir
D'un chardon florissant la téte blanchissante

La Cantaride.

I

Vole-

Voleter, si dans l'œr vn tourbillon l'éuante,
Pren moy du Poulliot & le mélange aprés
Dans les nimphes des eaus : ainsi jadis Cerés
Affamee au logis de l'hôte Hippothoonte
Laua sa gorge tendre, oyant le joyeus comte
D'Iambe Thracienne. Ou bien pren le Ceruœau
Que tu auras tiré d'un porc ou d'un Agneau,
Et le mêle parmi la semence menüe
Du Lin bien arondi. Pren la tête cornüe
D'un cheureau tout douillet : ou choisis vn Oison
Et le fais consumer, ainsi de ce poison
Le remede fatal que tu luy feras prendre
Le pourra au vomir contraindre de le rendre :
Et ce qui reste encor de ce souillé repas,
Ancré plus fermement en quelque lieu plus bas,
Tu feras que mettant les doigts dedans sa gorge,
Tirant au cœur plus fort, en fin il le regorge.
Tu lui donras souvent vn clistere de lait
D'une brebis, pourveu qu'il soit de nouveau trait :
Car ainsi tu pourras arracher les ordures
Hors du ventre aisément, ou elles étoient dures.
Tu lui feras aussi boire du lait bien gras,
Qui lui fera grand bien : ou tu écacheras,
Mêlant en du vin dous la vigne bourgeonnante,
Qui porte de nouveau sa feuille verdoyante.
Ou bien tu tireras hors les poudreus sillons
La racine noüeuse & pleine déguillons :
Puis tu la mêleras au labeur des Auettes.

                                                    Céte-

Cête herbe vers le Ciel va poussant les fleurettes
Ainsi que l'Asphodelle, & son tige adouci
Est fort grêle en montant. Tu pourras prendre aussi
Quatre drachmes pesant de terre Samienne,
Que Phyllis porte au val pres l'Imbrasidienne
Païs du tout neigeus : elle premierement
Fut du Bellier cornu montree saintement
Aus nymphes de Samos, pres le jonché rivage
De Cercet le chênu. Ou bien prenen bruvage
Le double de vin cuit, ou tu auras pillé
Les rameaus de la Rue, & quant & quant mélé
De l'huille de Glayeul, & de l'huille de Rose,
Qui peut chasser du cors la maladie enclose.

 S'il advient quelquefois de follement goûter
Le mortel Coriandre & fâcheus a domter,
L'homme plein de fureur, & d'esprit tout malade
Va causant en public, & comme vne Thiade
Il éclatte sa vois, touché du Than sans peur.
Mais il faut vn plain pot de la mere liqueur
Du bon vin Prammien, tel que lon le void rendre
Sous l'arbre du pressoir : ou bien il te faut prendre
De sel tout vn hanap & le dissoudre en l'eau.
Ou bien tu méleras vn œuf frais & nouveau
D'une Poulle (vuidé de moyeu & de glere)
Dans l'écume, repas a la foulque legere :
Elle en garde sa vie & en tire sa mort :
Car les fils des pêcheurs nouans au long du port
Vont trompant cét oyseau a qui elle est mortelle,

Le Corian-
dre.

     F 2   Pen-

Pendant qu'il va chaſſant céte écume nouuelle,
Qui blanchit & ondoye & le liure aus enfans.
Tu le pourras auſſi faire baigner dedans
Le grand bruuage amer de la mer violette,
Que le Terre-étonnant rendit aus vents ſubjette,
Ainſi comme le feu: car le feu eſt ſubmis
A l'étonnant pouuoir des grands vents ennemis.
Le feu toujours viuant, l'eau par tout étandue
Craint les vents, & la mer inſtable ſe remue:
Elle eſt aime-courrous & maitriſe les naus,
Et la jeuneſſe auſſi qui perit dans les eaus:
Mais à la loy du feu la forét eſt ſubmiſe.
Tu méleras encor' du vin pour vne priſe
A l'huille proffitable, ou bien les deus liqueurs
De la neige & du mouſt pour chaſſer ſes douleurs.
Mais il faut que ce ſoit lors que de la vendange
Pláine & déja ridée vne ſerpe ſe vange,
Et que lon foulle aus pieds le raiſin Pſithien:
Lors que la mouche auſſi bruyant cerche moyen
De ſuſſeter le mouſt, & tombante ſe baigne
Auecque les bourdons & frélons de montaigne,
Et auecques la Guépe: alors que le raiſin
Plein de ſuc, eſt gâté du regnard caut & fin.

    Il faut connoître aprés la boiſſon dangereuſe
La Cicuë. De Cicuë qui porte vne nuiƈt tenebreuſe
Dans la téte, & qui fait rouiller tous les deus yeus
Et chanceller des pieds, & choir en diuers lieus,
Et ſerpenter des mains: la gorge eſt recoupee

                                  En

En son passage étroit durement étouppee:
Le cors se refroidit vers les extremités:
La forte veine aussi dedans les cavités,
Des membres est étrainte, & le malade attire
Un ær tout deffaillant que mourant il soupire:
Son esprit void l'enfer. Mais il le faut souler
Ou d'huille, ou de pur vin, pour luy faire écouler,
Et vomir ce mauvais & dangereus dommage:
Ou donne luy souvent du vin pur en bruvage:
Ou bien quelque Clystere, ou le tige couppé
Des Carottes, ou cil du Laurier de Tempé
Qui premier de Phebus ceignit le crin Delphique,
Donne le grain broyé de l'Ortie qui pique,
Avec celuy du poivre: & avecques du vin
Mêle le suc amer, quelquefois le Benjouin,
Dans l'huille de Glayeul, ou dedans l'huille clere
Broyé avec mesure, a pouvoir de ce faire.
Ou échauffes un pot de lait tout écumeus
Et luy donnes a boire, ou bien du moust mielleus.
   Regarde que bien tôt la douleur soit chassee   Le Toxiq.
Du Toxique mortel, car la prise avancee
Va toujours agravant un homme de douleur:
Sa langue s'engrossit, & d'une pesanteur
Le visage est chargé dessous la levre enflee:
Une tous seche ensuit, & au fond ébranlee
La gensive se romt, le cœur est tout tremblant,
Ce venin malfaisant va tous les sens troublant,
Qui chancellent émeus, l'homme balle de peine,
Ne donnant jamais fin a sa parolle vaine.

                            I 3   Il

Il crie en ce tourment ainsi qu'un homme iré,
Qui sent meurtrierement vn grand glaive tiré
Sur son chef tout-prenant: ou comme la Prêtresse
Secretaine de Rhee & porte-vase addresse
Le neufiéme du mois vn long bruit en hurlant
Par la voye commune au peuple tout tremblant,
Oyant le grand horreur de l'aboy, qui se guide
Alentour des vallons de la montaigne d'Ide:
Et qui va remplissant d'un Echo redoublé
L'esprit mal-assuré de ce peuple troublé:
Ainsi va il buglant sans esprit, plein de rage,
Il hurle & çà & là détournant son visage,
Comme vn Toreau il jette en travers les deus yeus:
Il grince la dent blanche, & est tout écumeus.
Mais il faut l'arréter & de liens l'étreindre
Doublés de divers nœuds, & peu a peu contraindre
De s'armer de bon vin, & sans soif l'enivrer:
Puis luy ouvrir la bouche affin de recouvrer,
(Mettant la main dedans) ce que tu sçais lui nuire,
Contraint de le rotter: ou bien tu feras cuire
A la chaleur du feu, consumant dedans l'eau,
D'un Oye agourmandé le poussin tout nouveau.
Tu pourras bien aussi lui donner en bruvages
D'un pommier montanier les écorces sauvages
Nettes des éguillons, les pommes du printems
Qui naissent aus jardins & sont le passetems
Des pucelles: Ou bien donne lui la Coignace,
Ou des Coings étrangers de Cydon, dont la race
Premiere vint en Crette: aucunefois aussi.

Pou-

L'odorant Poulliot au pillon adouci,
Et mêlé dedans l'eau auecques la semence
De Coings, pourra du cors chasser céte nuisance.
Ou bien fais distiller en ouvrant son goiser
Vn peu d'huille qui sent la fleur du beau Rosier,
Ou celle du Glayeul, mais auec de la laine
Il la faut degoutter. Et franc de tant de peine
Il ira plusieurs jours d'un pas tout chancellant,
Et ainsi qu'étonné son œil sera rouillant
Vn regard tout affreus en diuerse partie.
De ce venin mortel les pasteurs d'Arabie,
Et ceus qui pres l'Euphrate ont sillonné les chams
Engraissent aus combas l'ærain des dards poignans,
Qui rendent au blesser vn incurable vlcere
En noircissant la chær. Ce venin de Vipere
Amer pourrît dessous là ou il s'est caché,
Et le cuir pourrissant se romt tout deseché.

 Si quelcun a receu les flammes ennemies
Buvant le journalier moissonneur de nos vies,
Dont Medee Colchique vsa premierement,
Il aura dans la levre vn grand demangement
Qu'il ne peut eviter, faisant en telle sorte
Que si du suc neigeus que le Figuier apporte,
Ou bien d'un'âpre Ortie, ou d'un Oignon de mer,
(Qui en cent vétemens sceut sa téte enfermer,
Et qui va rougissant la chær encor tendrette)
On lui avoit frotté toute la peau doullette.
Autour de l'estomach vn fais trop ennuieus

Le Iour-
nallier, ou
Tu-chieni.

S'atta-

S'attache en le rongeant, & puis pernicieus
Le perse doutre-en-outre: Alors le miserable
Varotant de la gorge vne chose semblable
A l'eau du Cuisinier qui a laué sa chær:
Et par le ventre bas ne laisse de lâcher
Vne ordure puante. Or si tu as envie
Auec medicaments de lui sauver la vie,
Il te faudra couper le chevelu rameau
Auec le gland pendant au chéne & au fouteau:
Ou le souler de lait que tu auras fait traire
Nouvellement du pis, & encore tant faire
Qu'il le tienne en la bouche. Ou bien tu tireras
La fueille a la Noueuse, & en lait la cuiras,
Quelquefois sa racine: ou il faut que tu cueilles
Et broyes dedans l'eau d'une vigne les fueilles,
Ou les jettons de Ronce: ou pour faire autrement
Il faudra découvrir le seché vétement
Qui couure & qui retient la chær toute embrassee
Des Châtaignes, qui ont vne peau herissee,
Et dure & bien nourrie, & dont l'arbre premier
Fut nourri par les chams du païs Châtaignier.
Il sera bon aussi de dépouiller la mœlle
Du ventre de Ferule, ou l'ardente étincelle,
Proye du cler larcin du subtil Promethé,
Fut quelquefois nourrie & mise en liberté.
Ou le crin du rempant Serpoulet aime-vie,
Ou du Mirthe astringent la semance arondie.
Ou fais cuire le Mirthe auec le vétement

Des

Des pommes de Grenade: Ainſi plus aiſement
Le mal ſera domté par ce poignant bruvage.

    Garde que finement le dangereus dommage
Du gluant Vlophone a la ſubite mort,
Pour ne le ſçauoir point, ne te face grand tort.
Il a au Baſilic le goût preſque ſemblable:
Il cuit la langue enflee, & le cœur miſerable
Se trouble furieus: le pauvret cependant
Sie & ronge ſa langue inſenſe la mordant:
Car il pert étonné de raiſon tout vſage.
Dans ſon ventre ſe clôt l'un & l'autre paſſage
Du boire & du manger, & les vents étouffans
Enclos en ce détroit ſont vn grand bruit dedans,
Tournoians çà & là, ce bruit eſt tout ſemblable
Au grand choc étonnant d'un tonnerre effroiable,
Qui ſort tout grommellant hors le Ciel pluvieus:
Ou a cil qui ſremit contre vn rocher pierreus
Battu des flots de mer & encor' agrand peïne
Peut il de grand douleur retirer ſon hallaine.
S'il prend medicaments, les ordures alors
Sans attendre long tems ſortiront de ſon cors,
Telles qu'un œuf de poule épluchant-caẓaniere
Chauchee pluſieurs fois par la trouppe guerriere
De cent Cocs a l'envi, qui la pourſuivent tous:
Dont elle jette aprés, rompue de leurs cous,
Vn fruit tout imparfait: mais vn amer bruvage
Fait d'Abſinte broyé chaſſera ce dommage,
Si parauant il eſt dans du mouſt adouci

L'Vlopho
ne, ou Por
te-mort.

        K   De

De nouveau preſſuré.Tu luy donras auſſi
Pour le ſauver de mort de la Terebentine
Bue preſentement,ou de la pois-raiſine,
Et du Pin larmoyant en larmes degouttant:
Là Phebus écorcha Marſias, & pourtant
Le Pin ſeul le deplore, & ſans fin lamentable
Jl crie par les vaus céte mort pitoiable.
En ſon manger auſſi les fleurs tu luy donras
Du mâle Poulliot qui eſt la mort aus Ras:
Ou de rue vn rameau qui baſſement pulule,
Et l'Aſpic doutremer:ou vn demi ſcrupulle ⎯ hou
De poudre de Laſer,ou du ſuc qui y croit.
Ou le couillon de Bievre hôtellier du marait:
Le ſec Bouc-Origan mélé dans vn bruvage,
Ou bien fais luy manger tout ſon ſoul de fromage.

Le Sang de
Toreau. S'il aduient que quelcun ayt beu trop follement
Du ſang noir de Toreau, il chet premierement
Etouffé & vaincu d'une douleur mortelle:
Car le ſang attaché facilement ſe jette
Encontre la poitrine, & ſe fige au milliew
Du creus de l'eſtomach:puis en ce même liew
Etouppant les conduits, & ceus du col,il preſſe
Le vent tout arrété:le malade ſans ceſſe
S'évanouït en terre,ébranlé,treſſaillant,
Et par tout écumeus, lër lui va defaillant:
Mais il faut détremper des figues verdelettes
Touttes pleines de lait & encore tendrettes
Auecque du vinaigre,& dans l'eau les méler,

Puis

Puis le poignant vinaigre auec tout écouler.
Ou tire lui du cors céte pesante ordure:
Ou passe en vn sasset plain de trous la pressure
D'un Cheureuil, ou d'un Fan, ou d'un Lieure leger,
Ou celle d'un Cheureau que lui feras manger:
Ainsi tu tireras ton mallade de peine,
S'il prend la medecine exquise & souueraine:
Ou bien s'il prend de Nitre emmorcellé de cous,
Trois oboles pesant, auecque du vin dous,
Et du suc de Laser pesé a la balance.
Aussi te faudra il détremper la semence
De Chous en du vinaigre: ou bien tu lui donras
Des Ronces, ou du Poiure: ou tu le soulleras
Du pied d'herbe-a-punaise a la mauuaise écorce:
Ainsi facilement tu domteras la force,
Et feras digerer tout ce gros sang figé,
Qui dedans les vaisseaus mortel s'estoit rangé.

    Fai que de l'Enfle-beuf la boisson douloureuse   L'Enfle-
Ne te soit inconnuë: Elle émeut venimeuse   beuf.
En l'homme ja vaincu la mortelle douleur,
Qu'ainsi tu connoitras: Il vient vne couleur
Dans la leure semblable au Nitre, qui sans cesse
Puant la va rongeant: vne grand douleur presse
Le haut de l'estomach tout autour s'aigrissant:
L'vrine est étouppee & encor gemissant
La vessie se plaint du poison qui la picque:
Tout le ventre s'étend ainsi qu'a l'hydropique,
Qui a vers la nombril mille vents amassés:

               K 2   La

La peau s'étend aussi sur les membres pressés.
La bête fait enfler, si dans le cors elle entre,
Aucunefois le veau & la vache au grand ventre.
De là vint la raison pourquoi tous les pasteurs
La nomment Enfleboeuf. Mais contre ces douleurs
Il faut la figue seche en la boisson donnee
Qu'on aura fait du vin de la troisiéme annee.
Ou bien dans un mortier il la faut decouper,
Et puis dessus le feu peu-a-peu détremper.
Cela peut apaiser une douleur fievreuse:
Ou tu le souleras d'une boisson mielleuse.
Méle aussi dans du lait tout le fruit deseché
Que la Palme produit quand l'auras écaché.
Pren encor' quelquefois une poire sauvage,
La Bacchique ou Myrte & en fais un bruvage:
Ou quelquefois le fruit de Meurthe dans du vin.
Ou bien tu lui feras sussoter un tetin
Comme enfant nouveau né, & puis de la mammelle
Attirer tout ainsi céte boisson nouvelle
Que fait un petit veau sorti nouvellement
Hors les arrieres-fais, & qui follâtrement
Tire au pis maternel la liqueur adoucie.
Tu lui feras aussi boire l'huille attiedie
Jusqu'au vomissement: & encores tu dois
Lui mettre malgré lui en la bouche les doits,
Ou quelque plume, ou bien quelquefois tu peus prendre
Du papier courbe & tors, lequel lui fera rendre,
Attirant du gosier, tous ces maus dangereus.

Or de-

Or dedans leſtomach vn amas venimeus

De lait, ou de nouveau on a mis la preſure,

Fait vn homme étouffer : mais contre cete ordure

Il faudra ſeulement prendre de trois liqueurs :

L'une ſoit de vinaigre attrempant les douceurs

Des deus parts de vin cuit, puis láche lui le ventre :

Ou faits vne boiſſon dedans laquelle il entre

La racine ou le ſuc du Laſer Libien,

Mélé dans du vinaigre : encor' donras tu bien,

Pour diſſoudre ce lait, la lexiue puiſſante

Que font les bonnetiers : la téte floriſſante

Du beau Thim verdoiant arraché de nouveau.

Tu te pourras aider quelquefois du rameau

Que nous eſt apportant la vigne aus cuiſſes belles,

Mélé dedans le ſuc des grappes plus nouvelles :

Et la preſſure encor' pourra bien diſſiper

Ce lait emmoncelé : tu peus auſſi coupper

Et méler en du miel les jettons de la Mente,

Ou les mouiller dedans vne boiſſon picquante,

Que tu prepareras de vinaigre aſſés fort.

   Mais pren garde en apprés au venin porte-mort

Nommé Dorycnion : au lait il eſt ſemblable

En couleur & en goút : ce venin dommageable

Va preſſant le goſier d'un hoquet redoublé,

Qui rend outre coútume vn malade troublé,

Sentant vn mal de cœur, qui toujours le tourmente,

Et lui fait revómir la viande ſanglante,

Et quelquefois par bas glueuſe, tellement

K 3   Que

Le laiĉt empreſuré.

Le Dorycnion.

Que jettant céte ordure il sent méme tourment
Que fait un patient mallade de trenchee,
Ou des expressions : sa bouche desechee
Ne veut estre mouillee, ains vanicu de douleur
Il se couche abbatu, & sent faillir son cœur :
Mais la boisson de lait servira de remede,
Aucunefois mêlee en vin dous qui soit tiede :
Le blanc de l'estomach d'un gras chappon róty
Lui pourra proffiter, s'il lui est departi :
Ou bien le consumé en assés grand'mesure :
Et tous poissons aussi qui prennent nouriture
Dedans les rocs caués & rivages moussus
De la mer, dont les uns seront mangés tous crus,
Et les autres bouillis : mais beaucoup davantage
Les Ouitres ont pouvoir de vaincre ce domage,
La Pourpre, la Langouste, & le rouge Herisson
La Peinne, la Petouille, entant que ce poisson
Servira de viande : & sur tout pren la peine
Qu'élongnee de toy ne soit la Pourceline,
Ni les Ouitres qui ont le vétement moussu.

Le Phari-
que.

Garde toy bien aprés que tu ne sois deçu
Du bruvage mortel que porte le Pharique :
Car tu n'es ignorant : de grand douleur il pique
Les joués au dedans, & est de méme goût
Que l'Aspic-d'outremer : Il rend l'homme du tout
Chancellant, hors du sens, & qui n'y remedie
Il tue, en moins d'un jour un homme plein de vie.
Mais donne a iuste pois de l'Aspic-doutre mer

Le beau

Le beau pied bien fleuri, que tu vois enfermer
Dans les sachés de cuir, & qui a pris son estre
Aus monts Celiciens pres le fleuve de Cestre.
Tu pourras bien aussi broyer parfaittement
De L'iuéche qui peut appaiser ce tourment.
Ou bien pren le Glayeul pour adoucir la peine,
Et la téte du Lis que Venus print en haine,
Pourtant que quelquefois par grand temerité
Auec elle elle osa debattre sa beauté:
Dont Venus en aprés dans ses feuilles fit croître
Un laid & ord tribart, que lon void apparoître
Semblable a celui la d'un Ane ricanant.
Tranche aussi puis aprés d'un rasoir bien coupant
Le tigé de la Rue, & les feuilles encore,
Que soudain par les chams la Chenille deuore.
Pren la farine d'Orge, & la fai cuire aussi:
Et puis pour appaiser la peine & le souci,
Et le tourment encor' que ton mallade endure,
Fai lui raire la téte, ôte la cheuelure
Qui couvre le dessus, & sans faire sejour
Auecque du vinaigre aplique lui autour
De cest endroit du cehf que tu auras fait raire.

   Garde de te souller le ventre temeraire
De Iusquiame, ainsi que font les étourdis,
Ou les petits enfans qui laissent dégourdis
Le ramper dangereus, & par voye douteuse
Marchent sans le suport de leur mere soigneuse:
Lors que le poil follet, qui leur couvre le Chef,

La Iusquia
me.

Ia

Ia commence a tumber: Ils mangent le mechef
Que leur est apportant céte plante florie,
Puis ils sentent autour leur gensive engrossie
Un fort demangement, qui les ronge dedans,
Comme s'il leur sortoit quelques nouvelles dens.
Mais affin d'apaiser céte douleur éprise
Fai leur boiré a foison du lait pour une prise,
Et quelquefois aussi le Corne-bœuf grenu,
Qui nous est apportant un fruit courbe & cornu
Sous sa feuille éventee est garison certaine,
S'il est trempé dans l'huille éprainte auec grand' peine.
Pren les feuilles d'Ortie, & les leur fai ronger
Pour en tirer le suc: ou bien fai leur manger
L'Ortié toute cruë, ou sa seche semance.
Le Cresson-allenois mangé a suffisance,
L'arbre dit Persien, la Rave, & Senevé,
La Chicoree aussi est remede aprouvé:
Le sommet de l'Oignon a la branche menuë,
Et de l'Ail bien crété toute la téte buë

Le Pauot.   S'il avient que quelqu'un ait prins imprudemment
La liqueur du Pavot, qui porte hautement
La graine dans sa téte, il te viendra paroitre
A l'instant endormi, & lui sentiras étre
Par le dehors du cors ses membres refroidis.
Il tient ses yeus fermés: ses sourcils engourdis
Demeurent attachés, une sueur puante
Lui distille par tout, sa face est pallissante:
Sa levre est enflammée, & le lien caché

Qui retient la machoire, est tout soudain laché.
Il pousse de la gorge auecque vne grand' peine
La mortelle froideur d'une petite haleine.
Souvent son nez retors, l'œil enfoncé bien fort,
Et les ongles ternis luy predisent la mort.
Ne t'étonne pourtant, pren garde a ton remede,
Et fais boire au mourant du vin dous qui soit tiede:
Tu y pourras mêler l'ouvrage quelquefois
Des abeilles d'Hymette ouvrantes dans les bois,
Ou du cors d'un Toreau elles prindrent naissance,
Et dans vn chêne creus feirent leur demourance.
Assemblees en vn: là d'un soin curieus
Elles font a Cerés les gauffres a-cent-yeus,
Repuës de beau Thym & de fleurs de Bruyere.
Plonge aussi de la laine a la belle criniere
Dedans l'huille rosat, puis ouvrant ses chien-dens
De la bouche fermee emplis-en le dedans:
Ou dans l'huille au Glayeul plonge-moy cête laine
Et l'en soulles; ou bien d'huille faite a grand' peine.
Il faut frapper sa joue affin de l'éveiller,
Et crier quelquefois quand il veut sommeiller
Affin de l'émouvoir, & que soudain il puisse
De ce somme meurtrier chasser l'estrange vice;
Et jetter vomissant ce malheureus venin.
Puis trempe en huille verte, & mouille dans du vin
Des linges, pour chasser la mortelle froidure,
Que le cors aura pris auecque cête ordure.
Plonge aussi tout son cors dans la cuve, & ainsi

L   Lavé

Lavé dans vn bain chaud, son cuir trop endurci
S'étendra, & le sang son cours pourra reprendre.

Le Lieute marin.   Or il te faut aprés reconnoître & entendre
La mortelle boisson du Lievre dangereus,
Engendré dans les flots salés & sablonneus.
En odeur il resemble a l'écaille & ordure
D'vn poisson, poisson di-je infet de pourriture,
Dont il retient le goút, tout tel qu'il est alors
Que l'écaille pourrie a corrompu son cors.
Incontinent aprés sa naissance premiere
Tout vilain il se cache en la tendre criniere
Du Calmar, tout ainsi que s'il en estoit né,
Ou que son premier jour luy eust esté donné
Par la Seche glissante: elle ayant connoissance
Que le rusé pecheur luy apprête nuisance,
Noircit d'encre les flots. Or tu pourras bien voir
Courir sur le malade vne couleur de noir
De vert entremeslée, & aussi d'heure en heure
Fondre toute sa chær qui en chartre demeure.
Le manger luy deplaît, & quelquefois il sent
Enfler toute la peau de son pied qui se tend.
Vne rougeur s'attache aus joües de cest homme
Qui a les yeus enflés, & s'épand ainsi comme
Vne fleur bourjonnante: aussi met-il dehors
D'vrine beaucoup moins, qui va sortant du cors
Et maintenant pourpree, & maintenant sanglante.
Tout poisson luy deplaît alors qu'on luy presente:
Brief, comme vomissant on le void détourner

                                        Des

Des viandes de mer: mais il lui faut donner
Aßés suffisamment la prise d'Helebore,
Remede Phocien: & quelquefois encore
Le suc de Scamonee épraint nouvelement.
Il pourra bien ainsi jetter facillement
De ce méchant poison l'ordure venimeuse.
Qu'il boive quelquefois la traitte douçereuse
Prise au pis d'une Aneße: Et de la Mauve aussi
Fais lui cuire en vn pot le sourjon adouci.
Il pourra prendre encor' pour bonne medecine
Vn obole pesant de la liqueur Cedrine:
Qu'il mange abondamment le beau fruit rougissant
Au Grenardier de Crete: ou bien qu'il soit suffant
Le fruit Oenopien, ou cil de Promenee
Ou la Grenade encor' que l'on nomme Æginee,
Qui fait par vne taye æreigneuse empoigner
Vn grain tout rouge & dur, ou éprins au panier
Le repas hume-vin, ainsi qu'on aggravante
Sous l'arbre du pressouer vne Oliue méchante.

    S'il advient que quelqu'un buvant au bord d'une eau   **La Sang-**
Preßé de seche soif, courbé comme vn Toreau,   **sue.**
Triant l'herbe a la main & gluante & menue,
Ait laißé en sa bouche entrer vne Sangsuë,
Qui friande de sang & cupide de mort,
Auec vn petit bruit flottant aupres du bord
Se jette d'un plein saut jusques au fonds du ventre,
(Mémes en plaine nuit dans le gosier elle entre,
Nageant au haut des eaus, alors qu'imprudemment

Sans voir goutte en un pot on la boit gloutement)
Incontinant aprés que l'eau l'aura jettee
Au fonds de l'estomach, tout subit arrétee
Elle suste le sang, ou s'attache a l'endroit
Ou le vent amasté paste par son détroit
Vers la bouche du ventre : aucunefois errante
Elle prend la viande, & l'homme elle tourmente.
Mais il lui faut donner pour son boire d'autant
Une boisson mélee en vinaigre, adjoutant
Ou vn repas neigeus, ou bien la glace prise
De nouveau par les vents qui viennent de la Bise.
Pren la motte de sel, que tu écacheras
L'ayant tiree en terre, & puis lui donneras
En coullante boisson qui soit facille a prendre.
Ou pren de l'eau de mer, & puis la viens épandre
Au soleil de l'Automne : ou bien dessus le feu
Tu la pourras aussi échauffer peu a peu :
Tu pourras bien encor' lui donner en bruvage
Le sel, ou son écume amastee au rivage
Par le Saunier, alors qu'il va péle-mélant,
Et les eaus dans les eaus plusieurs fois écoullant.

Le Chāpi-
gnon.
    Garde toy du danger que le levain de terre
Va pourchastant a l'homme, alors qu'il lui enserre
Le gosier étouppé, pourtant que s'accroistant
Il enfle l'estomach. Ce levain est croistant
Pres la creuse taniere, & la caverne plaine
De Serpens venimeus, ou la mortelle halaine
De ces creus ennemis le vont empoisonnant.

Ce ve-

Ce venin a son nom changé diversement:
Le commun touteffois en general lui donne
Le nom de Champignon.mais encontre j'ordonne
Le chef ensemencé du Refort:ou je prens
A l'entour du jetton les rameaus verdoyants
Qu'est apportant la Rue:ou bien il faudra prendre
La fleur du viel ærain, ou bien jeter la cendre
De Peruâche en vinaigre:il faut émorceller
Ou du pied-d'Alexandre, ou du Nitre, & méler
Le tout en du vinaigre:ou il faut que tu cueilles
Du Cresson de jardin les verdoiantes feuilles,
Ou la pomme de Mede, ou l'âpre Senevé.
Mets aussi sur le feu pour remede éprouvé
De la lie de vin & en fais de la cendre,
Et la fiente aussi de Poulle tu peus prendre.
Tu le pourras encor' de ce mal depêtrer
Si dedans son gosier tu fais ta main entrer.

    S'il vient que lon ait pris la boisson dangereuse
Du venimeus Lezard qui a la peau glueuse,
Dont le poison infét apporte grans douleurs:
(Il a nom Salemandre, a qui les grans chaleurs
Du feu ne firent mal) on s'apperçoit a l'heure
D'un grand brazier ardant, qui tout brûlant demeure
Au profond de la langue, & puis incontinant
On endure un grand froid, un mauvais tremblement
Tient les membres toujours en une defaillance:
On chancelle en tous lieus & de la connoissance
Les esprits sont alors pesamment hebetés.

La Salemã
dre.

L 3   Comme

Comme un petit enfant qui marche a quatre piés

On se traine par terre, & des taches livides

Courent dessus la chær, distillantes, humides

De ce mal dispersé. mais qu'on suße souvent

Les larmes du grand Pin, mêlees parauant

Dedans le gras labeur des Avettes d'Attique.

Ou bien qu'on prenne encor' la belle Jue-artetique

Pour bouillir ses rameaus, en y mêlant les nois

Que le Pin a meuri: qu'on deseche autrefois

Et qu'on face écacher la semence d'Ortie,

Pour la méler auec la farine, sortie

Des petis grains d'Orobe: aussi peut on manger

De l'Ortie bouillie, en l'ayant fait plonger

Dedans l'huille, & ayant pardessus fait épandre

De la seche farine, & lui en feras prendre

Encor' qu'il le refuse. Or le sacré labeur

Des Avettes du Ciel garît céte douleur:

L'œuf tendre de Tortue, & encor la Resine

Et du Galban aussi la sechante racine.

Ou fais bouillir la chær d'un porc qui soit bien gras:

Mais auec céte chær aussi tu bouilliras

Celle d'une Tortue a la vite criniere

Vogant dedans la mer: ou de la Montaniere

Qui se paît de Citise: a laquelle autrefois

Mercure l'innocent a bien donné la vois

Or' qu'elle fut muette, ayant mis sa chær tendre

Hors le tés marquetté, & aussi fait étendre

Deus coudes vers les bords. Ou bien encor il faut

Arra-

Arracher la racine a l'aigu Panicaut :
Puis tuer les parens importuns des rainettes
Pour bouillir en la poille, ou il faut que tu jettes
Affés de Scamonee, & ainsi le soullant
Tu pourras sauver l'homme, or qu'il soit écoullant
Sa vie entre les mains d'une mort ja presente.

Or s'il aduient aprés que la bouche imprudente
Avalle une boisson du verdier de l'Eté,
Ou du Crapaut muet venimeus arrêté
Aus buissons du Printemps, ou il paït la rousee :
Celui qui est d'Eté rend la peau coulouree
Tout ainsi que le Tapse, & si brûle le cors.
Les levres vont poussant la puanteur de hors,
Et qui plus est encor', ceste halaine puante
Et druë & difficille a l'heure se presente.
Mais il faudra donner encontre ce venin
Quelquefois de la pois mélee dans le vin :
De la chær de Grenouille ou bouillie ou rôtie :
Ou pour le décharger de céte maladie
Tu peus tirer la ratte au Verdier mal faisant,
Verdier qui aus maréts chante au Printemps plaisant,
Et criant dans la mousse annonce sa venue,
L'autre qui est muet (dont la demeure est vuë
Entre les grands Roseaus) par les membres épand
Une couleur de Buis, aucunefois il rend
La bouche toute amere, & souvent il tourmente
De hocquets redoublés l'homme, a qui se presente
Une douleur de coeur, & lequel va rendant

Les Cra-
paus.

L 4

La semence sterille, humide s'épandant
Par les membres de l'homme & ceus la d'une femme.
Mais prens moy une cuve & l'échauffe à la flamme:
Puis mets y ton malade, & l'échauffant ainsi
Tires en la sueur qui s'épand, & aussi
Fais que de vin versé souventefois il use,
En l'ayant fait vomir encor qu'il le refuse.
Mets le pied des Roseaus en du vin, desechés
Et nouris aus maréts, ou ces serpens cachés
Vont nageant de leurs pieds: aussi pourras tu prendre
La Souchette aime-vie, ou le Souchet, & rendre
Ses membres tous lassés, le promenant souvent,
Si du boire ou manger il est jun paravant.

La Lithar-
ge.
     N'ignores ie te pri, la Litharge mortelle,
Dont la charge se sied dans le ventre, & cruelle
Fait autour du nombril enfler & tournoyer
Un grand vent tout bruyant, tel que peut essayer
Un homme tourmenté par la douleur cachee.
Que lui est apportant l'incurable trenchee:
De l'urine le cours n'est enuoyé dehors:
Aussi est on enflé tout a l'entour du cors:
Dont la peau quelquefois est de couleur plombee.
Mais il faut ordonner de la Mirrhe tombee
Deus fois contre un obole: ou bien le suc nouveau
De l'herbe Toute-bonne, ou le branchage beau
Du Mil-pertuis naissant dessus la haute croppe:
Et quelquefois aussi les branches de l'Hysoppe,
Et le Figuier sauvage offrira son moyen:

                                      Et la

Et la graine au Perſil que lon nomme Iſtmien.
Il orna le combat, quand par les Siſiphides
Meliſſertel'enfant ſorti des flots humides
Fut mis dans le tombeau. Pren le Poivre ridé
Et le broye en du vin: ainſi contregardé
Tu ſeras de ce mal: encor pourras tu prendre
Du Trouéne blanchiſſant le petit germe tendre,
Et quelquefois auſſi il lui faudra bailler
Le beau fruit premier né aus fleurs du Grenadier.

Ne pren l'If dangereus qui croiſſant deſſous Oethe   L'If.
Eſt ſemblable au Sapin: il donne une mort prête.
Mais pour l'en engarder il faut tant ſeulement
Prendre du bon vin pur un grand trait vîtement,
Alors que l'homme ſent que déja il l'égorge,
Etouppant le deſtroit du canal de la gorge.

Nicandre dans ſon liure a décript tout a plain
Le remede pour l'homme encontre le leuain
Du Champignon mortel: pren le rameau encore
Que Pallas tient en haine a cauſe qu'il honore
L'écumiere Venus pour ſa grande beauté,
Des le jour qu'au mont d'Ide à un juge arrété
On fit, pour ce combat, venir les trois Deeſſes:
Dont Iunon Samienne a refuſé ſes treſſes.
Pren de ce beau rameau le pourpre floriſſant
En humide terroir, & du fruit meuriſſant
Aus rayons Hiuernaus ou il prend accroiſſance,
Pour lui donner a boire éprains en la ſubſtance
Tout plain un gobellet, l'ayant deuant broyé

Et

Et paſſé au travers d'un linge delié,
Ou d'un panier de jonc ou donne davantaje.
(Tant plus & tant milleur) pourtant que ce bruvage
Eſt bon au goût de l'homme, & a qui le bura
Pour avoir gariſon aſſés il ſuffira.
　　　Or ſouvienne toy donc du Poëte Nicandre,
A Iupin l'hôtellier ſi le droit tu veus rendre.　*844*

　　Toy auſſi, de Gorris, qui as l'eſprit divin
Favoriſe toujours le nom de ton Grévin,
Qui pourſuivant les pas d'une Muſe parfette
S'eſt fait, comme l'auteur, medecin & Poëte:
Favoriſe moy donc, qui premier des François
Ay montré mon langage a ce Poëte Gregeois.

　　　　　　　　F I N.

ABBREGE' DE LA VIE
DE NICANDRE.

NICANDRE estoit natif de l'Asie mineur, laquelle on nomme auiourdhuy la Natolie, en la ville de Claire, pres Colophon. Il fut fils de Danee, sacrificateur d'Apollon & homme fort renommé. Il vescut du temps d'Attalus dernier roy de Pergame, lequel deffit les Gallogrecs. Il fut Medecin & Poëte tresexcellent, mis au nombre des sept, lesquels à cause de la gentillesse de leur esprit furent nommés les poëtes de la Pleïade, ou de la Poussiniere, comme excellets & apparoissants entre tous autres, ainsi que font les sept estoilles lesquelles composent au ciel l'astre de la Poussiniere. Il conuersa fort en Ætolie region de la Grece, ce qui a esté cause que quelques vns ont pesé qu'il en fut natif. Il composa plusieurs liures, a sçauoir les Theriaques, les Contrepoisons, les Georgiques ou l'Agriculture, les Eteriomenes, les Extraicts de Medecine, les Prognostiques d'Hippocrate, lesquels il mist en vers Heroïques; trois liures de tous Oracles, & encore plusieurs autres: entre lesquels les deux premiers sont demourez iusques en nostre temps, le reste a esté perdu. Ciceron tesmoigne en son liure de l'Orateur, de la diligence de ce gentil personnage, quand il dict qu'encores qu'il fut eslongné des champs, si n'auoit il pas laissé d'escrire diligemment de l'Agriculture.

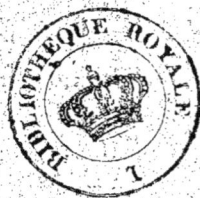

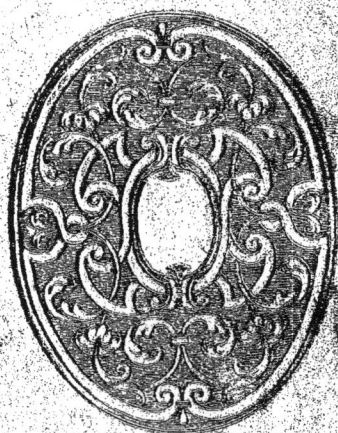